尤昭玲

中医辅助生殖临证思辨录

主　编　曾　倩
　　　　尤昭玲

人民卫生出版社
·北　京·

图书在版编目（CIP）数据

尤昭玲中医辅助生殖临证思辨录 / 曾倩，尤昭玲主编. -- 北京 ：人民卫生出版社，2025. 5. -- ISBN 978-7-117-37972-4

Ⅰ. R211 ；R339. 2

中国国家版本馆 CIP 数据核字第 2025SY1110 号

人卫智网	**www.ipmph.com**	**医学教育、学术、考试、健康，购书智慧智能综合服务平台**
人卫官网	**www.pmph.com**	**人卫官方资讯发布平台**

尤昭玲中医辅助生殖临证思辨录

You Zhaoling Zhongyi Fuzhu Shengzhi Linzheng Sibian Lu

主　　编：曾　倩　尤昭玲
出版发行：人民卫生出版社（中继线 010-59780011）
地　　址：北京市朝阳区潘家园南里 19 号
邮　　编：100021
E - mail：pmph @ pmph.com
购书热线：010-59787592　010-59787584　010-65264830
印　　刷：保定市中画美凯印刷有限公司
经　　销：新华书店
开　　本：710 × 1000　1/16　　**印张**：18
字　　数：241 千字
版　　次：2025 年 5 月第 1 版
印　　次：2025 年 6 月第 1 次印刷
标准书号：ISBN 978-7-117-37972-4
定　　价：49.00 元
打击盗版举报电话：010-59787491　E-mail：WQ @ pmph.com
质量问题联系电话：010-59787234　E-mail：zhiliang @ pmph.com
数字融合服务电话：4001118166　E-mail：zengzhi @ pmph.com

尤昭玲中医辅助生殖临证思辨录

编　委　会

主　编　曾　倩　尤昭玲

副主编　周　航　夏宛廷　李宛静　郑小艳
阳　方　邓琳雯　黄金珠　谢　佳

编　者　陈嘉彧　涂力祯　张锡敏　万　丹
王　洁　王　珍　薛华容　钟燕梅
杨娅青　刘　常　罗　雪　李晓艳
张佳缘　邓礼林　黄川雨　梁潇元
严诗丝　李文意　李进梅　黄晨曦
严　莉　耿静然　易　满　成　妙
王　洋　郭　珮　杨佳丽　胡幽兰
曾鹏飞　彭　莹　靳素萍　江佩龄
王丹妮　王卫红　李苏晨　何雪婷
倮伍有姑莫　鲜　颖　雨　桐

柴 序

《中医临证思辨录》，是依据中医学理论结合现代医学的、临床实用书籍，是尤昭玲教授数十年的临床经验总结。本书之问世实为妇科临床工作者和广大妇女的一大幸事，相信会带给广大妇女以健康幸福。

随着人类历史的发展，并伴有不断的科学实验和医疗仪器的出现，应该承认这也是医学进步的必然结果，从而也提升了我们对疾病的病因、病机、诊断及治疗的准确性及治疗效果。当然更要想到这些参与者们的辛苦和付出，尤昭玲教授则是此队伍中之一员，她的敬业精神已换成了无限的美丽和大爱，带给女性患者以信任和健康。

本着中医学之理论为基础，运用中医学之思维治病，是中医妇科从业者们必备的理念，由此进一步发扬中医妇科学之优势。本书内容丰富、实用性强，特别对妇科疑难病、多发病的诊断作了较详细的剖析，尤以经验用药之宝贵经验均值得我们阅读和学习。在此再度祝贺本书编写成功。

北京中医医院

柴嵩岩

2019.6.

卢 序

时序更迭，华章日新。

从戊辰年（1988 年）的国内首例试管女婴诞生到己亥年（2019 年）的首个试管婴儿分娩后代，半甲子韶光见证了中国辅助生殖技术的发展成熟历程，从辅助生殖医学创立之初，吾即投身其间，40 年倾心奉献，同历共证，何其幸甚！今蒙邀请作序，得拜读贵书，深感中医博大精深，在辅助生殖领域大有可为，实乃难能可贵的医学宝鉴。

辅助生殖医学的诞生发展，为人类生命繁衍与健康带来新的希望，也为医学带来颠覆性影响。我国辅助生殖技术蓬勃发展，某些技术已达国际顶尖水平。目前，国内体外受精 - 胚胎移植（in vitro fertilization-embryo transfer，IVF-ET）临床妊娠率相较早年已有长足进步，但瓶颈也随之显现，病人就医过程反复、漫长，心理压力问题凸显。因此，深入开展生殖医学研究，迈过当前的平台期，以寻求新的干预方式实属当务之急。

《尤昭玲中医辅助生殖临证思辨录》是由全国名老中医、生殖内分泌专家尤昭玲教授率领团队编撰成册。全书将中医药助推辅助生殖技术作为神圣使命，系统整理尤昭玲教授 40 余年临床经验、科研成果，以现代医学为脉络，传统医学为血肉，提高临床妊娠率为目标，促进生殖医学的发展，对改善民众生殖健康、推进优生优育，以及稳定国家人口计划等具有重要的意义。

本书内容翔实、条分缕析、巨细无遗，理论与临床并重，前沿与传统并蓄，医病与疗心兼顾，涵盖辅助生殖技术的发展史，中医药辅助生殖技术特色、优势、方案及共享验方，另还荟萃若干疑难医案分析详按。本书将中西医生殖医学巧妙地结合，反映了当代生殖医学临床及科研的最新成果，旨在寻求治疗人类生殖疾病的最佳方案，拙见此书乃海内外独具匠心的中医药介入辅助生殖医学的参考书，堪称一部临床实用、学理并重、构思缜密、巨儒宿学的权威专著。

值此盛况，祝愿此书之出版，成为辅助生殖医疗相关人员重要的参考书籍，可为临床诊治及相关科研工作开拓新界、启迪新思的强劲助力，亦祈愿辅助生殖医学日益精进，为广大不孕不育家庭带来福音，为进一步构建社会和谐锦上添花。

卢光琇

2024 年 6 月

前 言

自 1988 年国内第一例试管婴儿诞生至今，辅助生殖技术发展迅猛，为不孕家庭带来了巨大福祉。中医学理论体系是我国优良传统文化精粹，作为我国独特的卫生资源和具有原创优势的科技资源，为维护人类健康发挥着重要作用。随着中医药介入辅助生殖技术的模式逐步形成，结合现代医学技术，为生殖医学的发展做出了巨大贡献。

尤昭玲为湖南中医药大学第一附属医院妇产科主任医师，二级教授，博士生导师，医院终身教授。第四批全国老中医药专家学术经验继承工作指导老师，享受国务院政府特殊津贴专家，国家中医药管理局重点学科中医妇科学术带头人，中华中医药学会全国第二届妇科名医，中华中医药学会首席健康科普专家。现任世界中医药联合会妇科分会会长、围产医学会副会长，中华中医药学会妇科委员会名誉主任委员，世界中医药联合会生殖医学会名誉会长，中国中医药信息学会妇幼健康分会名誉会长等职。主持国家、部省级重大科研项目 8 项；获国家、部省级科技进步奖 9 项；主编妇科专著 18 部；公开发表学术论文 300 余篇。指导硕士研究生、博士研究生百余人；指导国家名中医继承人拜师学徒 2 人，名师带徒 27 人。在女性不孕症、体外受精 - 胚胎移植中医调治、卵巢早衰、多囊卵巢综合征、宫腔粘连、剖宫产术后子宫瘢痕憩室、生殖内分泌失调等疑难病的诊治上，有丰富的临床经验和较高的学术造诣。曾先后应邀赴美国、日本、法国、德国、新加坡等国家和地区讲学，是蜚声中外的中医妇科、中西医结合妇产科著名专家。

笔者有幸跟师在侧，受益匪浅，受恩师之托，尤昭玲教授亲传口授诊治经验、自身门诊跟师心悟，系统整理其十数万例中医调治行辅助生殖技术患者的临证经验，本书编写原则基于尤昭玲教授“生殖链 - 终端效应”之思，构“卵 - 膜论”“巢 - 宫论”“冰山论”“纳胎论”之法，推“辨巢法”“调泡法”“治膜法”“四期三法”“养胎二步法”之术，以“病、证、期、时”模式析理尤昭玲教授近 40 年中医辅治接受辅助生殖技术患者的临证经验。书中所载内容理论新颖，特色鲜明，见解独到，方案实用，干预精准，疗效确切。

由于工作量较大，由笔者率 30 余名编者共同整理完成。然而，尽管我们竭尽全力整理与总结，但因编者学识有限，书中难免存在疏漏与不足之处。尤昭玲教授的学术思想博大精深，我们的整理与阐述恐未能完全展现其精髓。此外，中医理论与临床实践博大精深，书中所述仅为一家之言，难免有偏颇之处，恳请各位同仁与读者不吝赐教，批评指正。我们期待本书能抛砖引玉，为中医辅助生殖领域的研究与实践提供一些参考，也希望能与广大读者共同探讨、共同进步。

曾　倩

2025 年 4 月

目　录

绪论

辅助生殖技术的发展史

据世界卫生组织统计，不孕症目前已成为女性疾病中仅次于肿瘤和心血管病的第三大疾病，流行病学资料显示，在引起不孕的原因中，女方因素（主要有排卵障碍、输卵管因素、免疫因素、解剖畸形等）占 40%~60%；男方因素（包括精子生成、运输障碍等）占 30%~40%；不明原因性约占 10%。我国不孕症发病率为 7%~10%，并有逐年增加及年轻化趋势。统计研究发现，我国平均每 8 对育龄夫妇中就有 1 对面临生育方面的困难，不孕不育率占 12.5%~15%，严重危害人类生殖健康及家庭和谐。

随着人类辅助生殖技术（assisted reproductive technology，ART）的飞速发展，人工授精（artificial insemination，AI）、体外受精 - 胚胎移植（in vitro fertilization-embryo transfer，IVF-ET）、卵胞质内单精子注射（intracytoplasmic sperm injection，ICSI）等常规技术和植入前遗传学诊断（preimplantation genetic diagnosis，PGD）/ 植入前遗传学筛查（preimplantation genetic screening，PGS）在 ART 中的不断发展应用，妊娠率有所提高，但目前国内外临床妊娠率仍不能令人满意。因此，如何提高试管成功率，是目前国际研究的重点和热点。

一、人工授精技术发展史

人工授精（AI）的记载最早可追溯到 18 世纪末。当时的意大利生理学家斯帕兰札尼（Spallanzani L.）于 1772 年用人工授精的方法使狗受孕。

最早将人工授精技术应用于人类的是英国外科医生约翰·亨特

(Hunter J.)。亨特指导丈夫患有严重尿道下裂症的夫妇,用保温杯保存精液,用注射器注入妻子生殖道内,于 1790 年成功妊娠。

1870 年,美国医生杜莱姆(Drlemson L. R.)首先将人工授精技术运用于临床治疗不孕不育症。

1884 年,美国费城杰斐逊医学院的潘克斯特(Pencoast W.)医生首次利用捐精进行人工授精并获成功。

1886 年,美国纽约州医院首次实施经腹腔内授精的人工授精并获成功。

20 世纪上半叶,人工授精技术的研究和应用有了较快的发展,但精子不易长期保存和远途运输,从而限制了这一技术更大范围的普及和应用。

二、体外受精 - 胚胎移植发展史

(一) 体外受精 - 胚胎移植技术发展历程

体外受精 - 胚胎移植(IVF-ET)技术,是指卵子和精子在体外受精并完成早期胚胎培养,再植入女性子宫内妊娠的技术。

19 世纪末,英国剑桥大学的研究者曾将一枚雌兔的晶胚成功移植到另一雌兔子宫内,这是世界上最早的胚胎移植。

1959 年,美籍华裔科学家张明觉发现"精子获能"现象:精子进入雌性生殖道内至少需经过 6h 的生理变化才能获得受精能力,这是体外受精成败的关键。

1965 年,英国生理学家罗伯特·爱德华兹(Robert G. Edwards)发现灵长类动物的卵细胞发育成熟的时间固定,具有周期性规律;且能用生物制品诱发超排卵,增加排卵数量,控制卵细胞的成熟时间。

1968 年,爱德华兹与英国的腹腔镜专家帕特里克·斯特普托(Patrick Steptoe),用腹腔镜技术从不孕妇女的卵巢内取出成熟卵子,获得能够分裂的受精卵,进行体外受精并取得成功。

1977 年,爱德华兹与斯特普托实施了 IVF-ET 手术,于次年诞生世界上首个试管婴儿，爱德华兹因此被誉为“试管婴儿之父”。

1988年，中国大陆首例试管婴儿在北京大学第三医院诞生。

1995年，中国大陆首例冻融胚胎试管婴儿在北京大学第三医院诞生。

常规IVF-ET技术主要用于解决女方因素所致的不孕症患者。目前，中国大陆已经有数百家生殖医学中心能够开展IVF-ET技术，且能保持稳定的成功率，技术达国际先进水平。

（二）体外受精相关技术发展历程

1. 植入前遗传学诊断/植入前遗传学筛查的出现

20世纪80年代，随着IVF-ET技术的长足发展和对某些遗传病病因的深入了解，第三代试管婴儿技术——着床前胚胎遗传诊断技术（PGD/PGS）应运而生，在IVF-ET技术和ICSI技术的基础上，对胚胎的染色体/基因进行筛查。

1989年，英国学者汉迪赛德（Handyside）成功地完成了世界上首例PGD。

1999年，中国大陆首例PGD在中山大学附属第一医院完成。

目前在中国已有20余家PGD中心能够进行相关研究和临床应用。多项国家级重大课题支持、研究和解决PGD中存在的难题，如等位基因脱失、污染、荧光原位杂交技术的错误率、多基因异常的诊断、诊断取材等。相关技术能力达到国际先进水平，并在国际上首次建立全新植入前胚胎遗传学诊断方法。

2. 单精子卵母细胞浆内显微授精技术的运用

20世纪90年代，随着显微操作技术的发展，出现了细胞水平的ICSI，该技术主要针对少精、弱精、畸精、无精或不能正常射精的男性，显著降低对男性精子质量要求，为男性不育提供了一条治疗的新途径。

1992年，在比利时诞生了人类首例ICSI试管婴儿。

1996年，中国大陆首例ICSI试管婴儿在中山大学附属第一医院诞生。

（三）体外受精其他衍生技术发展史

1. 冷冻保存技术的发展过程

精子冷冻保存技术在人类 ART 中起着关键性作用，该技术使囊胚冷冻、胚胎冷冻、成熟卵母细胞冷冻、卵巢组织冷冻、精子冷冻成为可能。

1776 年生理学家斯帕兰札尼首先发现用雪冰冻精子后，精子仍然能够保存活力。

1938—1942 年，研究者发现贮存于 -196℃液氮中的精液在复温后存活率可达到 20%~40%，改进技术后存活率可达到 67%。

1954 年，美国阿肯色大学的学者伯奇（Bunge R. G.）和谢尔曼（Sherman J. K.）用 -78.5℃的干冰冷冻保存加入甘油混合液的人类精液，6 周后使用冷冻精子进行人工授精，妊娠率约 60%。

1977 年，第一所人类精子库在美国加利福尼亚州成立。

1981 年，中国首个人类精子库在原湖南医科大学创立。

1989 年，人类卵子玻璃化冷冻技术的成功实现，是人类 ART 发展的一个里程碑。

2004 年，意大利诞生了世界首例“三冻（冷冻卵子、冷冻精子、冷冻胚胎）”试管婴儿。

2004 年，中国人类精子库向社会开放自存精子服务。

2006 年，中国首例、国际上第 2 例“三冻”试管婴儿在北京大学第三医院诞生。

2024 年，中国大陆已设置精子库 29 个，开展人类 ART 的各类机构累计有 633 个，其中可开展异源授精技术的有 126 家，可开展同源授精技术的有 214 家，临床妊娠率为 30%~50%。

2. 成熟卵子体外成熟培养

1991 年，世界上首例体外成熟卵子在体外受精后成功妊娠，体外成熟培养（in vitro maturation，IVM）作为新型人类 ART 具有很好的发展前景。

但 IVM 技术会增加卵子在体外条件下的暴露时间，体外环境是否会影响卵子的发育，尚需进一步的研究来验证。目前该技术在特殊人群中使用。

三、辅助生殖技术面临的问题

ART 的快速发展给不孕不育夫妇带来福音，但也存在母代、子代安全性、临床质量管理等问题。

（一）辅助生殖的子代安全性研究

随着 ART 出生子代人数的增加，ART 出生子代健康状况逐渐引起学者关注。近期，较多的研究主要集中在 ART 子代出生结局、生长发育和相关疾病方面。近年来由于表观遗传学研究的兴起，有较多动物研究发现 ART 相关配子或胚胎体外操作或培养会引起子代表观遗传修饰改变，主要为印迹基因区甲基化修饰异常导致基因印迹异常。随着 ART 发展，“多胎率”呈现逐年增加的趋势。试管婴儿的畸形发生率、健康问题是家长及学者们议论的热点。

针对试管及自然妊娠母、儿围产预后仍有争议。越来越多的研究表明加强围产保健，选择适宜的产前干预治疗可减少重度子痫前期、妊娠期糖尿病、胎膜早破、产后出血、羊水过多、前置胎盘、胎先露异常等的发生。

（二）辅助生殖技术与母体安全性研究

在 ART 技术实施中，有关母体安全性中讨论最多的是超促排卵之后出现的中度 / 重度卵巢过度刺激综合征（ovarian hyperstimulation syndrome，OHSS）对于女性全身和局部的影响，以及 ART 治疗后多胎妊娠相关的母胎产科并发症。但关于通过 ART 获得妊娠的相关母体妊娠并发症发生情况的报道较少，并有争议。因此，目前的结论并不统一，不同人群和不同地区的研究结果存在较大差异。关于 ART 是否伴随高发的母体妊娠期并发症，还需要进一步大量的临床研究才能得出结论。

（三）辅助生殖技术质量管理局限性

ART 中心已经建立自己的质量体系，但是其重点更侧重于质量控制而不是质量管理,缺乏相应的系统化和规范化。因此,建立全面的质量管理是提高 ART 的成功率、推动整个技术发展的重要措施。ART 是个多环节、多流程、环环相扣的治疗过程,面对辅助生殖新技术的不断涌现、患者病因的多样化、治疗周期的显著增加等客观情况,亟须对 ART 施行全面的质量管理,将 ART 所有的临床和实验室的技术操作、工作人员和患者的管理,通过信息化整合起来,建立中心稳定的质控平台,实现 ART 的质量保证、质量控制和持续性改进。

(四) 辅助生殖技术伦理问题

ART 在我国发展时间相对较短,技术本身在应用中也必然会带来相关的法律、伦理等问题。关于伦理道德的标准也会相应地进行完善和规范,同时医务工作者也应在医学伦理学要求下,加强伦理学学习,指导临床医疗工作开展,通过制度、规范、法律法规的不断完善,发挥医疗管理机构监督、指导、协调的职能,促进我国 ART 的健康发展。

第一章

中医生殖理论学说及治法

当代生育问题越发凸显，亟待妇科生殖领域多途径、多层次解决。尤昭玲教授慧眼灼灼，预知此难，践行超前，深耕此域十数年，汇通中西、三栖医教研，独创新论、推广新法，其亲疗求子心切、身心俱苦之欲行 ART 及失败患者众多，惠泽无算。尤昭玲教授虽心悟良多，然常虑求善求全，未尝付梓，故更历数载，融炼纲目，用于圆融，始著成此书。其论新，其意明，如“巢宫论”“卵膜论”“冰山论”“纳胎论”；其法专，其用便，如“四期三法”“调泡法”“治膜法”“养胎二步法”。授之于医则医明，推之于患则患明。从认知到实践全方位升华中医生殖理论，开创性构建中医辅助 ART 临证路径指导临床，诚可谓：按法治之，其验无匹，生殖理论如图 1-1 所示。

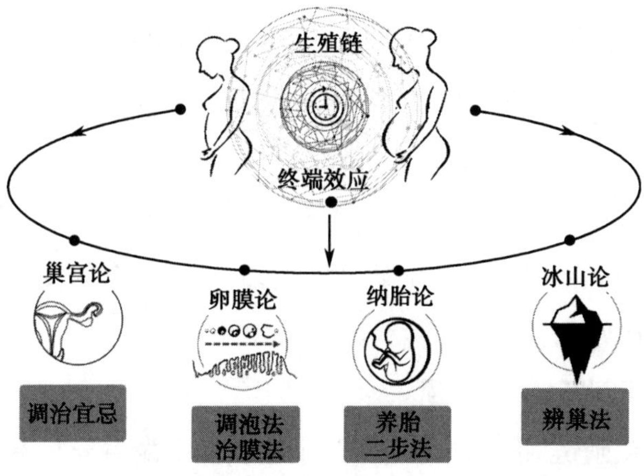

图 1-1　尤昭玲教授辅助生殖技术中医生殖理论基础

第一节　生殖链及终端效应

(一) 理论争端及概念

由于中医、西医理论体系差异，目前引起生殖健康异常多方因素的具体生物效应还存在诸多争端。中医认为女性生殖健康依赖于心、肝、脾、肾、天癸、气血、冲任、胞宫等正常生理功能共同维系。而寒湿热邪、七情内伤、生活因素、体质因素及病理产物如瘀血、痰饮等常见的妇科致病因素，一旦太过或不足，均可致气血和 / 或脏腑功能失调而间接或直接影响生殖平衡；西医认为内分泌因素、免疫因素、生物因素、环境因素等影响生殖健康而致病，但是目前绝大多数原因不明。

除此以外，这些诸多因素之间相互如何影响，又如何影响整个生殖系统，最终引起生殖功能的异常，中西医未达成统一认识。因此，在诸多因素的相互交织和影响下，尤昭玲教授提出以下概念。

1. 生殖链　女性生殖健康由无数已知或未知因素构成，这些因素相互影响，形成网维状态，犹如吸附在无形链上的各种衍生物，它们相互关联，各司其责，共同维系女性生殖健康，该无形链称为生殖链。

2. 生殖链的终端效应　生殖链的终端即女性生殖系统，包括卵巢 - 卵泡、输卵管、子宫 - 内膜。已知生殖链由无数的网维因素链接而成，一旦链条上的某个环节出现问题，生殖链的完整性遭到破坏，其维系作用受损，诸多疾病随之而生，生殖健康亦因此受到影响，可在终端呈现出“异病异因同症”效应，也就是不同的病因可导致不同的疾病，这些疾病均可影响生殖链终端的功能，最终导致的病症产生，即不孕不育的发生，这种效应就是生殖链终端效应，如图 1-2 所示。

(二) 守正创新，精准干预

1. 立足生殖链，推演新思路　除了在认知上的差异与不完善，在科学研究中，仍存在许多问题。研究者往往孤立看待网维因素产生的效应，没有认识到网维因素的网络性、联系性，而片面地看待其效应。或是放大某个网维因素的效应，认为某个网维因素对于生殖健康的影响是突出的、主导的，而忽视了生殖链的作用是由无数网维因素共同维系的。甚至无视网维因素的生物效应，将网维因素独立于机体进行研究，忽视网维因素对机体内环境产生的不同影响。

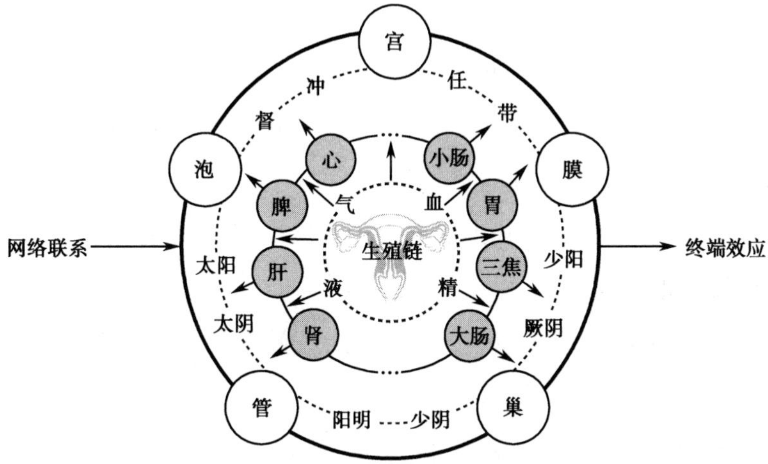

图 1-2　尤昭玲教授生殖链理论

尤昭玲教授提出生殖链理论，认为应在生殖链理论的基础上，“守正创新”，推演提出新的观点和思路，为维护女性生殖健康找到新的方向。

2. 精准干预——“双异同疗、双异同治” 生殖链终端效应对临床诊治具有重要的价值，启发我们要寻找切入点，探索重点。从微观而言，生殖链上诸多的网维因素，其作用不同，所产生的效应亦不同。一方面只有找准引起生殖健康出现问题的关键因素，重点处理，才能解决根本问题；另一方面，临床上治疗不孕症需要找准其终端效应所在，需通过询问病史、详查体征，围绕生殖链上与疾病密切相关的网维因素进行系统问诊，结合相关现代医学检查手段，辨析导致不孕的因素，逐个击破，因病施治，辨证用药，实施个体化治疗。从宏观而言，尽管异病异因，但生殖链整体的链终端效应是症状相同，即生殖健康的受损，针对这一问题，提出“双异同疗，双异同治”。基于生殖链理论，宏观与微观相结合，明确中医治疗的切入点和关键环节，以达到中医精准干预。

(三) 终端效应，评价遴选

尤昭玲教授在潜心临证观察、反复试验和不断修正完善后，总结出符合生殖链终端效应的基于四维彩色超声技术的评价方式。主要内容包括以下几个方面。

1. 重视终端效应的“关键链” 强调主要关注对卵巢、卵泡、子宫、内膜、输卵管五个环节的检测时间。通过询问病史、详查体征，围绕生殖链上与疾病密切相关的网维因素进行系统问诊，结合相关现代医学检查结果，辨析排卵障碍性不孕、输卵管不孕、免疫性不孕、生殖器畸形不孕等，诊断出导致不孕的基础疾病。找准引起生殖健康出现问题的关键因素，重点处理，才能解决根本问题。

2. 评价终端效应的“靶点” 评价终端效应重点关注巢、泡、管、宫和膜五靶点。并围绕其本质进行观察评价。

(1)巢：即卵巢，通过体积大小、皮质厚度、形状评价卵巢功能。

(2)泡：即卵泡，需要评价数量、生长速度、形态、位置和分布。

(3)宫：通过体积大小、容积、深度、形状和创伤情况了解子宫状态。

(4)膜：通过厚度、类型、结构、血流、血流灌注和蠕动情况了解子宫内膜容受性。

(5)管：关注输卵管尤其伞部的蠕动、张合、抓取功能。

通过五个重要环节进行观察评价，精确分析生殖健康情况、个体化制定治疗方案，评估预后。

第二节 卵膜论及调治法

在“卵膜论”中，“卵”指卵泡，“膜”指子宫内膜。随着现代医学的发展，ART已成为治疗不孕症的有效手段，决定其成功率的主要因素是胚胎质量和子宫内膜容受性，而胚胎质量取决于优质的卵子和精子。所以调治卵泡与子宫内膜是辅助生殖过程中的关键。根据中医古籍的记载，尤昭玲教授结合自身多年临床经验，提出了辅助生殖过程中，中医参与治疗的理念——卵膜论，认为临证调治需从卵泡的数量、质量、大小、生长速度、形态、位置六方面了解卵泡的特征，并从内膜的厚薄、结构、血流状态以及内膜是否有病变、内膜是否受到挤压这五方面了解内膜的情况，随案调治，并以此设立“调泡七法”与“治膜七法”，泡膜同调，分期论治，极大地提高了患者的临床妊娠率。

一、卵膜论

（一）卵、膜异常——肾虚为致病之本，脾虚为重要病因

《素问·上古天真论》云：“女子……二七而天癸至，任脉通，太冲脉盛，月事以时下，故有子……”肾为先天之本，所藏之精即为生长发育和生殖的源泉。肾阴充盈则化源充足，可为卵泡发育成熟及子宫内膜增长提供物质基础；肾阳充沛则气化有力，为正常卵子排出及子宫内膜增长提供原始动力。如此阳化气，阴成形，肾气充盛，血海满，月事调，孕育有期。因此肾虚是造成泡膜异常的根本原因。脾为后天之本，气血生化之源，其运化生成的水谷精微是生成精、气、血、津液的主要物质基础，也为卵泡、内膜顺利生长发育提供精微物质。肾所藏先天之精及其化生的元气，亦依赖脾气运化的水谷精微及其化生之谷气的不断充养和培育，方能充盛。后天与先天相互资生，才能相互促进。因此脾虚运化失常是泡膜异常的主要原因。

（二）卵、膜异常——与心、肝的功能失调有关

心主神明，定魂魄，主血脉，系胞宫脉络。心火下降以暖肾水，肾水上济以滋心火，机体才能处于“阴平阳秘”之宁静平衡状态，方能为卵泡的发育，子宫内膜的增长提供适宜的环境基础。诚如张景岳所言：“情志之伤，

虽五脏各有所属，然求其所由，则无不从心而发。”此中不仅可发生神志和血液的各种变化，还可导致各个脏腑的功能失调，即“心动则五脏六腑皆摇”，从而影响卵泡的发育、子宫内膜的增长。中医素有“肝肾同源”之论及“女子以肝为先天”之说，肝藏血，肝血与肾精相互滋生，共同构成卵泡、内膜生长发育之源泉，其次借助肝主疏泄之功，可畅达冲任，疏通气血，有利于经行畅通和按时排卵。

二、调泡七法

卵泡生长发育有以下三要素：

(1)前提：有一定数量具有生长能力的卵泡出现。

(2)核心：优势卵泡要具备迅速增大的能力。

(3)关键：成熟卵泡能形成排卵点。

在卵泡发育过程中，任何影响卵泡生长能力、优势卵泡迅速增大能力、成熟卵泡排卵点形成能力的内外因素，均可引起卵泡发育及排卵异常。卵泡与内膜的生长，除了依赖先天肾之精津的供养，尚需后天脾胃水谷精微的充填，以及心肝功能的调和。卵泡要迅速长大，内膜增长需要脾肾精血的充养。排卵点的形成，非通经活络之品速达，需胞宫脉络气顺血畅，方能离巢而去。

尤昭玲教授依据阴道四维彩色超声所测得的卵巢内生长卵泡的数量、质量、大小、生长速度、形态、位置等信息综合判断，结合中医辨证论治，独创尤氏“调泡七法”，如图 1-3 所示。

(一) 大则敛泡

主要针对卵泡过大的患者。以收敛固涩为主，常用药物有金樱子、山茱萸、酸枣仁、莲子、莲子心、覆盆子、石榴皮等。

(二) 小则扩泡

主要针对卵泡过小的患者。以健脾补肾为主，常用药物有野山参、炙黄芪、白术、沙参、石斛、黄精、何首乌、玄参、百合、三七花、菟丝子、枸杞子、桑椹、肉苁蓉、巴戟天、紫石英等。

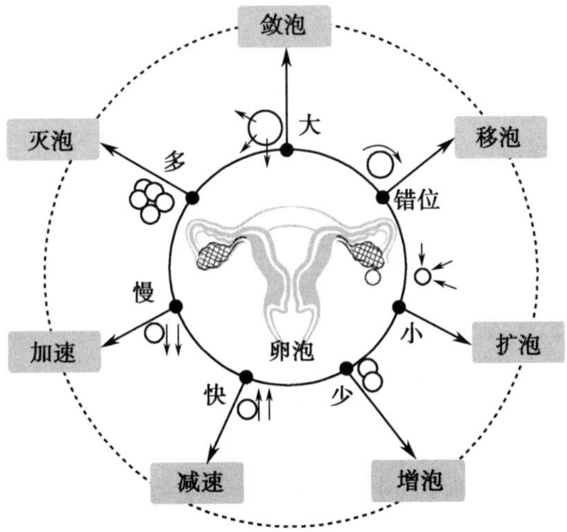

图 1-3 尤昭玲教授卵膜论调泡七法示意图

（三）少则增泡

主要针对卵泡数量少的患者，如卵巢功能低下者。以补肾填精为主，常用药物有山药、莲子、黄精、无柄赤芝、石斛、菟丝子、桑椹、覆盆子、巴戟天、何首乌等；常用食疗方包括暖巢煲、养泡煲、养泡糕等。暖巢煲主要由黄精、山药、乌鸡等组成；养泡煲主要由石斛、黄精、山药、莲子、百合、乌鸡等组成。

（四）多则灭泡

主要应用于卵泡数量多的患者，如多囊卵巢综合征。以清热收涩为主，常用药物有金樱子、山茱萸、栀子、莲子心、枳实、葛根、石榴皮、黄精、黄芩、知母等。常用成药知柏地黄丸。

（五）慢则加速

主要用于卵泡生长速度缓慢的患者，如多囊卵巢综合征。以益气温阳、补肾填精为主，常用西洋参、炙黄芪、野山参、三七花、代代花、菟丝子、桑椹、覆盆子、紫石英、巴戟天、淫羊藿等。常用药膳暖巢煲。

（六）快则减速

主要用于卵泡生长速度过快的患者，如卵巢储备功能减退的月经先期患者。以收敛固涩为主，补肾填精为辅，常用药物为金樱子、山茱萸、黄柏、知母、桑椹、菟丝子、栀子等。常用成药知柏地黄丸等。

（七）错位则移泡

主要用于由于各种原因生长阶段的卵泡不能发育至优势阶段、位置居中无法完成向卵巢表面移动或卵巢皮质纤维化、卵泡不能依靠自身的张力完成排卵等情况的患者。以健脾益气、补肾填精为主，常用药物有菟丝子、桑椹、覆盆子、野山参、炙黄芪、巴戟天、淫羊藿、紫石英、木槿花、金橘叶、三七花等药物。常用成药有金凤丸，常用暖巢煲、养泡煲等食疗方。

三、治膜七法

尤昭玲教授将内膜的病变、形态的失衡、结构的破坏、内膜的偏厚或偏薄、内膜蠕动的失稳、血流动力学的改变等六种情况归为“子宫内膜功能障碍”。它不仅可以改变月经亦可降低子宫内膜容受性，导致流产或不孕。尤昭玲教授巧用阴道四维彩色超声在排卵期观察子宫内膜的微观变化，同时结合中医“辨病治疗”的临证特色，了解内膜的情况并根据内膜的病症特点，总结并自创“病则疗膜、压则舒膜、厚则敛膜、薄则增膜、差则养膜、阻则宣膜、缺则补膜”的尤氏“治膜七法”，如图 1-4 所示。

（一）病则疗膜

主要针对宫腔占位者，当发现有子宫内膜息肉、子宫黏膜下肌瘤、子宫腔粘连等病损时，从瘀论治，选用当归、川芎、益母草、大血藤、鸡血藤、土鳖虫等化瘀之品，活血调经，祛瘀理膜，必要时结合手术治疗。

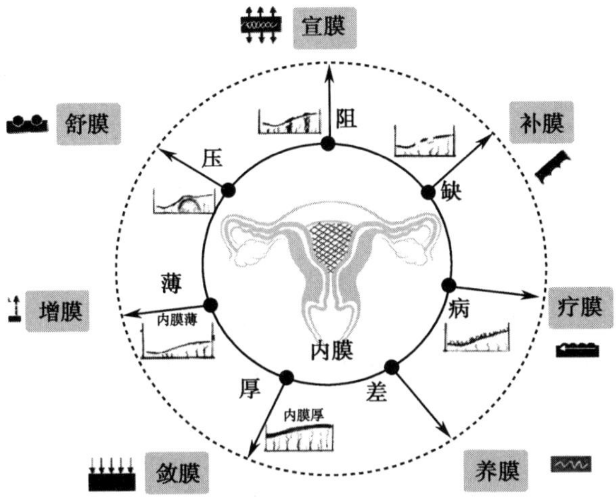

图 1-4　尤昭玲教授卵膜论治膜七法示意图

（二）压则舒膜

当发现子宫肌壁间肌瘤、子宫腺肌瘤等使内膜受压、宫腔形态改变者，从肝论治，选用佛手、橘叶、香附、陈皮、乌药等疏肝之品，行气解郁，调经理膜，必要时结合手术治疗。

（三）厚则敛膜

主要针对内膜偏厚或过厚者，当排卵期内膜厚度（双层）≥14mm 时，从消论治，选用金樱子、石榴皮、乌梅、山楂、椿皮、山茱萸等酸涩之品，涩精固脱，收敛缩膜，必要时内膜活检，排除内膜病变。

（四）薄则增膜

主要针对内膜偏薄或过薄者，当排卵期内膜厚度（双层）≤8mm 时，从温论治，选用紫河车、阿胶、吴茱萸、姜黄等温煦之品，温阳通络，助膜增膜。

（五）差则养膜

主要针对内膜血流分型差者，当排卵期内膜血流分级在 0~Ⅰ级者，或内膜血流分支只有 0~2 支者，从肾论治，选用熟地黄、黑枸杞子、菟丝子、补骨脂、巴戟天、淫羊藿等补肾之品，填精益髓，益肾养膜。

（六）阻则宣膜

主要针对内膜血流阻力大者，当血流收缩期峰值流速与舒张末期流速的比值(peak systolic velocity/end diastolic ratio,S/D)≥6.5或阻力指数(resistance index,RI)>0.8或搏动指数(pulsitility index,PI)>2.8者,从清论治,选用三七花、绿梅花、胎菊花、玫瑰花、月季花、代代花等轻飘之花药,轻清上扬,宣散清膜。

(七)缺则补膜

主要针对内膜缺损者,当提示内膜缺损或有钙化灶时,从脾论治,选用党参、黄芪、黄精、山药、莲子等补脾之品,益气健脾,益肾补膜。

第三节 巢宫论及宜忌

巢宫相当于现代西医学中的卵巢和子宫,中医并无卵巢之名,而将其与子宫统称为胞宫,又名“女子胞”,关于女子胞的记载最早见于《黄帝内经》,而《神农本草经》又将其称之为“子宫”,如《神农本草经》记载有紫石英主治“女子风寒在子宫”等内容。中医学子宫(胞宫)的解剖范围与西医学子宫解剖范围是不同的,如最早记载见于《景岳全书》描述胞宫的形态说:“阴阳交媾,胎孕乃凝,所藏之处,名曰子宫,一系在下,上有两歧,中分为二,形如合钵,一达于左,一达于右”,可见中医学子宫形态除了包括子宫的实体之外,还包括两侧的附件(输卵管、卵巢)。尤昭玲教授创立了巢宫论,并通过“巢”“宫”的生殖生理特性制定四宜四忌,为IVF-ET临证调治提供了理论支撑。

一、巢宫论

“天癸至”是天癸自肾下达于冲任二脉,并对冲任二脉发挥重要作用。“任脉通,太冲脉盛”是天癸下达于任脉,则任脉在天癸的作用下,所司精、血、津、液旺盛充沛,天癸通于冲脉,冲脉在天癸的作用下,广聚脏腑之血,使血海盛满，血聚胞宫，血海按时盈满，则月事以时下。女子胞为奇恒之腑，地气之所生也，其功能特点在藏蓄阴精，就像大地藏载万物，宜蓄藏而不妄泻。肾和天癸直接作用的靶器官是女子胞，而卵巢使其表现出藏泻有序的特点，以维持经、带、孕、产、乳等女性特有的生理现象。

（一）巢为泡之居

卵巢是产生卵子的场所，卵巢的功能是指卵巢的皮质区卵泡生长、发育、形成可受精的卵母细胞的能力，因此要提高卵子数量和质量，首要调整卵巢功能。

（二）宫系胎之所

《类经》云："女子之胞，子宫是也，亦以出纳精气而成胎孕者为奇。"子宫是孕育胎儿的场所，若子宫内部环境不良，则会影响胚胎着床或胎系不固，因此调治子宫内环境是孕育胎儿的首要条件。尤昭玲教授据其近 40 年的临床经验独创三期调治方法，提出三期临证调治中必虑居所之宜忌。

二、辅治四宜四忌

（一）降调期宜静忌扰

宜静：胞宫在降调期时卵泡处于休眠状态，卵泡宜静候静养，静养宜润，静候宜固。调治重在心、肝、脾三脏，治以养心安神，疏肝健脾，平衡阴阳。心安神明，则胞固络宁；肝气调达，阴平阳秘，则动静权衡；脾气健旺，后天生化有源，为卵泡生长提供充足的物质之精，以期募集更多优质卵泡。

忌扰：降调期卵巢处于安静平和"休眠"之态，有利卵泡储备与长养，切勿惊扰卵泡，此期忌过用通经活血、温阳躁动、壮阳宣散、暖巢动卵之品破坏卵巢的休养状态，亦不能过用苦寒质沉之品，以防卵泡因在降调期被镇守太过，不能在促排卵期适时同步生长。

（二）促排卵期宜暖忌寒

宜暖：在促排卵期应唤醒卵泡，促进优质卵泡同步、快速发育和长养，因此尤昭玲教授提出养卵泡必先暖巢的治疗思路，即使卵巢保持温暖。尤昭玲教授认为此期为肾中阴阳气血快速增长，也为肾中阴阳转化的关键时期，故治以补益肾阴肾阳为重，兼顾调理心、脾。①温肾暖巢：卵泡属于生殖之精的范畴，肾精充盛是卵子发育成熟的物质基础，肾精发挥作用需要肾阳的鼓动和气化，且肾中阳气为人体一身阳气之根本，因此补肾阳是暖巢的根本。②益气暖巢：卵泡的迅速长大，不仅需要先天肾精充足，同样需要脾胃运化大量水谷精微物质促进其发育成长，脾肾双补，后天助先天，共助卵泡发育成熟。③活血暖巢：在有限的时间内使优势卵泡内的卵泡液迅速增加不仅要依靠阴精的充足，阳气的温化，还要依靠血气的流动。只有流通的气血才能使津液精微物质运输顺畅，促进卵泡壁的弹性、张力完成塑形，促使卵泡迅速增大，因此，宣散活血是暖巢重要的辅助手段。

忌寒：现代医学认为，卵巢的髓质供血对卵子的生长发育有着重要的作用，故治疗重在改善卵巢局部的血供。而改善卵巢的血流，必须要使用一定的温药，所谓“血得温则行，得寒则凝”，反之“血行则温，血凝则寒”。因此，此期应当忌用活血化瘀、通经活络、酸涩收敛和凉巢寒宫之品，以防缩泡，灭泡，影响卵泡长养。

（三）移植期宜舒忌碍

宜舒：移植期应重摄胎固胎，增强子宫黏附能力，助内膜长养，改善子宫内膜的容受性，提高胚胎种植率。此期调治应舒散胞脉胞络，使胞脉胞络通畅，水谷精微得以下达滋养胞宫，内膜得养，子宫内膜容受性得以改善，以助胎着床。同时平补心、脾、肾，治以益气摄胎，补肾健脾，聚精助膜，内膜长养需要脾肾先后天之精的充养滋生，肾精充足，脾气健旺，摄胎有力，先天滋养后天，后天充足先天，胎故可安稳。心为君主之官，养心安神，心气充足，则胎宁稳固。

忌碍：中医辅治，重在促胚着床，助膜长养，并且保持二便正常，忌过用滋补滋腻、活血化瘀、通经活络、伤胎碍胎之品影响胚胎种植。

（四）调治期宜修忌损

宜修：尤昭玲教授强调“修”在两个方面。一方面进周前针对病因切入治疗。询诊施术的病因，分析、评估、预测病因对施术结局的可能影响，调整及修复患者的生殖病理状况。辅治根据异质性状况，审证求因，辨病、循证施治。另一方面分析失败的可能原因，或舍病从证，或舍证从病，或病证结合的方式切入治疗方案，并针对失败原因，综合评价卵泡、卵巢、子宫内膜、输卵管功能状态，以施术失败的可能缺陷为主，心理调整为辅，构思个体化的辅治调理，使患者做好再次接受 ART 的心理和医疗准备。

忌损：ART 失败后让患者勿乱擅自用药，同时纠正不良生活习惯，以免生殖功能进一步损耗，败须求因，再仔细分析生殖链中的每一环节，避免重蹈覆辙，加重病情。

第四节　冰山论及辨巢法

中医没有卵巢早衰、卵巢储备功能减退的病名记载，结合现代医学及中医学角度，此类疾病应归属“月经后期”“月经量少”“闭经”“不孕”“绝经前后诸证”范畴，本章节尤昭玲教授从脾、肾着手，特创“冰山论”，并立“望眼辨巢法”“巢泡膜同治法”，临床多获良效。

一、冰山论

尤昭玲教授认为，卵巢储备功能减退患者卵巢中的担当卵泡已凋亡耗绝，但沉寂或沉睡于卵巢基质的原始卵泡，犹如藏于海平面下的冰山，虽视线不能及，却蕴藏巨大潜能，如图 1-5 所示。虽然先天禀赋封藏已尽，肾主生殖已无力回天，但可以后天脾胃水谷精微充填转化，从而“暖巢养泡”，唤醒滋育卵巢内原始卵泡，担当调经孕育职责。对实施 IVF-ET 的卵巢功能低下的患者,采用中医辅治的核心围绕调节卵巢功能,增加卵子数量、提高卵子质量、降低卵巢低反应的发生率。

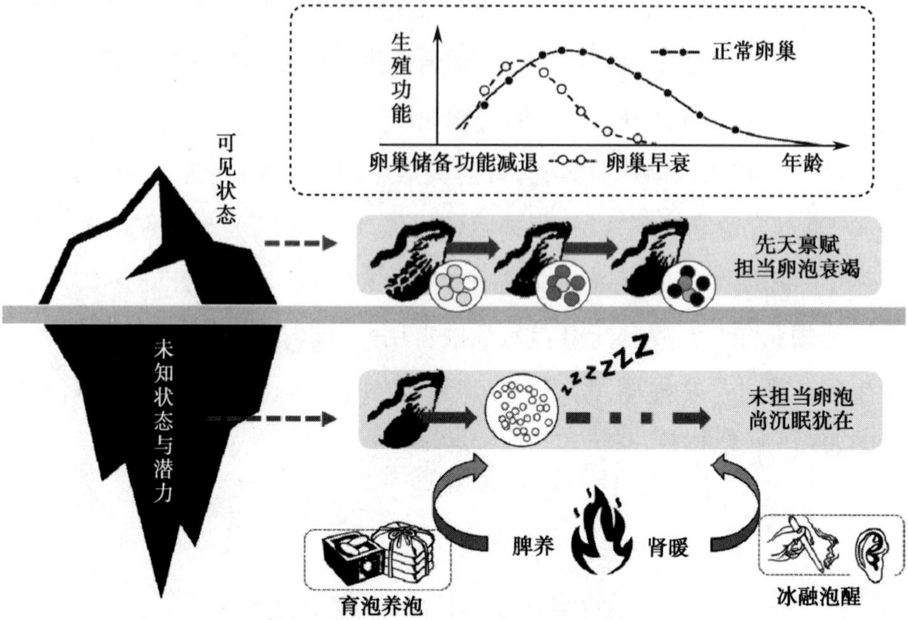

图 1-5 尤昭玲教授冰山论示意图

对于有生育要求者,尤昭玲教授予以巢泡膜同治,精与血共养。暖巢养泡、助卵育泡、纳胚成孕、摄胎养胞。在治疗的同时,尤昭玲教授强调应重视顺应阴阳气血的变化规律,调节出有规律的月经周期。

(一) 进周前——消癥治源

1. 经期论治——消除癥疾

定位:心、肝。

治法:乘势利导,促使经血排出。

治则:益气化瘀,清热泄毒。

方药:

(1)调经汤加减:

柴胡、白术、当归、台乌、泽泻、橘叶、泽兰、香附、茺蔚子、路路通、月季花、甘草。

(2)内炎方加减:

党参、黄芪、白术、仙鹤草、墨旱莲、马鞭草、金银花、连翘、蒲公英、板蓝根、乌药、香附、甘草。

2. 经后治疗——促泡、调泡、养泡

定位:肾、脾、肝、心。

治法:益肾健脾、护卵养泡、助膜长养。

治则:以补肾健脾为主,兼顾活血宣散。

方药:自拟助卵汤加减:

生地黄、熟地黄、石斛、山药、沙参、桑椹、莲子、菟丝子、莲子心、月季花、覆盆子、三七花、甘草。

(二) 进周后——二期三法

二期是促排卵期及移植期,三法是中药汤剂、食疗及耳穴埋豆,提倡内外合治、药食并补,起到事半功倍的效果。

二、辨巢法

尤昭玲教授临证时可根据患者眼睛的形、神、色等来判断卵巢功能,为此病诊疗提供了依据。眼睛是心灵的窗户,能反映出人的喜怒哀乐、七情六欲,同时也是健康的窗户,许多疾病在其发生、发展的过程中都会在双眼留下些许踪迹,眼睛的局部变化可反映女性卵巢的功能状态,即“有诸内者,必形诸外”。古代五轮之名首见于《秘传眼科龙木论》,后世发展为五轮学说:眼由外至内为胞睑、两眦、白睛、黑睛和瞳神五个部分,分别内应于脾、心、肺、肝、肾五脏,命名为肉轮、血轮、气轮、风轮、水轮,总称五轮。

(一) 望眼辨巢法

卵巢功能正常则见火轮锐眦、内眦外侧红润、无斑,气轮白睛滋润、明亮、无充血,风轮黑睛与白睛黑白分明而无交融错接,水轮转动灵活,光彩有神。卵巢功能低下则见火轮锐眦、内眦呈青褐色、外侧可见斑块或斑点,气轮白睛均匀性充血、泪水汪汪，风轮外缘呈放射状、黑白交融，水轮无神、无光、忧郁，肉轮晦暗、可见散在的斑块或斑点。

（二）人中诊巢法

当卵巢功能下降时，人中短浅、沟呈扁平状；人中色泽偏暗且枯槁，或者有明显的色素沉着。

（三）望掌观巢法

当卵巢功能下降时，大鱼际青紫，往往伴手掌冰凉，甚则呈青紫色。皮肤皱如枯柴，青筋突出，布满皱纹，形同老人。

（四）望形察巢法

当卵巢功能下降时，形体过度肥胖或消瘦。

（五）望舌辨巢法

当卵巢功能下降时，舌质胖嫩，舌边有齿痕，此为阳虚湿盛，脾肾两虚，皆因失血、失液致阴损及阳；或舌质坚敛瘦小，此为血虚、阴精不足之征；或舌青紫暗甚有瘀点、瘀斑，多为气郁血滞，瘀血内阻；或舌淡暗不荣润者，则主肾虚，为肾气不足，精血不能上荣之故。

（六）面色鉴巢法

当卵巢功能下降时，面色晦暗或有暗斑。

第五节　纳胎论及托摄系固论

女性不孕或反复流产的发生率逐年升高，已成为影响人类发展与健康的一个全球性医学和社会学问题，近年来，IVF-ET 等助孕技术的兴起，使妊娠成功率有所提高。尤昭玲教授结合现代医学及中医对女性生殖的认识，综合出发，针对子宫内膜容受性差与卵泡发育异常所致的不孕、反复流产以及 IVF-ET 中胚胎反复着床失败患者，从中医脾肾着手，特创纳胎论和托摄系固论，临床多获良效。

一、纳胎论

现代医学认为流产的病因主要包括胚胎因素、母体因素、父亲因素及环境因素，通过一些遗传学研究证实，在早期自然流产中，胚胎染色体异常者达到50%~60%；根据有关文献报道，约20%早期先兆流产为内分泌因素所致。

（一）中医提高体外受精-胚胎移植妊娠率的切入点

现代医学对于改善子宫内膜容受性主要从内膜厚度及血流等方面着手，如采用补充激素增加子宫内膜厚度，小剂量的阿司匹林改善子宫内膜血流，但是其具体用药剂量及时间并无统一标准，且西药不良反应较多，故应用受到限制。此外，针对预防IVF-ET移植后流产问题，现代医学主要以黄体酮、人绒毛膜促性腺素等治疗为主来提高黄体功能，并不能完全促使形成理想的内膜环境，局限性较大，且在一定程度上存在一些副作用。

中医作为我国传统医学，在女性生殖内分泌领域一直备受青睐，其原因不仅是副作用小，且临床效果也较明显。现今，中医药参与IVF-ET的临床应用，在改善卵巢储备功能、提高卵子的数量和质量，调理子宫内着床环境及预防流产方面取得一定的疗效，多项现代药理、临床研究显示，中药在改善子宫内膜容受性、提高胚胎着床率方面有明显的疗效。此外，中药保胎也有悠久的历史，临床研究表明，中药可以通过调整母胎免疫和提高内分泌功能而发挥安胎作用。

（二）中医调治的关键点——安胎前移法

在IVF-ET周期中，受精后的胚泡发育正常，但在移植后妊娠失败者常见，其主要原因在于胚泡“植入窗期”子宫内膜与移植的胚泡发育不同步，子宫内膜容受性差而致胚泡难以成功着床，从而导致IVF-ET妊娠失败。由于IVF-ET移植时易出现胚胎与内膜不同步，故相比自然受孕者，

IVF-ET 患者更易出现子宫内膜容受性问题。因此，改善子宫内膜着床环境是提高 IVF-ET 技术临床妊娠率的关键切入点。

内膜的长养、纳胎及养胎均依赖于水谷精微的濡养，肾为先天之本，女性生殖全过程主要以肾为中心；脾为后天之本，运化摄入的水谷精微以滋养全身。尤昭玲教授总结胚胎着床失败的主要原因之一是脾失健运，气血生化无源，气虚失于固摄，血虚失于润养所致。进而创制“安胎前移法”，如图 1-6 所示，即胚胎移植当天即应用养胎方进行预防性治疗，助膜长养以摄胎、纳胎、载胎。嘱患者于胚胎移植当日开始服用，该方通过健运脾土，使得气血生化有源，脾土生化、承载、受纳之功得以正常发挥，达健脾养膜、摄胎助孕之功。再者，肾精充沛，冲任得养，则胎元自固，肾气受损，则冲任不固，不能固摄胎元，系胎无力，以致胎动不安、胎漏，甚至滑胎。尤昭玲教授总结胚胎种植失败的主要原因之二是肾中精气亏虚引起胎元不固所致，以补肾固冲任为安胎的主要治则。养胎方中蕴含寿胎丸之意，通过补肾益精、固冲安胎以提高子宫内膜容受性，使胎元自固，增加胚胎着床概率。总之，安胎前移法的目的在于提高子宫内膜的容受性，是中医辅治的核心关键点。

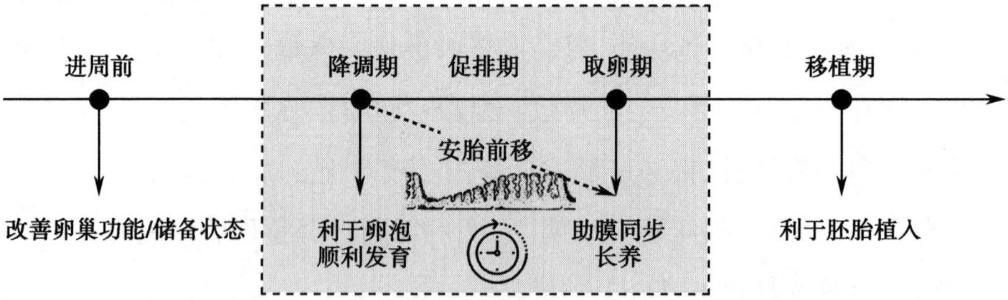

图 1-6　尤昭玲教授纳胎论 - 安胎前移法示意图

二、托摄系固论

尤昭玲教授认为人之育胎，阳精阴血合而成卵，孕卵运至胞宫，胞宫精血充盛，正如清代名医傅青主所言“精满则子宫易于摄精，血足则子宫易于容物”，且“窗口”开放，孕卵适时着床，生长发育，胚胎乃成。尤昭玲教授认为在着床前中药的主要作用重在养膜纳胎，因为移植胚泡的“植入窗期”短，肾虽为先天之本，主司女性生殖，但远水难以解近渴，此时应以后天之本脾脏为重点，健脾助孕，养膜纳胎。胚胎着床后，中药的功效主要在于稳固胎元，此时需要以肾之先天为重点，根固则胎气难动。中医辅治 IVF-ET 着床及养胎的过程中，均应先天、后天之本同补，但应根据治疗时间、目的稍有偏重。

对于行 IVF-ET 且有习惯性流产史的患者，尤昭玲教授认为中药提前干预着床及安胎尤其重要，提出“养胎二步法”理论，如图 1-7 所示：即着床前以自制养胎方及药膳“着床煲”护卵养膜、助胎着床，着床后自拟安胎汤及药膳“安胎煲”重在补肾健脾，固胎养胎，形成临床辅治 IVF-ET 患者的养胎方案。

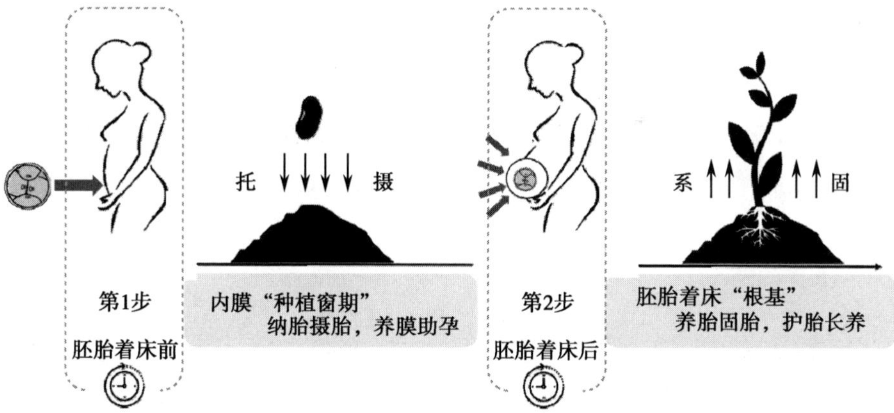

图 1-7　尤昭玲教授纳胎论及托摄系固论示意图

（一）胚胎着床前，土生万物，重在托、摄

健脾兼以补肾，纳胎摄胎，养膜助孕。尤昭玲教授予养胎方及着床煲重抓内膜“种植窗期”，纳胎摄胎，养膜助孕。肾主冲任，冲为血海、任主胞胎，胎元进入胞宫后，肾即行使其固胎、系胎、养胎之功，受孕之后，胚泡借母体充盛的肾精肾气以安稳地着床生长发育。此外，脾气旺盛，精血生化有源，血海满盈，胞宫营养良好，脉络丰富，才能具备着床孕育的适宜环境，

具备养胎的条件,故中药助孕首要重视健脾养血营膜,同时不忘补肾益精,至养膜纳胎,从而受孕成功。

(二) 胚胎着床后,水载万物,重在系、固

补肾兼以健脾,养胎固胎,护胎长养。IVF-ET 患者经垂体降调后、超促排卵后、移植前机体呈现的主要生理状态皆为肾虚证。且经辅助生殖治疗获得的妊娠结果异于自然妊娠,存在较高的妊娠早期、妊娠晚期流产率。尤昭玲教授通过临床观察,认为临床选择 ART 的流产患者多因黄体功能不全,分泌孕酮(progesterone,P。又称:黄体酮。)不足,引起子宫内膜发育不良,即使着床成功也易早期流产。“肾者,主蛰,封藏之本”,胚胎在母体的营养供应主要来自母体之肾精。肾精充足,胚胎着床稳固,犹如房屋之根基,胎元固则胚胎可正常生长发育;同时胎元的发育需要脾脏运化的水谷精微维系;胎位需要脾气的提升;故补肾固胎,不忘健脾养膜摄胎,兼以辨证加减。

尤昭玲教授认为胚胎着床后期重在系、固,重补肾、辅健脾,药、膳、养三法结合,意在增强黄体功能,协同人绒毛膜促性腺激素(human chorionic gonadotropin,hCG)或孕酮以减少或抑制子宫收缩,安养胎元。

第二章 影响辅助生殖技术结局的病、症及中医对策

第一节　辅助生殖技术失败的非技术性原因

（一）年龄

在妇女整个生育期中，年龄因素对能否成功生育起着重要作用，妇女的生育能力随年龄的增长而逐渐下降，主要原因是卵子质量下降、子宫内膜容受性降低。20~30 岁的女性卵巢储备功能最佳；30 岁以后，其卵巢储备功能逐渐下降；35 岁以后，其临床卵巢储备功能明显下降；41~44 岁的女性不孕率达 43%~64%。自然流产率也随着年龄的增长而增加，25 岁以下为 19%，35 岁以上为 30%，43 岁以上为 50%。

（二）不孕年限

随着不孕年限的增加，自然妊娠的可能性逐年下降，尤其对于不孕年限超过 3 年的患者，其自然妊娠的概率显著降低。年限越长，ART 成功率越低。

（三）体重

肥胖是指体重指数（body mass index，BMI）>28kg/m^2，肥胖可导致 ART 妊娠率下降，流产率增高。特别是腹型（中心型）肥胖更易引起代谢功能障碍，可损害生育力，降低不孕症治疗后的妊娠率。

(四) 卵巢储备功能

1. 内分泌状态

患者内分泌状态对 ART 的影响逐渐受到重视。相关研究者开展了多项不同的研究关于患者基础卵泡刺激素(follicle stimulating hormone,FSH)、基础雌二醇(estradiol,E_2)、雄激素(testosterone,T)、催乳素(prolactin,PRL)及甲状腺激素水平对 ART 妊娠结局的影响。目前已有的研究结果显示如下。

(1)基础卵泡刺激素升高: 月经第 2~5 天基础 FSH 水平能体现卵巢对激素的反应能力,间接反应患者的生育潜力。当基础 FSH 水平相对较低时,患者妊娠率较高,当基础 FSH 水平高,则患者妊娠率低,在 IVF-ET 中亦如是。

(2)基础雌二醇升高: 当雌激素水平过高,周期取消率高,妊娠率低,而且与 FSH 水平无关。早期高水平的雌激素可见于早绝经妇女,多预示卵巢功能衰退,体外受精(in vitro fertilization,IVF)结局不良。

(3)抗米勒管激素降低: 抗米勒管激素(anti-Müllerian hormone,AMH)是从初级卵泡至窦卵泡期由颗粒细胞产生的激素,对卵母细胞的成熟及分化有一定调控作用,并在生殖过程的多个环节中发挥一定影响。当 AMH 过低时,卵母细胞成熟度相对不足或卵泡发育欠佳,而过高的 AMH 对卵泡的生长和发育有抑制作用。

(4)基础抑制素 B 水平低: 基础抑制素 B(inhibin-B,INH-B)是由卵巢颗粒细胞在卵泡期分泌的一种糖蛋白激素。当基础 INH-B 水平低,意味着卵巢储备功能减退,成熟卵泡数目减少,引起不良妊娠结局的发生。

(5)雄激素升高: 高雄激素状态对生殖潜能有不良影响。在 IVF-ET 治疗中,卵泡的生长会被高浓度的雄激素阻碍。研究表明,在 IVF-ET 治疗过程中,雄激素过高则使周期取消率和 OHSS 发生率增高,妊娠率降低。

(6)催乳素升高: PRL 是构成胚胎着床良好微环境的内分泌因素之一,在子宫有高亲和力的结合位点。研究发现,当 PRL 水平低(3~30ng/ml)

时，可促进子宫内膜细胞的生长和黏附；而当 PRL 水平高时，可产生抑制作用，降低 IVF 的成功率，并使流产率上升。

(7) 甲状腺功能异常： 甲状腺功能减退和甲状腺功能亢进均可影响生殖潜能，当甲状腺功能减退时，促甲状腺激素释放激素（thyrotropin-releasing hormone，TRH）产生分泌增加，而 TRH 刺激促甲状腺激素（thyroid-stimulating hormone，TSH）和 PRL 的分泌，PRL 升高影响妊娠成功率。当甲状腺功能亢进时，则可产生过多的性激素结合球蛋白和雄激素，雄激素高从而导致 ART 的失败。

(8) 胰岛功能异常： 若出现胰岛素抵抗，可上调黄体生成素（luteinizing hormone，LH），高 LH 水平阻碍囊胚的发育，且降低子宫内膜的容受性。当出现高胰岛素血症时，不仅提高了雄激素的表达进而影响卵子发育，亦加速自身卵巢颗粒细胞黄素化，使卵泡发育停滞，影响卵母细胞的发育，降低受精率，阻碍胚胎的着床和发育，增加流产率。胰岛素抵抗还可能会影响血小板功能，使血小板聚集增加，进而导致流产率增加，妊娠率下降。

2. 卵巢超声

(1) 卵巢体积： 基础状态下的卵巢体积是指促排卵开始前的卵巢体积。研究表明，当基础状态下卵巢体积 ≤ $3cm^3$ 时，IVF 周期中将获得较少的成熟卵泡，周期取消率上升，临床妊娠率下降。

(2) 基础窦卵泡数： 基础状态下的窦卵泡计数（antral follicle count，AFC），作为单个预测卵巢反应的指标，是目前敏感性和特异性最高的预测手段。当窦卵泡 ≤ 3 个时，周期取消率显著上升，虽然增加促性腺激素的起始用量有助于降低周期取消率，但妊娠率仍低。

(3) 血流参数： 原始卵泡没有单独的血供，由基质血管传递营养物质和激素，卵巢基质血流与卵巢反应密切相关。因此监测卵巢血流可以预测卵巢反应性，其血流动力学参数血流信号越高显示血供越好。当血流信号低，则卵泡供养乏源，影响妊娠的成功。

（五）相关免疫因素

1. 自身免疫型

自身免疫是指机体免疫系统针对自身抗原发生免疫应答，产生低水平的抗体和致敏淋巴细胞的现象。自身耐受的完整性被破坏，引发自身免疫反应，产生自身抗体且滴度超过某一水平，即可诱发自身免疫疾病，造成病理性改变和功能障碍。自身抗体与反复流产及移植失败则更为密切，如非器官特异性抗体，如抗磷脂抗体（anti-phospholipid antibody，APA）、抗核抗体（anti-nuclear antibody，ANA）等；器官特异性抗体，如抗甲状腺抗体（anti-thyroid antibody，ATA）、抗子宫内膜抗体（endomysium antibody，EmAb）等。

2. 同种免疫型

基于母体对胎儿这种半同种移植物的免疫耐受，母胎界面的胎儿滋养细胞和蜕膜免疫细胞如 T 细胞、自然杀伤细胞（natural killer cell，NK cell）细胞、巨噬细胞之间，通过细胞表面分子进行交互对话而产生的复杂免疫网络平衡，形成维持正常妊娠的免疫耐受微环境。若免疫失衡，胎儿受母体免疫系统的攻击，则难以存活，反复流产或反复移植失败。

（六）血栓前状态

妊娠血栓性疾病可能激活内外凝血途径，削弱机体凝血和抗凝生理平衡，导致凝血亢进，凝血酶产生，大量血栓形成，同时消耗大量的抗凝血酶Ⅲ（AT-Ⅲ），使其活性减低。抗凝活性降低是怀孕期间血栓形成的重要影响因素。因此，有学者推测当抗凝活性降低，体内凝血和抗凝血失衡，子宫螺旋动脉或绒毛状微血管血栓形成，导致反复流产。

D- 二聚体是交联的纤维蛋白特异性降解产物，其产生或增加会导致凝血和纤维蛋白溶解系统的活化。妊娠期间的 D- 二聚体水平会生理性增高，但到达一定程度时，可能有血栓形成倾向，这与不良妊娠结局有关。

（七）内膜容受性

子宫内膜接受胚胎着床的能力，是妊娠的关键因素。子宫内膜和胚胎相互作用，在非常短的“着床窗期”共同完成着床过程，子宫内膜与胚泡发育同步才能形成最佳的子宫内膜容受性，胚泡才能顺利着床；否则，就会导致胚泡着床障碍。反复人工流产的女性，经过多次宫腔操作（甚至存在不规范操作），引起子宫内膜基底层永久性的损伤，内膜功能层修复障碍，内膜无法如期进行周期性变化。当胚胎需要着床时，由于子宫内膜薄，容受性差，无法达到胚胎着床需要的标准，导致胚胎无法着床。

（八）情绪影响

实施 IVF-ET 技术时，患者及医疗人员都投入巨大的人力、物力、财力及时间，期待值很高，失败率也比较高，患者情绪易波动。过多的压力和紧张的情绪会导致不同形式的神经活动，儿茶酚胺类神经递质（如肾上腺素、去甲肾上腺素和多巴胺）的分泌增加，进而引起下丘脑激素分泌，导致生理、生化、内分泌、代谢、免疫过程的一系列变化，降低 ART 的成功率。

（九）目前还存在的医疗瓶颈

1. 辅助生殖技术过程中超促排卵对黄体的影响

促性腺激素释放激素激动剂（gonadotrophin releasing hormone-agonist，GnRH-a）降调节增加卵泡期 LH 分泌频率，改变自然状态下的分泌特点。同时由于 GnRH-a 引起的垂体抑制导致内源性 LH 不足，GnRH-a 使用后过度抑制 LH 水平。且由于 HCG 诱发排卵可通过短反馈机制抑制黄体期 LH 生成。促性腺激素释放激素拮抗剂（gonadotrophin releasing hormone-antagonist，GnRH-A）能抑制内源性 LH 峰，导致内源性 LH 不足，导致黄体期孕酮水平低下；取卵时颗粒细胞丢失导致黄体期产生激素的细胞减少，而缺乏内源性 LH 对黄体功能的支持，会直接影响雌孕激素的分泌，降低胚胎种植率和临床妊娠率，增加流产率。

2. 卵巢过度刺激综合征的发生

在 ART 中，OHSS 是一种促排卵治疗过程中诱发的疾病，其轻度患病率为 20%~33%，中度或重度患病率为 3%~8%，高风险女性患病率可能更高。重度 OHSS 可导致严重并发症，包括胸、腹腔积液、急性肾功能不全和静脉血栓栓塞。尽管与 OHSS 相关的死亡率极少，但却增加了患者的生理和心理负担，甚至需要住院治疗。

3. 胚胎移植与内膜长养同步性欠佳

由于 ART 促排卵周期卵泡发育导致的高水平 E_2 能损害子宫内膜，使得胚胎与子宫内膜发育不同步，从而影响胚胎着床。超促排卵刺激周期大量促性腺激素的应用严重干扰了子宫内膜相关的基因转录调控，使得子宫内膜基因过表达或表达降低，刺激周期雌、孕激素受体表达亦发生改变，最终导致子宫内膜发育提前而影响胚胎着床。

（十）体外受精 - 胚胎移植可能忽略的领域

在 IVF-ET 前、IVF-ET 中，以及 IVF-ET 后，日常饮食起居及调护均对 ART 的结局有一定的影响。如饮食方面，在 IVF-ET 过程中慎用寒凉酸涩、辛温燥热之品。而在 IVF-ET 后，更应加强防范，凡是可能引起免疫低下、免疫反应、引起宫缩的因素如大便溏稀或秘结等，都应尽量避免，必要时及时干预。

第二节　女方因素及对策

尤昭玲教授将影响 ART 结局的女性因素分为病、症两类：其中“病”包括多囊卵巢综合征、卵巢储备功能减退、卵巢早衰、未破卵泡黄素化综合征、子宫内膜异位症（子宫腺肌病）、子宫肌瘤、剖宫产术后子宫切口憩室、盆腔炎性疾病后遗症等；而“症”包括卵巢低反应、子宫内膜容受性不良、薄型子宫内膜、子宫腔粘连、输卵管积水等，尤昭玲教授强调“先调疾、后进周”，认为进周前针对病因，询诊施术尤为重要。分析、评估、预测病因对施术结局的可能影响，交流患者全身状况，做好施术心理准备，缓解压力对施术的影响。调整患者的生殖生理、病理状况，以适应ART最佳方案的选择。辅治亦审证求因，辨病、循证施治。具体调治对策如下。

一、多囊卵巢综合征

（一）概述

多囊卵巢综合征（polycystic ovary syndrome，PCOS）是妇科临床常见以生殖内分泌紊乱及代谢功能异常为特征的卵泡发育障碍性疾病。临床主要表现为月经稀发、月经后期、月经量少、闭经、不孕、多毛、肥胖、黑棘皮症等。据不完全统计，近年来PCOS发病率逐年上升，发病率在5%~10%，在我国育龄妇女中的发率为5.61%。PCOS患者常合并高胰岛素血症、血脂异常、肥胖等，远期并发症可有高血压、心血管疾病、子宫内膜癌等。研究发现PCOS患者行IVF-ET的成功率为30%~35%。

1. 病因病机

中医学典籍中没有PCOS相对应的病名记载，根据其症状散见于月经过少、月经后期、闭经、崩漏、不孕等记载。中医认为其病机主要是肾虚为本，肝郁脾虚、痰瘀为标，与心神失藏有关。

2. 诊断依据

参照欧洲人类与生殖胚胎学会（European Society of Human Reproduction and Embryology，ESHRE）、美国生殖医学会（American Society for Reproductive Medicine，ASRM）、美国内分泌学会和欧洲内分泌学会联合署名发布2023版PCOS国际循证指南：

(1) 育龄期及围绝经期PCOS的诊断：

成人PCOS符合下述其中2条且排除其他病因即可诊断：①高雄激素的临床表现或高雄激素血症；②排卵功能障碍；③超声检查卵巢多囊样改变（polycystic ovarian morphology，PCOM）或AMH水平升高。如存在月经周期不规律和高雄激素症，则无须进一步超声或AMH水平检测。

在月经周期不规则且伴高雄激素血症的患者，无须进一步行血清AMH检查。且不建议AMH用于青少年PCOS诊断。青少年则纳入PCOS高危管理，定期随访。

(2) 排除诊断：

排除其他类似的疾病是确诊PCOS的条件。

高雄激素血症或高雄激素症状的鉴别诊断：库欣综合征；非经典型先天性肾上腺皮质增生症(non-classical congenital adrenal hyperplasia，NCCAH)；卵巢或肾上腺分泌雄激素的肿瘤；其他如药物性高雄激素血症须有服药史，特发性多毛有阳性家族史。

排卵障碍的鉴别诊断：功能性下丘脑性闭经；甲状腺疾病；高催乳素血症(hyperprolactinemia，HPRL)；早发性卵巢功能不全(premature ovarian insufficiency，POI)。

(二) 对生育及辅助生殖技术的影响

1. 对生育的影响

PCOS导致生育障碍的直接原因是排卵障碍。PCOS的病因尚不明确，肥胖(尤其是中心性肥胖)、高雄激素血症和胰岛素抵抗是三个互为因果、相互促进的因素，均可导致排卵障碍。

(1) 超重和肥胖：肥胖导致生殖内分泌激素紊乱引起生化指标异常及卵巢功能失调，造成不排卵而致不孕；针对IVF-ET患者，超重和肥胖易导致卵母细胞功能下降，累计妊娠率随着BMI的增加而降低。

(2) 高雄激素血症：高雄激素血症干扰窦卵泡的正常发育过程，导致LH水平持续升高，影响颗粒细胞的正常分化和功能，从而导致卵泡成熟障碍和排卵异常，进而引发不孕。

(3) 胰岛素抵抗：胰岛素可与卵巢表面的胰岛素样生长因子受体结合，进而刺激卵泡膜细胞合成雄激素，促进卵巢在黄体生成素(LH)刺激下合成更多的雄激素，使卵泡成熟受阻，无法正常排卵，从而对女性的生育能力产生负面影响。

2. 对辅助生殖技术的影响

(1)多囊卵巢患者在体外受精-胚胎移植中的助孕困境的认知：

1)取卵数量多，质量差：尽管所获取卵泡的数量多，但是卵泡往往大小不均，卵母细胞中存在高比例的碎片，透明带厚导致受精障碍或透明带薄导致异常受精。共同因素导致受精率低下、胚胎质量欠佳、囊胚培养成功率受限，IVF-ET周期取消移植比例较高，最终导致IVF成功率显著下降。

2)卵巢过度刺激综合征的风险：OHSS是PCOS患者IVF-ET周期后常见的并发症，尤其多见于取卵术后。表现为恶心、呕吐、腹部不适、体重增加、卵巢增大、胸腹腔积液、少尿、水电解质平衡紊乱、肾衰竭、血栓形成等，严重时可危及生命。

3)子宫内膜容受性受损：PCOS患者的子宫内膜可能呈现过薄或过厚的状态，在胚胎着床期关键时期，胞饮突数量减少，纤毛分布稀缺，肌层血流供应不足，导致子宫内膜的血流灌注不良，蠕动异常，双侧舒张期血流缺失，阻力上升。共同因素导致子宫内膜容受性下降，为胚胎着床提供了不利环境，从而提高了生化妊娠率和稽留流产的发生率，降低了IVF成功率和活胎率。

(2)警惕隐匿性多囊卵巢综合征对施术的影响：部分患者就诊时未达到PCOS诊断标准，依循常规制定患者IVF方案，施术后患者出现PCOS相关并发症，导致IVF失败率增加。

(3)多囊卵巢患者在体外受精-胚胎移植中的助孕结局的领悟：PCOS首选治疗并非IVF-ET，应考虑PCOS女性行IVF后可能面临卵泡数量多但配子质量差、胚胎质量不佳、生化妊娠率高、稽留流产率高、早产风险增加以及活产率低等一系列问题，应在考虑IVF前充分评估并探索其他潜在的治疗途径。

(三)中医对策

临床调治需正确识别评估卵巢功能，警惕潜在性PCOS；减少其对施术的影响；改善子宫内膜容受性以助孕。

1．施术前

依据不同病症制定合适的方案，补肾固冲，促排卵，促进月经恢复，建立正常的月经周期为首要，自拟助卵汤加减补肾促排，活血调经，临床加减如下。

（1）闭经：月经数月甚至半年不行，通经为首要任务，可选用大血藤、鸡血藤、益母草、刘寄奴、凌霄花。

（2）经漏：月经数月甚或半年淋漓不尽，止血为首要任务并且兼顾消炎，可加白茅根、百合花、鹿衔草、仙鹤草、马鞭草、金银花。

（3）类经间期出血：两次无排卵月经之间出现的5~10天阴道淋漓少量出血，可选用墨旱莲、仙鹤草、炒荆芥、莲须、莲房。

（4）“1多+1/2少”出血：“1多+1/2少”出血即一次正常月经后，出现1~2次阴道少量流血。应适时调治为首务，正常月经时，可助卵促排，量少时可选用墨旱莲、仙鹤草、炒荆芥、莲须、莲房。

2．施术时

以理巢调泡为主，养膜纳胎为辅。

尤昭玲教授根据多年临床研究，对PCOS行IVF-ET的患者自创“三期二型助孕法”，“三期”即降调期、促排卵期、移植后期；“二型”即多泡型、少泡型。临床疗效显著，具体如下：

（1）降调期——抚卵静养：于GnRH-a第1天始服药，连服9天。

定位：肝、心、脾。

治则：调肝健脾、清心安神、调和阴阳、抚卵静养。忌用滋腻碍阳、壮阳宣散之品惊扰卵巢。

方药：降调方。

人参叶、人参花、党参、黄芪、白术、白芍、百合花、代代花、首乌藤、珍珠母、葛根、绞股蓝。

（2）促排卵期：

1）多泡型，清热收涩以灭泡：多泡是指在月经周期或黄体酮撤退后出血的第3~5天经阴道或者直肠B超示一侧或双侧卵巢有≥12枚且直径2~9mm的小卵泡，即卵巢多囊样改变。

定位：肾、脾、肝。

治则：以清热收涩为主，忌用温燥补益之品，以防助卵伤巢。

方药：知柏地黄丸（《医宗金鉴》）加减。

金樱子、山茱萸、栀子、莲子心、枳实、葛根、石榴皮、黄精、黄芩、知母。

注：尽可能避免使用外散滑窍等动耗之品。多泡型促排过程中不予食疗促排煲，以防募集更多卵泡，卵子质量差。

2）少泡型，补肾填精以增泡：一部分PCOS患者合并卵巢储备功能减退，这类患者往往伴有腹腔镜下卵巢打孔手术史、甲状腺功能减退、长期服用激素类药物等导致卵巢组织破坏或抑制卵巢功能发生卵巢低反应。

定位：肾、脾、肝。

治则：益肾健脾，助泡养膜，暖巢增液，促泡速长。

方药：自拟护卵汤。

生地黄、熟地黄、石斛、山药、沙参、桑椹、莲子、菟丝子、莲子心、月季花、覆盆子、三七花、甘草。

（3）移植后期——固胎为主：“安胎前移”思想的提出与西医的黄体支持疗法异曲同工，此时中医辅治主要是健脾益肾，助膜长养，最大限度地减少因抽吸卵泡对黄体生成的影响，且加速子宫内膜长养，使之尽可能与种植胚胎发育同步，以利于胚胎着床，提高种植率。

定位：肾、脾、心。

治则：健脾助膜、益肾固胎。

方药：自拟安胎方。

太子参、黄芪、炒白术、山药、陈皮、桑寄生、石莲子、炒白芍、桑叶、熟地黄、菟丝子、甘草。

此期避免登高取物、搬提重物、紧急刹车；咳嗽、喷嚏、呕吐时，宜用双手捂护小腹部；保持大小便通畅，避免便秘、腹泻；生活规律，注意营养，保持心情舒畅，防寒防病。

3. 特色疗法

(1)耳穴埋豆。

(2)食疗法：降调煲、暖巢煲、养泡煲、促排煲、着床煲。

4. 中成药治疗

定坤丹。

(四) 预防及调护

(1)饮食习惯：应调整为低热量饮食(通过减少食物中的热量，对人体摄入的总热量加以控制，以减轻体重)、高纤维饮食(不被人体肠道所消化吸收的木质素、多糖和植物细胞壁间质成分的总和)、高不饱和脂肪酸饮食、高蛋白饮食等。

(2)戒烟、戒酒：烟草燃烧时可以生成并释放大量有毒物质，如尼古丁、氰化物、一氧化碳等。烟龄越长，对女性生殖功能影响越大，临床表现为卵巢功能及雌激素水平低下；每日乙醇摄入量与代谢综合征密切相关，受孕前后每周饮酒超过100ml将引起胎儿生长受限。

(3)运动、行为疗法：科学合理的运动锻炼，可有效地消耗体内的脂肪和糖，使热量的消耗大于摄入，从而达到减肥的效果。适量、规律、长期的有氧运动是肥胖患者减重的最佳选择。同时指导患者逐步自觉地改掉易引起疾病的心理状态和生活习惯，而代之以有利于疾病治疗的心理状态和生活习惯。

二、卵巢储备功能减退及卵巢早衰

(一) 概述

卵巢储备(ovarian reserve，OR)是人类女性卵巢皮质内含有的原始卵泡的质量和数量构成，通常随年龄的增长而下降，出生时全部卵泡数量在100万~200万个，到青春期时大约30万个，到40岁时约2.5万个，到更年期时的低于 1 000 个。卵巢储备功能体现了卵泡的发育潜能，反映了女性生殖功能的高低，是测定妇女生育能力的重要标志代表卵巢发育卵子数量、质量的潜能。卵巢储备功能减退（diminished ovarian reserve, DOR）是指卵巢产生卵子能力减弱，卵母细胞质量下降，导致女性生育能力下降及性激素的缺乏，同时伴有抗米勒管激素（AMH）水平降低、窦卵泡计数（AFC）减少、基础 FSH 水平升高。卵巢早衰（premature ovarian failure, POF）是指 40 岁前由于卵巢内卵泡耗竭或医源性损伤发生卵巢功能衰竭。早发性卵巢功能不全（POI）为卵巢早衰（POF）的前期，POF 是提早出现的卵巢衰老终末阶段。其发病率近年来呈现出逐年增高的趋势，对女性内分泌系统和生殖生育功能有严重的影响。

1. 病因病机

中医学没有 DOR 及 POF 的病名，但从临床特点来看可隶属于“闭经”“血枯”“不孕”“绝经前后诸证”等病范畴。病因病机上，该类患者巢中先天禀赋繁育之泡虽已耗竭，但巢中无责之泡尚沉眠犹在，然因高龄或手术损伤或久病至肾精不足、肾气虚衰，加之脾失健运，精血乏源，以致沉眠之泡不能鼓动发育成熟；同时其发病又与心肝不和，瘀血阻滞冲任、胞宫、胞脉相关。

2. 诊断依据

(1) 卵巢储备功能减退：根据 2022 年发布的《卵巢储备功能减退临床诊治专家共识》，DOR 的诊断需依据以下卵巢储备功能评估指标。① AMH < 1.1ng/ml；②两侧卵巢 AFC < 5~7 枚；③连续 2 个月经周期的基础 FSH ≥ 10IU/L。符合上述任意一项即提示卵巢储备功能减退。

(2) 早发性卵巢功能不全：①年龄<40 岁；②月经异常（闭经、月经稀发）；③基础 FSH > 25U/L、E_2 水平波动性下降。

(3) 卵巢早衰：目前卵巢早衰的诊断标准为：①年龄<40 岁；②闭经时间 ≥ 6 个月；③两次（间隔 1 个月以上）血 FSH>40mIU/ml。

(二) 对生育及辅助生殖技术的影响

1. 卵母细胞数量和质量下降

卵巢功能衰退过程中,伴随着卵子数量减少、卵泡过早闭锁以及卵泡过早耗竭,均对女性生育能力构成不利影响。在 IVF 技术实施过程中,卵巢反应不良导致控制性超促排卵(controlled ovarian hyperstimulation,COH)过程中用药量增加,获卵数减少。且伴随空卵泡比例上升、无法获得卵子及获得的卵子质量很差等不利后果。进一步导致受精失败,受精后卵子无法正常分裂,或胚胎评分偏低等情况,从而降低了优质胚比例,最终降低 ART 成功率。

2. 子宫内膜容受性不良

子宫内膜容受性不良可致胚胎着床失败,在 IVF 中可致胚胎移植失败,临床妊娠率下降。卵巢功能下降与子宫内膜容受性低下相关,其发病机制与卵巢性激素、子宫内膜局部分子、胚胎及其分泌的胚胎性因子异常有关。子宫内膜的厚度、容积及动脉血流状况异常都可能导致子宫内膜容受性下降。

(三) 中医对策

1. 冰山论——巢、泡、膜同治,共养精血

尤昭玲教授基于冰山论思想,用药遣方注重醒脾运脾,借助后天脾胃水谷精微充填转化肾精,暖巢养泡,以达唤醒、滋育卵巢内始基卵泡担当调经孕育职责之功。

卵巢孕育卵泡的基础条件是肾阳的温煦及肾精的滋养填充,补肾壮阳,填精益髓,并配以平补肾阴之品滋补肝肾,养阴补血。

DOR/POF 患者除了卵泡质量差,数量少的特点,临床上常伴有内膜薄,可选用益肾健脾、暖巢增液、助养内膜,同时滋阴增液养泡,协同补肾益阴,使卵泡有所濡养而迅速增大、成熟。

2. 药膳同补,分期疗法

(1) 进周前——补肾健脾,护卵养泡

1) 经期调床: 行经期是新旧交替的过程,此期以治疗原发痼疾,改善

着床环境为重点，治疗时机为月经第1~6天，每日1剂，水煎服，分早晚两次服用。

定位：心、肝、脾。

治则：调血理血、祛瘀兼清热解毒。

方药：

a. 自拟调经方。

柴胡、白术、当归、台乌药、泽泻、橘叶、泽兰、香附、茺蔚子、路路通、月季花、甘草。

b. 内炎方。

2）经后助巢：经后冲任气血亏虚，此期以暖巢为治疗重点。

定位：肾、脾、肝、心。

治则：以益肾健脾，暖巢增液为重点，兼疏肝宣散脉络。

方药：自拟护卵汤。

生地黄、熟地黄、石斛、山药、沙参、桑椹、莲子、菟丝子、莲子心、月季花、覆盆子、三七花、甘草。

（2）进周后（促排阶段）——脾肾双补，助卵长养

进周后中医辅治的目的是通过补肾益精，健脾理气，协同GnRH-a加用外源性促性腺激素（gonadotropin，Gn）后超促排卵效应，促进卵母细胞成熟，有利于获取较多的卵细胞用于胚胎培养。减轻超促排卵时患者腹胀、恶心等不适反应。

定位：脾、肾、肝。

治则：此期围绕阴长为主，兼顾护阳，从肾论治，健脾益气，滋养卵泡正常生长。

方药：自拟养泡方。

党参、黄芪、莲子、茯苓、黄精、菟丝子、枸杞子、桑椹、覆盆子、石斛、玉竹、百合、紫河车、巴戟天、淫羊藿。

注意事项：此期勿使用活血化瘀、通经活络、收敛固涩、凉巢寒宫之药品和治疗方法。

(3)进周后(移植阶段)——健脾助膜,固肾安胎

此时中医辅治主要是滋补肾精,助膜长养,最大限度地减少因抽吸卵泡,导致颗粒细胞的过多丢失,颗粒黄体细胞数减少,对黄体生成的影响,提高孕激素、hCG水平,以加速子宫内膜长养,使之尽可能与种植胚胎发育同步,以提高胚胎种植率。

定位:肾、脾、心。

治则:补肾固肾以安胎,辅以培土健脾益气。

方药:自拟安胎方。

3. 特色治疗

耳穴埋豆、食疗法(养泡煲、养春粥)。

4. 中成药治疗

定坤丹。

(四)预防及调护

(1)科普女性年龄与生殖力的关系,尽量避免高龄妊娠。

(2)对生育力有影响的生殖系统病变要引起足够重视,如盆腔结核、严重的子宫内膜异位症等应做到早期系统、专业的治疗。

(3)坚持锻炼,增强体质,试管后维持舒适的生活,并做适量运动,有助于身体的康复;保持心情舒畅。

(4)规律作息,避免熬夜;饮食均衡,可适当多食用富含优质蛋白质、B族维生素、叶酸、铁、钙的食物。

三、未破卵泡黄素化综合征

未破卵泡黄素化综合征(luteinized unruptured follicle syndrome,LUFS)是指卵泡生长发育至一定时期未排卵,内部发生黄素化,分泌孕激素,而卵泡不破裂,卵细胞不排出,相应器官发生一系列类似月经周期正常、基础体温(basal body temperature,BBT)监测双向变化等正常排卵周期改变的一种现象。LUFS 占不孕症的 25%~43%，原因不明不孕患者 LUFS 发生率为高达 57%。

（一）概述

1. 病因病机

尤昭玲教授认为排卵过程中以肾为主导，维持身体阴阳消长转化，有动态的时空特征。若排卵不能排出，乃因阴精不足无以向阳转化，卵泡生长塑形受限；或肾阳不足、血气瘀滞不能畅达，无力鼓动卵子逸出，重阴不能转阳之故。脾为气血生化之源，有助于卵泡的生长和排出，脾虚则卵泡无后天水谷精微濡养，无脾阳温煦，进而生长及排出受限。精卵消长出纳受阻，则胞宫不能泻卵而藏孕胚，只能藏精血而泻月经。LUFS 的病位在胞络，受肾、脾、心、肝、冲任气血影响，病机为肾脾阴阳亏虚，气血郁结瘀滞。

2. 诊断标准

尤昭玲教授对 LUFS 患者细察后总结出了“LUFS 三非定律”：非双侧卵巢同时发生；非两侧卵巢均有发生；非曾经出现，今后必定再次发生。因此，尤昭玲教授提出 LUFS 的发生有左右之分，临床上对于该病症的诊断应明确为：左侧 LUFS、右侧 LUFS 或双侧 LUFS，以下情况持续发生 3 个月即可确诊。

（1）多有不孕、PCOS、盆腔炎性疾病后遗症、子宫内膜异位症、盆腔手术等病史，或有服用促排卵药、非甾体抗炎药病史。

（2）基础体温（BBT）监测呈双相，但不典型时高温相上升缓慢、延迟、持续时间短。

（3）月经规律，黄体期血孕酮水平升高。

（4）子宫内膜活检提示子宫内膜分泌期改变。

（5）B 超卵泡检测：发育正常的卵泡不破裂而持续性增大；包膜逐渐增厚，界限模糊，张力降低；囊泡内由无回声暗区逐渐变成少许细弱光点；直到下次月经来潮后囊泡才逐渐萎缩消失。B 超图像分为两型：小卵泡黄素化型（卵泡直径<17mm，持续数月，卵泡内光点逐渐消失）和卵泡滞留或持续增大型（卵泡体积不变，囊泡壁渐渐增厚。2~4 天内卵泡内充满大量强光点，然后逐渐消失，卵泡直径在 25mm 左右或表现卵泡体积过度增大，直径可达 31mm~50mm，子宫直肠陷窝没有游离液出现）。

（二）对生育及辅助生殖技术的影响

1. LUFS 患者中，卵泡可呈周期性成熟，但却未破裂，成熟卵细胞不能排出，卵泡颗粒细胞即发生黄素化，形成黄体并分泌孕激素，可见 LUFS 为一种特殊类型的排卵障碍，是造成不孕病的重要原因之一。

2. 在 IVF-ET 中，LUFS 患者卵母细胞质量差，子宫内环境的不稳定，影响胚胎的种植，而降低妊娠率。

（三）中医对策

1. 控制痼疾，心理疏导

尤昭玲教授通过大量临床观察发现，PCOS、高催乳素血症、甲状腺功能减退、卵巢型子宫内膜异位症（巧克力囊肿）、盆腔炎性疾病（简称：盆腔炎）、盆腔手术史及促排药物的不合理应用等因素均可导致 LUFS 的发生，因此患有以上任一疾病的不孕症患者，应高度警惕 LUFS 发生的可能。大多求诊的 LUFS 不孕症患者常表现为抑郁、纠结、焦虑、紧张等，这些负面的情绪会影响女性内分泌调节的失控，加重疾病，尤昭玲教授在为不孕妇女诊治的过程中特别注重心理的调治，愿意倾听病患的诉说，并适时进行心理疏导，让患者放下思想包袱，舒缓病人的情绪。

2. 时空辨治，整体调节

尤昭玲教授认为 LUFS 诊疗的重点在于调控生殖轴相关激素和因子，为卵泡能成熟发育提供必需的精微物质基础，改善卵巢血供、血流。并运用时空辨治调泡法确立了“益肾健脾，宣通脉络”的治疗方案。

（1）分时论治，标本兼顾：卵泡是有时空限定的动态过程，尤昭玲教授认为 LUFS 应分时论治。

1）非排卵期：根据各期阴阳消长转化特点结合患者原发疾病进行治

疗，目的在于治本；

2）排卵期：以 LUFS “肾脾阴阳不足，气血郁结瘀滞”的病机为依据，将“益肾健脾，宣通脉络”作为治疗的根本大法，目的在于帮助卵子正常排出。

（2）分期论治，辨清虚实：在临床上，LUFS 患者多表现为虚实夹杂的症状，但在治疗时仍要辨清个体虚实孰轻孰重，有主次之分。尤昭玲教授根据患者 BBT 监测和阴道 B 超动态监测卵泡的大小来仔细辨察，计算患者最佳的卵泡大小，把握治疗切入时间，选择相应治疗方法和方案。

1）月经周期正常者：月经周期第 12~18 天进行治疗，阴道 B 超监测卵泡情况。

2）月经周期异常者：从月经周期第 11 天开始监测排卵，当卵泡直径>17mm 时实施治疗；依法推算卵泡直径<25mm 时，阴道 B 超监测卵泡生长情况，卵泡直径>25mm 时停止治疗。

（3）分型论治：同时尤昭玲教授根据卵泡情况分型论治。

1）小卵泡黄素化型：多属虚证重实证轻，在治疗时要以补益为主，以宣通为辅。

2）卵泡滞留或持续增大型：多属实证重虚证轻，在治疗时要以宣通为主，以补益为辅，通补合理兼施。

尤昭玲教授通过对多年临床诊疗经验进行总结，潜心研究自拟出了治疗 LUFS 的专方专药，颇有成效。其组成为：

柴胡、枳壳、鸡血藤、当归、莲子、代代花、橘叶、黄精、鹿角片、路路通、巴戟天、山茱萸、甘草。

此方注重清心养心、疏肝行气，活血通经，兼顾了脏腑、气血。卵泡得先后天精微物质濡养而正常生长，得脉络通利之气血宣散而正常排出。

3. 尤氏节律拍击法

（1）施治时间：月经周期第 10~15 天，阴道 B 超监测卵泡直径达 18~20mm。

⑵施治部位：嘱患者端坐，全身放松，双眼平视前方，找到排卵侧腹股沟的中点，上移 1cm~2cm，即是卵巢在体表投影的位置。

⑶方法：节律性 + 交替性，用手指的指腹连续拍击、振荡、挤压、按摩施治部位，每日 4~5 次，每次 15min。

⑷禁忌：排卵侧有下述症状之一者禁用此法：卵泡直径<17mm；B 超提示有卵巢子宫内膜样囊肿、卵巢囊肿者、输卵管积水者。

4. 特色治疗

⑴艾灸法：足三里、三阴交、阿是穴，每日 1~2 次。

⑵锻炼：跳绳 200 次 / 爬楼 60min，每日 1~2 次。

⑶中药泡脚：艾叶 50g、生姜 10g 煎水泡脚，每日 1 次。

⑷耳穴埋豆。

5. 进周后治疗

四期三法。

(四) 预防及调护

⑴LUFS 在不孕症患者做卵泡发育和排卵的系统监测中发现，而且并非每一个月经周期中都出现 LUFS，因此对不孕症具有重要的临床防治意义。

⑵LUFS 并非每一周期均发生，一般认为连续 3 个月经周期均出现 LUFS 再作治疗。

⑶备孕时须调整心理状态，过度紧张会影响排卵、妊娠，监测排卵与促排卵均需在医生的指导下进行。

四、子宫内膜异位症（子宫腺肌病）

(一) 概述

子宫内膜异位症（endometriosis，EMT），又称内异症，是具有生长功能的子宫内膜组织（腺体或间质）种植在子宫内膜及宫体肌层以外的位置而形成的一种女性常见妇科疾病。子宫腺肌病是子宫内膜腺体和间质侵入子宫肌层形成弥漫或局限性的病变，是妇科常见病。其中合并不孕患者约占 22%~35%。IVF-ET 是子宫内膜异位症、子宫腺肌病合并不孕的首选治疗方法，但其成功率较低。

1. 病因病机

异位内膜的周期性出血即“体内出血”，中医称之为“离经之血”，尤昭玲教授根据多年临床经验提出子宫内膜异位症、子宫腺肌病与肝、心之间存在着密切的关系，女子以血为主，以肝为先天，而女性在生理上又经常处于“有余于气而不足于血”的状态，容易出现肝郁不舒，气机不畅的情况；况内伤于心，或五志火动，上扰心神，血气不和，以致气滞血瘀阻滞胞中，恶血久积而致痛，积瘀可渐成癥。故结合子宫内膜异位症、子宫腺肌病病变部位广泛、临床表现复杂、疾病缠绵反复等特点，尤昭玲教授认为本病为血瘀为要，瘀毒互结，心肝相关。

2. 诊断标准

(1)子宫内膜异位症：

临床表现：典型症状是继发性、进行性加重的痛经、不孕、性交痛。

体征：典型内异症双合诊时可发现子宫后倾固定，子宫直肠陷凹、宫骶韧带或子宫后壁下方可扪及触痛结节，一侧或双侧附件处触及囊实性包块，活动度差。甚至可于阴道后穹窿触及或肉眼可见局部隆起的小结节或紫蓝色斑点。

影像学检查：典型的卵巢子宫内膜异位囊肿的彩超影像为无回声区内有密集光点。

腹腔镜检查：术中仔细观察盆腔，特别是宫骶韧带、卵巢窝等部位。根据术后病理组织活检确诊。

糖类抗原 125(CA125)水平检测：CA125 水平检测对早期内异症的诊断意义不大，更多见于重度内异症、子宫内膜异位囊肿破裂或子宫腺肌病者。

抗子宫内膜抗体：特异性高达 90%~100%。患者血清中检测出该抗体，表明体内有异位内膜刺激及免疫改变。

(2)子宫腺肌病：

临床表现：月经量过多、经期延长和继发性、进行性加重的痛经，疼痛部位位于下腹正中，常于经前一周开始，直至月经结束。

体征：子宫均匀性增大（但未超过12周妊娠大小）或局限性结节隆起，质硬、或伴压痛，经期更甚等。

辅助检查：盆腔B超、CA125和病理学检查等。

(二)对生育及辅助生殖技术的影响

1. 慢性炎症状态

本病可致机体处于慢性炎症状态，而大量巨噬细胞及自然杀伤细胞释放的组织坏死因子、干扰素等物质对胚胎组织具有排斥、致畸等作用。

2. 子宫内膜容受性异常

可致植入受精卵发生异常蠕动而降低着床率。

3. 卵巢低反应

子宫腺肌病及子宫内膜异位症者，可致患者对IVF-ET的COH方案不敏感，发生卵巢低反应，降调周期延长，累加卵巢低反应，导致取卵少、卵泡质量差，成功率低。

4. 免疫异常

免疫异常使机体氧自由基增多，可破坏子宫内膜的容受性降低胚胎着床率、增加流产率及生化妊娠率。

为提高辅助生殖妊娠率，西医临床多采用单纯周期激动剂GnRH-a干预或结合手术等方案干预子宫腺肌病患者，尤昭玲教授认为虽有一定疗效，但反复降调可增加卵巢低反应发生概率，且不能从根本上改善宫腔内环境，手术治疗多具创伤性，术后恢复时间长，远期仍存在低着床率、高生化妊娠率及稽留流产率等不良结局。

(三) 中医对策

1. 子宫腺肌病进周前方案——三期分治，控制病灶

子宫腺肌病系血瘕为患，瘀血内滞是病理基础，尤昭玲教授据妇女月经周期气血消长，冲任虚实变化对进周前患者采取分期而治。本病为出血性并瘀血性疾病，病在血，调之络，故活血化瘀贯穿整个治疗过程。胞宫为奇恒之府，平时藏而不泻，月经期泻而不藏，定时将经血排出体外，因体内瘀血致经血外泻不畅，且体内气血变化急剧，"不通则痛"，故治疗此病需要把握时期。常分经前、经期、经后三个阶段对此病进行治疗。

(1)经前期(月经前5~7日)：补肾益气。

经前血海满盈，冲任胞宫气血偏实，易于发生郁滞，以"防"为主，此时宜活血化瘀、行气散结，方药组成应兼顾主次症，酌加消恐镇静之品，欲孕者则宜补肾益气为主，不得用峻下有毒之品。

(2)经行期(月经第1~6日)：活血通络，消除癥疾。

应针对主症对症治疗，用药宜专一，用量宜增大，宜选用嗜血之品，以"治"为主，尤昭玲教授常用此类药物以期改善病灶周围组织的血液循环，加快出血病症的消散，临床治疗子宫腺肌病及内异症的疗效显著。此期常用药物：九香虫、土鳖虫、水蛭、地龙。

经行腹痛明显：橘核、川楝子、荔枝核、桔梗。

经血量多伴经期延长者：金樱子、山茱萸、墨旱莲、鹿衔草、白茅根、桑叶、仙鹤草。

针对血瘀较重者：大血藤、鸡血藤、益母草。

(3)经后期(月经第7~17日)：温通宣痹，推运冲任。

月经过后，病情较缓，血海渐充，则予以温通宣痹，推运冲任为主，兼顾化瘀消癥，使经归所源，瘀除结散。基于本虚标实之性，本病又为免疫性疾病，尤昭玲教授该期推崇标本兼治，兼顾正气。此期常用药物有：

红景天、绞股蓝、紫珠、石榴皮、金樱子、土贝母、土茯苓、雪莲花等。

该药共助免疫环境的改善及机体抵抗力的增强，血瘕尚存，尤昭玲教授多予缩瘤消癥之品，以缩小病灶。此时胞宫经血渐充，可再聚为癥，然血得温则行，故需温达血运，以控制异位病灶扩大、加重。

有形的瘀血尚不明显：丹参、桃仁、刘寄奴、泽兰。

血瘀日久，瘀毒互结：地龙、路路通、石见穿、生牡蛎、三棱、莪术。

兼并巧克力囊肿 / 输卵管粘连者：蛇虫、穿山甲、白芷、皂角刺。

肛门坠胀、里急后重：黄芪、升麻、木香、党参。

腹胀痛：延胡索、川楝子、白芷、大腹皮。

2. 内异症进周前方案——溯源论治，控制病灶

本病系出血性并瘀血性疾病，瘀血内滞是病理基础；病在血，则调之络。尤昭玲教授结合妇女月经周期气血消长，冲任虚实变化的生理特点，对进周前患者采取化瘀为治疗主线，二期分治，控制病灶为要。尤昭玲教授从五大病因着手，分别予以侧重，在治疗上以活血化瘀为基础，予自拟方内异方，根据患者临床症状予以辨证加减，并重点顾及其基本病机血瘀。

方药：自拟内异方。

党参、黄芪、白术、鸡内金、忍冬藤、鬼箭羽、石榴皮、荔枝核、甘草。

(1) 内异症合并痛经：尤昭玲教授在内异方基础上喜用药对当归、川芎，二者为行气活血化瘀的经典药对，同时亦喜用络石藤与延胡索，络石藤性苦味寒，入心肝二经，功擅通络而止痛。或者利用归经协同配对原则，用水蛭与虻虫，活血化瘀，消癥破结，用于经行不畅而腹痛者。

寒凝血瘀证：荔枝核、橘核。

出血性因素：山楂炭、茜草炭。

内膜炎性改变：蒲公英、连翘，红藤、败酱草。

激素依赖性情况：停服激素，经期化瘀补肾，加吴茱萸、雪莲花，经后益肾暖宫。

排除其他原因后患者内异症痛经仍明显，考虑遗传性可能，对症止痛同时建议遗传咨询。

(2) 内异症合并月经量多： 尤昭玲教授认为妇人瘀阻冲任血脉，血不归经致经量较多，重用活血化瘀止血中药。以化瘀止血为本，再从五大病因着手：

免疫性因素：灵芝、三七花，酌情加仙鹤草、茜草。

出血量多者：蒲黄炭、炒五灵脂、山楂炭、茜草炭。

月经量多者，为内膜炎性所致：葛根、连翘、土茯苓、土贝母、鬼箭羽，宜经净服用。

激素依赖及不明缘由月经量多患者，治疗同痛经。

(3) 内异症合并癥积：

尤昭玲教授认为内异症的发生为瘀血阻滞冲任，冲任不畅，胞脉停瘀，瘀积日久，渐成瘕疾。血瘀证患者小腹有包块，疼痛甚或者不痛，以活血破瘀、散结消癥为治疗原则。

免疫性因素：灵芝、重用水蛭、虻虫。

血瘀严重者：三棱、莪术、党参、黄芪。

内异症肿块破裂出现大出血、腹痛剧烈者需行急诊手术治疗，术后辅用中药止血：三七花、蒲黄(术后患者气血大伤，勿用大补大消之药)。

若为内膜炎性致病：马鞭草、凤尾草、金樱子、板蓝根。

激素依赖性内异症首先停服激素，配合中药降调方或者西医治疗。

3. 中成药治疗

康妇消炎栓。

4. 进周后

四期三法，循序助孕。

(四) 预防及调护

(1) 防止经血逆流，及时发现并治疗引起经血潴留的疾病，经期避免性交及妇科检查。

(2) 节制生育，合理选择药物避孕，尽量避免多次宫腔手术操作。

(3) 积极预防和治疗生殖系统炎症；人工流产术、剖宫产术应严格按照操作规程实行，以减少内异症的发生。

(4) 重视经期、产褥期保健，避免伤食感寒，避免不洁性生活。

五、子宫肌瘤

(一) 概述

子宫平滑肌瘤（uterine leiomyomas）是女性生殖器官中最常见的一种良性肿瘤，由子宫平滑肌细胞增生而成，其中有少量纤维结缔组织作为一种支持组织而存在，简称子宫肌瘤。临床上按子宫肌瘤与子宫肌壁的关系进行分类：子宫肌壁间肌瘤、子宫浆膜下肌瘤、子宫黏膜下肌瘤，肌瘤改变了子宫的正常解剖结构，对女性生育力损害的特点是不易受孕，容易流产，子宫肌瘤合并不孕的概率高达 27%。

1. 病因病机

尤昭玲教授认为子宫肌瘤的病因病机及特性如下。

(1) 子宫肌瘤为外有包膜，质地坚硬如石的实质性球形肿块，属于阴邪。与“癥瘕”中“肉瘕”相似，属中医“肉积”范畴。

(2) 外感六淫、饮食不节等导致脏腑功能失调所致气、血、痰、湿、食等有形之邪积聚而成，并滞留于胞宫或筋膜之间，日久形成坚硬如石的肉积。

(3) 瘤体的形成并增大依赖胞宫内精气的滋养，日久必损伤胞宫之精气，削弱其功能，正所谓邪之所凑，其气必虚。

2. 诊断依据

临床表现：症状与肌瘤部位、有无变性相关，而与肌瘤大小、数目关系不大。常见症状有：经量增多及经期延长、下腹包块、白带增多、压迫症状、不孕或流产等。体征与肌瘤大小、位置、数目及有无变性相关。

辅助检查：可采用 B 超、宫腔镜、腹腔镜、子宫输卵管造影等协助诊断。

(二) 对生育及辅助生殖技术的影响

1. 子宫解剖结构改变

子宫肌瘤生长部位、大小，与子宫解剖结构正常与否关系密切，可能导致宫颈、宫腔和输卵管开口形态改变。异常宫腔形态和输卵管堵塞，会直接影响精子和受精卵的输送及胚胎着床 / 胚胎移植。

2. 子宫收缩与蠕动功能障碍

子宫肌瘤可以使子宫收缩和蠕动的方向、频率发生异常，影响精子正常运动、受精和胚胎着床 / 胚胎移植。

3. 子宫内膜容受性影响

子宫肌瘤伴随的高雌激素环境、慢性炎症反应，异常血管生成等均可与此有关。其中，肌瘤细胞的旁分泌效应使肌瘤旁的子宫内膜出现过度生长，并对局部环境中细胞黏附分子、各种生长因子和细胞因子产生影响，影响子宫内膜的生长发育。

4. 异常血管生成

子宫肌瘤内血管生成因子调控紊乱，组织差异性表达多种生长因子，造成异常血管生成、肌瘤生长、异常的低氧环境、营养物质供给不良等，影响胚胎黏附、着床及生长。

（三）中医对策

尤昭玲教授认为子宫肌瘤为“肉积”，须用“消法”。“消法”是中医治疗疾病的八法之一。以消导药为主方，有消食导滞、消痞化积作用，可配伍散结之品治疗“肉积”。本病在消积散结的同时须益气扶正才能彻底清除病邪。

方药：自拟肌瘤方。

山楂、麦芽、生鸡内金、土茯苓、土贝母、马鞭草、党参、黄芪、白术。

1. 消食化积，活血消癥

尤昭玲教授认为子宫肌瘤一般病程较长，亦非一时一日之药可奏功，破血消癥之药徒伤正气，疗效并不理想，祛邪的同时对人体造成极大的伤害，在现代手术治疗如此方便的情况下，往往缺乏依从性，因此尤昭玲教授选用了消食化积、缓消癥块之品，而这些药物虽然同样也具备“理气、活血、化瘀”的功效，但同时具有健脾和胃、消食导滞之效，使“消”而不伤正。

2. **豁痰祛瘀，散结消癥**

尤昭玲教授认为痰瘀互结是子宫肌瘤发生的另一个重要因素，临床组方用药时，注重根据患者体质配伍一些具有软坚化痰散结作用的药物，正如《济阴纲目》所云："盖痞气之中，未尝无饮，而血食之内，未尝无痰。则痰食血，又未有不先因气病而后形病也。故消积之中，当兼行气、消痰、消瘀之药为是"。

3. **益气扶正，攻伐勿过**

尤昭玲教授认为治疗本病首先要补正气之不足，鼓舞元气，以御外邪；其次固摄、保持正气不继续受到损害；再次固摄、局限病灶，扶正固本以祛邪。若机体正气已损伤或原本正气不足者，切勿用破血逐瘀、攻逐峻下之品，以免进一步损伤正气。

4. **药对施治**

(1) 土鳖虫 - 昆布：昆布咸寒质滑，功专化痰软坚；土鳖虫咸寒入血，功善破血逐瘀，消癥散结。两药参合，均为咸寒散结之品，昆布偏于化痰，土鳖虫重在破瘀，一散一破，相使相助，化痰软坚，逐瘀散结益彰，用于痰瘀胶阻之癥瘕积聚尤宜。

(2) 神曲 - 山楂：神曲辛而不甚散，甘而不壅，温而不燥，为行气调中，消食化滞之佳品，山楂消食化积，破气化瘀，其破泄之力较强，长于消磨油腻肉积，且能入肝经血分以行气散瘀。两药相用，使行散瘀化滞之功倍增，且又无伤正之弊。多用于气血痰湿壅滞日久而成者。

(3) 仙鹤草 - 白茅根：用于子宫肌瘤月经量多者。白茅根可凉血止血，入肺、胃、膀胱经，《本经》曰："劳伤虚羸，补中益气"，可用于体虚血热出血；仙鹤草性微温，具有收敛止血功用。广泛用于各种出血之证，劳伤脱力，痈肿，跌打，创伤出血等证。仙鹤草性温能制白茅根性凉而不会伤胃，两药相配可增强止血效果，且均可补虚，标本同治。

(4) 茜草 - 仙鹤草：茜草苦寒，归肝经，味苦，疏泄以通血脉，性寒以清热，入肝经血分而止血、凉血；仙鹤草性温，收敛止血；两药相须为用，止血之功倍增，且止血不留瘀，去瘀不伤正。

(5) 马鞭草 - 鹿衔草 - 墨旱莲 - 仙鹤草：墨旱莲，味甘、酸，性凉，入肝、肾经，长于补肝肾之阴，亦为凉血、止血之要药，用于阴虚血热之月经过多、崩漏下血病症；仙鹤草味苦、性微温，入心、肝、肺经。其收涩作用较强，故止血效佳，且其又被称为“脱力草”，可治劳伤脱力，长于补虚止血；鹿衔草，味甘、苦，性温，入肝、肾经，可补益肝肾，活血调经，治崩止带；马鞭草，味苦，性凉，入脾、肝二经，可清热解毒、活血散瘀，有凉血、止血、活血功效。故四草合用，融活血、止血于一体，兼有清热、益阴、补虚之功效，且鹿衔草性温可防墨旱莲、马鞭草之寒凉，四药相合止血不留瘀，活血不动血，祛瘀不伤正，适用于各种出血症。

(6) 党参 - 黄芪 - 白术：党参性甘、微温，健脾益气；黄芪味甘、性温，健脾补肺，补气之中兼能够升阳，两药相配伍，补气健脾之力倍增；白术健脾而能生气。三药相伍，共奏健脾之功，生化气血以增强抵抗力，可做治疗子宫肌瘤组方的君药药对。

5. 特色治疗

耳穴埋豆、直肠导入法。

6. 中成药治疗

祛瘀新生(益母草，当归，川芎)等中成药(如慈航片)：口服，每日 2 次，每次 5 片，每周期 14 天，3 个周期为 1 疗程。

7. 进周后治疗

四期三法。

(四) 预防及调护

(1) 定期复查：确诊为子宫肌瘤后，女性应定期复查，依据病情的发展而采取及时的治疗措施。如肌瘤增大缓慢或一直未曾增大，可在医生建议下半年复查一次；如肌瘤增大明显，则尽早考虑手术治疗，以免引发严重出血或压迫症状。

(2) 均衡饮食，合理营养：当调整饮食结构，坚持低脂肪饮食，多吃五谷杂粮，多食新鲜的蔬菜、水果，避免食用高脂、辛辣的食物，以减少子宫肌瘤的发生。

(3)积极避孕，注意月经期保健：日常生活中做好良好性卫生、避孕措施，减少不必要的人工流产或宫腔操作的次数；注意经期保健，减少严重并发症的发生。

六、剖宫产术后子宫瘢痕憩室

(一) 概述

剖宫产术后子宫瘢痕憩室(简称：子宫憩室)，又称为剖宫产术瘢痕缺陷，是指剖宫产术后子宫下段切口愈合缺陷或瘢痕裂隙，以致切口部位子宫肌层不连续，形成与宫腔相通的凹陷。临床以剖宫产术后阴道异常出血伴经期前后腰骶部及小腹酸、胀、痛为主要表现。因其临床表现无特异性，常被漏诊或误诊。该病易诱发组织感染、坏死，加剧经期延长，且再妊娠可能引起胎盘植入、子宫破裂、阴道大出血等严重后果，已成为严重影响育龄妇女心身健康和生殖安全的痼疾之一。

1. 病因病机

中医无“子宫憩室”病名，根据其症状归入“经期延长”“崩漏”“月经过多”等范畴。中医学认为，本病由金刃损伤胞宫脉络，胞宫切口得不到充分濡养修复而又无力收敛伤口，故气血不足，瘀热互结为主要病机。日久则气虚更甚，无力收敛创口则塌陷成腔，经血长久蓄积继发炎症，腔内经血无法循经按常道运行依时而泻，离经之血淤积于腔隙内，月经后仍淋漓点滴漏下，不得干净，故临床表现为经期延长，淋漓不净。然经血蓄积腔内，瘀久蕴热，瘀热互结，再伤胞宫脉络。日积月累邪毒乘虚而入，蚀疮成陷，子宫憩室经久难愈。

2. 诊断依据

病史：患者既往有剖宫产术史或确诊子宫憩室。

临床表现：子宫憩室的三大临床分度依据，即出血时长与出血量、酸胀痛症状的持续时间与程度、经阴道超声检查示子宫憩室大小与浆距，并据此将子宫憩室分为轻、中、重三度。

(1)轻度: 经期延长<10天，阴道淋漓、出血量少、偶发腰骶部、小腹酸、胀、痛，阴道超声检查示子宫下段切口肌壁缺损，多呈“V”型改变，可见薄层内膜与肌壁，浆膜层连续，浆距>5mm。

(2)中度: 10天<经期延长<15天，经血或阴道异常出血量多，伴随经期而加重的腰骶部、小腹酸、胀、痛，阴道超声检查示子宫下段切口肌壁缺损达浆膜层，肌层甚薄，浆膜层尚平整连续，3mm<浆距<5mm。

(3)重度: 经期延长>15天，阴道持续淋漓出血、量多，腰骶部、小腹酸胀、痛甚如折，阴道超声检查示子宫下段切口肌壁缺损达浆膜层，浆距<3mm，与子宫相通处>10mm。

3. 子宫憩室在阴道四维彩超的主要特点

与其他检查相比，经阴道四维彩超操作简单易行且无创伤，对子宫切口显示的敏感性高，符合率达100%，已经成为诊断剖宫产术后子宫瘢痕憩室的首选方法。尤昭玲教授潜心研究假腔在阴道超声的主要表现，总结出不同超声表现与假腔临床表现、治疗及再妊娠等方面的关系:

(1)子宫憩室大小: 子宫憩室的大小一方面决定经期延长的时间及出血量，假腔越大其阴道出血时间越长，且出血量更多；另一方面决定再妊娠的可能性。

(2)子宫憩室的多少: 子宫憩室的多少决定是否允许妊娠及再妊娠的风险。

(3)子宫憩室的形态: 常见的子宫憩室形态有三角形、半圆形、长方形和液滴状，形态的不同决定经期的长短及治疗难度不同。

(4)子宫憩室尖端距离浆膜层距离: 子宫憩室尖端距离浆膜层距离决定是否允许再妊娠及再妊娠的风险。

(5)子宫憩室下段距离宫颈外口距离: 子宫憩室下段距离宫颈外口距离预测再妊娠及早期流产的风险。

(6)子宫憩室上缘距宫底距离：子宫憩室上缘距宫底距离评估类低置胎盘、宫角妊娠及输卵管妊娠可能性。

(二) 对生育及辅助生殖技术的影响

1. 增加不孕概率

剖宫产术后子宫瘢痕憩室形成，经血留在憩室内，在月经停止后间歇排出体外导致阴道异常出血，特别是在剖宫产术后行经时间明显延长，淋漓不净。子宫憩室引起反复出血导致子宫内膜炎及子宫内膜息肉等，影响胚胎的着床，延绵难愈导致不孕。出血后憩室潴留，导致宫腔积血，影响子宫内膜血流，容受性降低，影响胚胎着床。

2. 子宫憩室妊娠风险大

子宫憩室内存在活性的子宫内膜，当受精卵着床于瘢痕憩室内称为瘢痕憩室妊娠。子宫下段瘢痕处肌层薄弱、收缩无力，往往造成先兆流产、稽留流产、前置胎盘、胎盘早剥、早产、子宫破裂等不良妊娠结局。子宫切口瘢痕处供血较少，憩室处残留肌层更薄，绒毛容易侵入肌层造成胎盘植入，故应对子宫憩室患者再妊娠结局进行必要的风险评估。

(三) 中医对策

针对本病虚实夹杂，虚、热、瘀并存的特点，尤昭玲教授以益气化瘀、清热解毒、敛腔止血为治疗原则，运用中药内服结合外敷法，自拟子宫憩室经验方“参芪四花汤”“外敷包”等，提出内外结合、分期调治——“三期三法”，同时强调在治疗中“通涩并用”“清补同行”，使疮口收敛，子宫憩室渐愈，瘀去血止经调。

1. 月经期——逼宫法

子宫憩室形成后，经血及创口出血残留于腔隙内，难以自行排除。滞血不去则新血难以归经，且子宫收缩易引起憩室内的瘀血点滴漏出，从而导致经期延长。尤昭玲教授常在月经来潮时通过宣散内滞之瘀血邪气，从而逼迫旧血流出，消除子宫憩室淋漓不尽之征象。

治则：温通胞宫、行气散寒、化瘀消积。

方药：

（1）内服：内炎方加减。

（2）外用：自拟假腔外敷方。

枳实、没药、茵陈、艾叶、虎杖、荜茇、荞麦、白香根等。

该法既达到逼血离腔的目的（月经周期第 1~3 天），又避免了辛温宣散之品加重胞宫憩室经期延长、崩漏等出血症状（月经周期第 4~9 天）达到止血防漏的作用。

2. 经尽期——敛宫法

经尽期（经行第 4 天开始）若经血仍淋漓不尽易致气血耗失过多而加重子宫憩室之症状，故在经尽期宜以“敛”为主，敛能止血、苦涩可收敛疮口，兼顾补气护阴固血。

治则：益气清热，化瘀敛腔，止血调经。

方药：参芪四花汤。

党参、黄芪、白术、百合花、金银花、代代花、木槿花、连翘、茜草、乌贼骨、龙骨、石榴皮、金樱子、甘草。

用法：从月经周期第 4 天开始服用，每日 1 剂，水煎服，连服 6 天。

全方强调益气与清热同行，收涩与化瘀为用，同时巧用轻扬宣散之品，慎用活血动血之品，祛瘀行血而不动血，又避免“闭门留寇”，从而达到收敛疮口，止血调经而不留瘀的目的。

3. 经后期——清宫法

瘀热、邪毒、气虚是子宫憩室萌生、发展及形成之本，故在平素经后期应益气扶正、清热解毒以消其本，尤昭玲教授常予以自拟假腔方为主，同时配合“盆炎丸”，以解毒祛邪治疗。

治则：益气扶正、清热解毒。

方药：自拟假腔方。

党参、黄芪、白术、金银花、连翘、百合花、金樱子、石榴皮、凤尾草、玉米须、木槿花、红景天、绞股蓝。

此法能清热除湿，活血解毒，攻邪而不伤正，行气益气，强腰通络，扶正而不留邪，对改善下腹疼痛，白带量多都有明显疗效。

4. 特色疗法

(1)耳穴埋豆。

(2)尤氏假腔体位疗法：子宫憩室偏右，经期左侧卧位；子宫憩室偏左，经期右侧卧位；前位子宫，经期俯卧位；后位子宫，经期仰卧位。

5. 中成药治疗

(1)妇科养血颗粒。

(2)金凤丸：月经周期第10天始服用，每日1次，每次10丸，连服12日。该方寒温并用，动静结合，无动血之弊，有助于子宫憩室修复。

6. 进周后治疗

四期三法。

(四) 预防及调护

(1)严格把握剖宫产术指征，减少社会因素剖宫产术。

(2)子宫切口的选择与处理，防止上下切缘厚度不一致，增加切口愈合不良的风险。

(3)剖宫产术中如既往愈合不良，在原切口手术并修补，若既往切口愈合良好，在原切口上方选择切口；注意子宫缝合的技巧，切口缝合应松紧适当，疏密一致。

(4)术后充分防止感染，以降低子宫憩室形成的可能。

七、盆腔炎性疾病后遗症

(一) 概述

盆腔炎性疾病后遗症（sequelae of pelvic inflammatory disease，SPID），为盆腔炎性疾病未能及时、积极、正确治疗而发生发展的组织破坏、广泛粘连、增生及瘢痕形成等一系列临床后遗症表现，主要不孕症、异位妊娠、慢性盆腔痛及盆腔炎性疾病（pelvic inflammatory disease，PID）反复发作。

1. 病因病机

SPID是由于经期产后，胞门未闭，正气不足，或摄身不洁，风寒湿热毒邪内侵，热扰冲任气血，湿瘀互结胞宫，不通则痛，日久反复，癥积自成，邪恋正虚，胞络受阻，肝肾亏损，缠绵难愈。故而本病的病因病机为“瘀”“湿”“热”“寒”蓄积胞宫，日久肝郁气结，以本虚标实为特点。

2. 诊断依据

根据《女性盆腔炎性疾病中西医结合诊治指南》（2024年），盆腔炎性疾病（PID）的诊断主要基于临床表现和一系列诊断标准。

（1）在性活跃期的女性及具有性传播疾病高危因素的女性中，若出现下腹疼痛，并排除其他病因，且妇科检查发现子宫体压痛、子宫颈举痛或附件区压痛，即可诊断为PID并给予经验性治疗。

（2）附加标准如发热（口表温度≥38.3℃）、异常阴道分泌物、白细胞增多、红细胞沉降率升高、C反应蛋白水平升高等，可进一步提高诊断的特异性。

（3）特异性标准包括子宫内膜组织活检提示子宫内膜炎、影像学检查（如经阴道超声或MRI）提示输卵管增粗、积液或盆腔包块，以及腹腔镜检查发现输卵管炎症表现等。

（二）对生育及辅助生殖技术的影响

1. 盆腔结构改变

盆腔炎性疾病治疗不及时或不彻底而导致其转化为慢性炎症，导致盆腔粘连，从而影响盆腔及其器官的正常解剖结构和功能，导致女性不孕。

2. 输卵管内部结构改变

输卵管峡部及伞端易受到炎症因素影响，导致输卵管粘连堵塞、积水、瘢痕和伞端闭锁。输卵管内部结构改变使得输卵管伞端无法拾取卵子或者拾取的卵子无法通过峡部与精子结合，导致女性不孕；或输卵管管腔不完全阻塞，导致异位妊娠的发生。

3. 子宫内膜容受性降低

子宫内膜炎会影响子宫内膜功能层再生、修复和正常收缩，子宫内膜容受性降低，从而导致不孕。子宫内膜炎所致子宫腔粘连可使宫腔变形或输卵管开口处阻塞而致不孕；而宫腔变形以及子宫内膜血供不足导致IVF-ET 患者流产或早产。

4. 影响卵巢功能

盆腔炎症破坏卵巢功能，使激素分泌紊乱，影响排卵，使卵泡不能正常发育成熟或破裂也可导致不孕。降低卵巢对外源性促性腺激素（Gn）的敏感性，使控制性超促排卵时卵巢反应性降低，并可能影响 IVF-ET 治疗的多个环节，降低其临床妊娠率。

5. 影响精子质量

SPID 改变了阴道内正常的酸碱环境，同时稀释了精液，影响精子的穿透与活力，脓性白带内含有大量白细胞及细菌，能吞噬精子，使其活动力减弱。同时由于感染使局部的非特异性免疫反应加强而导致产生抗精子抗体，影响精子的运动和穿透力，干扰已着床胚囊的生长发育并使之变性、流产，从而影响生育。

（三）中医对策

1. 扶正祛邪，兼顾虚实

SPID 常因急性盆腔炎治疗不及时或不彻底转变而来，反复发作，病程较长，损伤正气，正邪胶着，反复不愈。故治疗应扶正祛邪，虚实兼顾，以清热利湿、活血通络为主，辅以益气健脾扶正。

常用祛邪扶正药物：金银花、连翘、夏枯草、红藤、丹参、莪术、党参、黄芪、白术。

2. 重视疏肝之法

肝经循行小腹，加之妇人常易肝气郁结，或盆腔炎日久致郁，气郁血滞，肝郁乘脾，脾失健运，湿从中生，日久化热，胞脉血行不畅，不通则痛。

由此可见，肝郁是盆腔炎性疾病的重要致病因素，治疗上应理气疏肝，散结行气。

常用疏肝药物：路路通、荔枝核、台乌药、连翘。

3. 勿忘扶阳化湿

阳气为一身之本，SPID 多有阳气不足。一方面，气滞、血瘀、寒凝、湿滞等病理因素多为阴邪，俱伤阳气；另一方面，病程日久，耗伤阳气，导致正虚邪恋，缠绵难愈。故临床上治疗效果不显著时，可采用温阳化湿，扶正益气治法。

常用温阳药物：附子、乌药、雪莲花等。

4. 巧用临床加减

(1)输卵管不通：地龙、九香虫、土鳖虫、红藤、钩藤。

(2)输卵管积水明显：赤小豆、薏苡仁、大腹皮、泽兰、泽泻。

(3)输卵管积脓：白芷、皂角刺、紫花地丁、蒲公英。

(4)瘀血阻滞并伴有附件包块：红藤、败酱草、水蛭、土鳖虫、鸡内金。

(5)寒湿下注：苍术、白芷。

(6)湿热下注明显：黄柏、苍术。

(7)肾虚重：桑寄生、续断、菟丝子、枸杞子。

5. 特色疗法

(1)外敷法。

(2)体位疗法：对于一侧输卵管积水的患者，嘱患者采取侧卧位，有积水一侧倾斜在上，并配合外敷法，增加输卵管的蠕动，使积水流入宫腔，自阴道排出。

6. 中成药治疗

(1)康妇消炎栓、妇科千金胶囊。

(2)慈航片：口服，每日 2 次，每次 5 片，每周期 14 日，3 周期为 1 疗程。

(3)金英胶囊：口服，每日 3 次，每次 4 粒，4 周期为 1 疗程。

7. 进周后治疗

四期三法。

（四）预防及调护

(1) 注意性卫生，减少性传播疾病；及时治疗下生殖道感染。

(2) 公共卫生教育，提高公众对生殖道感染的认识及预防感染的重要性。

(3) 严格掌握妇科手术指征，做好术前准备，术时注意无菌操作，预防感染。

(4) 及时治疗盆腔炎性疾病，防止后遗症发生，注意休息，避免熬夜。

(5) 饮食宜清淡营养，选择易消化食品；加强锻炼，提高身体免疫力。

八、卵巢低反应

（一）概述

COH 中，卵巢的反应性主要是指卵巢对外源性促性腺激素（Gn）刺激作出的反应，根据卵巢反应效果可分为正常卵巢反应或异常反应（高反应或低反应），卵巢低反应（poor ovarian response，POR）是指卵巢对促性腺激素刺激反应不良的病理状态，又叫卵巢反应不良、卵巢反应低下，其发生率大约为 9%~24%。

1. 病因病机

POR 的发病机制尚未清楚，目前认为其相关病因有以下几点：年龄增长；卵巢或输卵管手术损害卵巢功能；某些疾病或盆腔手术、放化疗直接或间接影响卵巢功能，如严重的盆腔结核、子宫内膜异位症、严重的盆腔及卵巢周围组织粘连等影响了卵巢的血供或破坏了卵巢的正常组织；此外，还存在遗传或免疫因素、生活及环境因素、BMI、既往促排卵药物应用不当及原因不明的 POR 患者。

中医学没有 POR 的病名，但从临床特点来看可隶属于“闭经”“血枯”“不孕”“绝经前后诸证”等病范畴。尤昭玲教授认为从病因病机上，该类患者巢中先天禀赋繁育之泡虽已耗竭，但巢中无责之泡尚沉眠犹在，然因高龄或手术损伤或久病至肾精不足、肾气虚衰，加之脾失健运，精血乏源，以致沉眠之卵泡不能鼓动发育成熟，同时其发病又与心肝不和，瘀血阻滞冲任、胞宫、胞脉相关。

2. 评估及诊断方法

目前国内外绝大多数有关 POR 研究普遍接受 2011 年欧洲人类胚胎与生殖学会（European Society of Human Reproduction and Embryology，ESHRE）在博洛尼亚形成的 POR 诊断标准共识，POR 博尼亚共识具体内容包括：①高龄（≥40 岁）或存在卵巢反应不良的其他危险因素；②前次 IVF 周期 POR，常规方案获卵数≤3 枚；③卵巢储备下降（AFC<5~7 枚或 AMH<0.5~1.1μg/L）；如果年龄<40 岁或卵巢储备功能检测正常，患者连续 2 个周期应用最大化的卵巢刺激方案仍出现 POR 也可诊断；至少满足以上 3 条中的 2 条即可认为是 POR。

（二）对生育及辅助生殖技术的影响

1. 获卵数减少

卵巢反应欠佳，超促排过程用药量增加，获卵数减少，使得辅助生殖的成功率降低而周期取消率增高，据报道，POR 患者卵巢刺激的周期取消率高达 76%，而其妊娠率则低至 3.2%~14%。

2. 卵子质量差

POR 患者相对于卵巢反应正常者，更易发生空卵泡、不能获得卵子、获得卵子质量差，继而发生不受精，或受精后卵子不分裂，或胚胎评分低等情况，最终无法获得可供移植胚胎的可能性也大大增加。

3. 再次发生卵巢低反应概率增加

据研究，既往有 POR 史者，包括未正确评估卵巢储备功能以及促排卵方案使用不当，过度的降调节以及 Gn 的使用量不足等，再次试管时发生低反应的概率也显著增加。

4. 可能加速卵巢功能的衰竭

即使不采用任何治疗措施，卵巢功能衰退仍有自然加重的可能，其衰退多数是不可逆的，目前的研究尚未证实 POR 在促排卵、取卵时会加速卵巢功能衰竭，但仍存在这方面的风险，尤其是不适当的应用促排卵药物。

（三）中医对策

尤昭玲教授基于自创“冰山论”为理论指导，以分阶段二期三法治疗，分阶段治疗为进入辅助生殖周期前治疗及进入辅助生殖周期后治疗；二期是促排卵期及移植期，三法是中药汤剂、食疗及耳穴埋豆。

1. 进周前——分期论治，调治冲任

(1) 经期调床： 行经期是新旧交替的过程，此期以治疗原发痼疾，改善着床环境为重点，治疗时机为月经第 1~6 天，每日 1 剂，水煎服，分早晚两次服用。

定位： 心、肝、脾。

治则： 调血理血、祛瘀兼清热解毒。

方药： 内炎方。

该方需同时结合辨病进行加减：

子宫肌瘤：神曲、山楂、生麦芽、珍珠母、生牡蛎、土贝母、土茯苓。

巧克力囊肿、畸胎瘤、盆腔内异病灶：土鳖虫、水蛭、甲珠、地龙、雪莲花。

内膜或输卵管炎性疾病：地锦草、透骨草、紫花地丁、蒲公英、土鳖虫、赤小豆、薏苡仁、连翘、夏枯草、虎杖、大腹皮、白芷、皂角刺。

卵巢囊性肿瘤：土茯苓、土贝母、土鳖虫。

子宫内膜息肉或子宫内膜增生：乌贼骨、珍珠母、生牡蛎、石榴皮。

(2) 经后助巢： 经后冲任气血亏虚，治疗上以益肾健脾，暖巢增液为重点，兼疏肝宣散脉络，促泡速长，顺势而出。

定位： 肾、脾、肝、心。

方药： 自拟助卵汤。

2. 降调期——调肝健脾，宁心安神

降调期卵泡处于“休眠”的状态，治疗时机为自降调当日开始，每日1剂，水煎服，分早晚两次服用，连服9天。此期勿使用活血化瘀、通经活络、温补肾阳、暖巢动卵之药品和治疗方法。

定位：心、肝、脾。

治则：调肝健脾、清心安神、调和阴阳。

方药：降调方。

3. 促排卵期——益肾助卵，温阳通络

此期治疗时机为自促排当日开始，每日1剂，水煎服，分早晚两次服用，连服8天，勿使用活血化瘀、通经活络、收敛固涩、凉巢寒宫之药品和治疗方法。

定位：肾、心、脾。

治则：益肾助卵，温阳通络。

方药：促排方。

熟地黄、百合、覆盆子、山药、莲子、桑椹、菟丝子、枸杞子、石斛、玉竹、黄精、三七花、甘草、何首乌、黑枸杞子等。

4. 移植期——健脾滋肾，益气摄胎

此期治疗时机为自移植当日起，每日1剂，水煎服，分早晚两次服用，连服12天。

定位：肾、脾、心。

治则：健脾滋肾，益气摄胎。

方药：养胎方。

党参、黄芪、山药、苎麻根、莲子、桑寄生、续断、紫苏梗、陈皮、白术、白芍、葛根、黑枸杞子、甘草等。

5. 体外受精-胚胎移植妊娠后

POR患者移植妊娠后因内分泌激素低，流产率很高，受拮抗剂黄体功能影响，移植后需要加大黄体支持力度。故提出安胎前移的安胎二步法，孕后当以早介入、早安胎为首务。在确诊已着床后,尽早辨证运用益气载胎、益气摄胎、补肾固胎、宁心安胎、调肝养胎的治疗方法。

孕 28~40 天: 以健脾托胎、摄胎为主,补肾系胎、固胎为辅辨治。

孕 40 天后: 以补肾系胎、固胎为主,健脾养胎为辅辨治。

方药: 自拟安胎方。

安胎时要慎用、禁用 hCG,中医辅治慎用升提之品。

6. 干预全程——心疗外应

尤昭玲教授对 POR 患者的精神心理治疗极为重视:对病人具有高度的同情心,视病人为亲人,满脸微笑,话语亲切,使病人一见如故,放松紧张心理,倾诉病痛及苦恼,再加以细心观察,耐心疏导,配合药、食、耳穴埋豆辨证施治,常能达到事半功倍的效果。

7. 特色论治

耳穴埋豆、食疗法(暖巢煲、养泡煲、养春粥、增泡糊、养巢糕)。

8. 中成药治疗

定坤丹、妇科养血颗粒。

(四) 预防及调护

(1)科普女性年龄与生殖力的关系,尽量避免高龄妊娠。

(2)对生育力有影响的生殖系统病变要引起足够重视,如盆腔结核、严重的子宫内膜异位症等应做到早期系统、专业的治疗。

(3)坚持锻炼,增强体质,试管后维持舒适的生活,并做微量的运动,有助于身体的康复;规律作息,避免熬夜,保持心情舒畅。

九、子宫内膜容受性不良

(一) 概述

子宫内膜容受性(endometrial receptivity,ER)是指子宫内膜处于一种允许囊胚黏附、穿透并植入而着床的状态,是保证受精卵着床、胎儿和胎盘正常发育的重要环节。这段子宫内膜容纳胚胎植入的时间为“种植窗口期”，早于或晚于这个时期，胚胎不被接受。促排卵是治疗排卵障碍性不孕症的主要治疗方案，西医促排卵使用外源性激素，可直接或间接影响体内的激素平衡，影响卵子质量，干扰子宫内膜容受性，影响胚胎着床，使妊娠率下降，且可出现因促排卵引起的卵巢过度刺激综合征等较为棘手的并发症。

1. 病因病机

(1)尤昭玲教授对“容”的临证理解与认知：《说文解字》有言：“容，盛也。”穴即洞穴，口即窗洞或居所，本意：在山洞或岩穴中，挖孔凿窗、采光通风，寄居栖身。尤昭玲教授认为子宫之容，即内膜与内膜肌层结合带为胚胎提供容身之所。而容身之所，涉及形态、容积、深度、厚度、结构等，方可能盛能容也。

(2)尤昭玲教授对“受”的临证理解与认知：“受，相付也。”即双手纳舟，受而运之意。本意：船只在两岸间运载转物。子宫之受，为子宫内膜与内膜肌层结合带，具备为胚胎提供长养之功。因此，长养之功的必要条件即为血流、血供的充足，血流阻力减缓，才能相能付。

(3)对子宫内膜容受性临证理解与认知：子宫内膜容受性为女性孕育成败的重要始点。异常则致月经异常、孕育异常，甚则发生生化妊娠、稽留流产、早产、胎死腹中，临证请勿局限于胚胎穿入、植入能力。应将其对孕育的安全、影响、风险和结局进行评估，如何预知与诊治。达到简化、充实、完善、后延的目标。

2. 经阴道四维彩超——子宫内膜容受性评价临证心悟

(1)卵巢与子宫内膜的兼容性评价：

巢、膜兼容内容：考虑卵巢储备功能下降（卵泡储备若双侧<9 个）或卵巢疾病（PCOS 等），导致子宫内膜容受性下降，判断是否存在着床率低、生化妊娠率高、稽留流产率高等风险。

(2)卵泡与子宫内膜的兼容性评价：

卵、膜兼容内容：在月经周期不同阶段卵胞发育大小与内膜厚度是否同步兼容；如不同步考虑该月经周期子宫内膜容受性可能欠佳。判断是否出现着床率低、生化妊娠率高、稽留流产率增加等情况。

卵、膜同步的标准为：

月经周期第 11~14 天，内膜 7~9mm，卵泡 17~18mm。

月经周期第 16~22 天，内膜 9~14mm。

内膜 > 14mm 或 < 7mm，则着床率低，即便着床，生化 / 稽留流产率高风险。

（3）子宫与子宫内膜的兼容性评价：

子宫 - 子宫内膜病变：肌瘤距离内膜 < 3mm，黏膜下肌瘤、腺肌病、腺肌瘤、内膜炎症、子宫内膜息肉、内膜腺囊性增生、子宫腔粘连、子宫畸形提示着床率低、生化妊娠率高、稽留流产率高。

子宫内膜结构 / 蠕动 / 血流情况：若子宫肌层与内膜结合带不均匀，容积：<3cm 深度：<35mm，或内膜呈不清 / 不匀 / 不平 / 中断 / 缺失 / 僵硬 / 粘连 /C 型等表现；子宫 A：血流 0~1 级：S/D > 6.5，PI > 2.8，RI > 8.5，以上情况均提示着床率低、生化妊娠率高、稽留流产率高。

（二）对生育及辅助生殖技术的影响

ART 成功率始终维持在 30%~40%，影响因素最重要的是胚胎反复着床失败（repeated implantation failure，RIF），RIF 是 ART 面临的一个严峻挑战，主要是由胚胎染色体异常和子宫内膜容受性遭到破坏所致。然而，在子宫内膜健全的情况下，异常胚胎亦能成功植入，因此子宫内膜容受性在胚胎植入过程中起到关键作用。RIF 发生主要是由子宫内膜对胚胎的接受力降低所致，因此临床上改善子宫内膜容受性就显得极其重要。

（三）中医对策

尤昭玲教授采用中医药调整周期法，根据月经周期的生理特点，制定“攻补兼施”的治疗法则：即行经期以“祛邪”为主，经后期以“补虚”为要。行经期着重活血化瘀，祛除邪气，促进经血排出，疏通微循环；经后期着重补益肾精，固护阴血，促进卵泡发育成熟和子宫内膜修复，常用调经助孕内服三方，调经方、自拟助卵汤、自拟安胎方。

1. 经行期——调经祛疾养膜

尤昭玲教授选择在经行期“调经祛邪”，一是祛除胞宫中的邪气，包括炎症、内膜残渣、瘀血等；二是清理胞宫脉络，使胞宫脉络畅通，冲任调和，气血、水谷精微得以滋养胞宫，内膜得养，为经后期子宫内膜修复、发育成熟、受纳胚胎、孕育胎儿做准备。“祛邪”以祛除邪气、炎症、瘀血等为主，需要清热解毒，活血化瘀，调经祛疾。

方药：调经祛疾方。

党参、黄芪、雪莲花、凌霄花、益母草、鸡血藤、连翘、蒲公英。

用法：月经周期第1天服用，连服6天。

临证加减：

(1)腹痛：延胡索、续断、荔枝核、桔梗、橘叶、吴茱萸。

(2)带多阴痒：白芷、白鲜皮、萆薢、千里光。

(3)合并输卵管积水：白芷、皂角刺、赤小豆、薏苡仁、路路通、虎杖。

(4)带血经漓：桑叶、荆芥穗、地榆、叶下珠、马鞭草、鹿衔草、墨旱莲、仙鹤草。

(5)经血不止：地榆炭、贯众炭、黄芩炭、藕节炭、荆芥炭、棕榈炭。

(6)子宫内膜息肉或内异症：乌梅、山楂、金樱子、石榴皮、鸡内金、珍珠母、瓦楞子、生牡蛎。

(7)痛经、量少、色暗夹块、便干：大血藤、鸡血藤、益母草。

2. 经后期——补虚养巢调膜

尤昭玲教授认为子宫内膜修复既离不开先天之精“肾精”的充盈，又离不开脾胃运化之水谷精微的滋养。脾之营血与肾之精水相融一体，脾胃运化输布水谷精微，下注于肾，肾精充盛则又化气上行，激发各脏腑的功能活动。先后二天的正常运行提供足够的精血物质以供内膜的生长，维持子宫的正常功能。由于现代宫腔操作类手术的普及，子宫内膜容受性不良患者越来越多,其根本治疗方法为补肾健脾,补肾以充先天,输布精血津液灌注胞宫,胞宫得充则内膜得以修复生长。

方药: 自拟助卵汤。

用法: 一般于月经周期第 7 天开始服用,每日 1 剂,连服 12 天。

临证加减:

(1) 阴道干涩、性欲减退、白带稀少:紫河车、阿胶。

(2) 五心烦热、失眠:珍珠母、首乌藤、合欢皮。

(3) 腰膝酸冷,畏寒乏力:牛膝、杜仲。

(4) 小腹刺痛、拘急、腹满、口唇干燥:泽兰、泽泻、益母草。

3. 移植后——健脾益肾

方药: 自拟安胎方。

该方源于泰山磐石散,又称二山根叶方,功为健脾益肾,养胎系胎。

用法: 尿检阳性后开始服用,连续服用 10 天。

临证加减:

(1) 出血:桑叶、墨旱莲、黄芩炭。

(2) 腹痛:白芍、乌梅。

(3) 呕吐:枇杷叶、姜竹茹、生姜。

(4) 春梦:金樱子、白芍。

4. 溯源辨病论治

由于 PCOS、子宫内膜异位症、子宫腺肌病、PID、子宫肌瘤、黄体功能不全、免疫性不孕导致的子宫内膜容受性不良的中医对策请详见本部分第一节影响 ART“病”的对策。

5. 特色论治

外敷法、耳穴埋豆。

6. 中成药治疗

定坤丹、妇科养血颗粒、康妇消炎栓。

7. 进周后治疗

四期三法。

（四）预防及调护

(1) 尽量避免非意愿妊娠，减少对宫腔的损伤。

(2) 对于压力大，情志不畅者：需要对患者进行精神疏导，或详解病情，加强患者信任；或分析疏导，化解郁结；或鼓舞激励，增加患者信心，用药上也常佐解郁安神之药。

(3) 对进行宫腔操作者：①避免医源性损伤，严格把握宫腔手术操作的每一个环节；②宫腔手术操作后及时给予调治，预防宫腔粘连分解术内膜再次粘连的情况。

十、薄型子宫内膜

（一）概述

子宫内膜厚度随着月经周期的变化而变化，月经期子宫内膜较薄，约为 1~4mm，早卵泡期为 4~8mm，晚卵泡期为 8~14mm，分泌期为 7~14mm。适当厚度的子宫内膜是获得成功妊娠的重要条件之一，若子宫内膜厚度低于 6mm，妊娠的可能性极低。薄型子宫内膜是指子宫内膜厚度低于可以妊娠的最低厚度，主要临床表现为不明原因的月经量过少，可致反复流产或不孕，造成辅助生殖率下降，严重影响妇女生活质量。

1. 病因病机

薄型子宫内膜所致 RIF 一般病程较长，且病情复杂，多虚多瘀，尤昭玲教授认为该病核心病机是本虚夹瘀，即脾肾亏虚为本，兼夹瘀血阻滞为标，气滞、寒凝、湿浊等均可阻碍胞宫，导致气血运行不畅产生瘀血，使得子宫内膜失于濡养，气血运行不畅，胚胎反复着床失败。临床常见气滞血瘀证、寒凝血瘀证及肾虚血瘀证等。

2. 评估方式

对子宫内膜生长不良所致的薄型子宫内膜的定义迄今尚未达成共

识。目前临床对薄型子宫内膜定义通常是指在黄体中期(排卵后第6~10天)子宫内膜厚度<7mm,其主要临床特征为月经周期正常,但月经量过少(<30ml)。国内外众多文献报道,适宜的子宫内膜厚度(8~14mm)为受精卵于宫腔内种植的必备条件。

(二) 对生育及辅助生殖技术的影响

子宫内膜功能障碍对妊娠的影响主要表现在两个方面:

(1) 内膜厚度直接影响对胚胎的黏附力、接纳力、滋养力,这三力是孕卵着床和长养的必备条件,任何一方面受到影响,都会影响受孕,引发不孕。在正常内膜厚度范围内,妊娠率随着子宫内膜厚度增加而增加。

(2) 目前相关研究表明,宫腔内氧分压为导致薄型子宫内膜胚胎植入失败的重要因素,即氧分压升高时产生的活性氧不利于胚胎生长;而宫腔内氧分压高、低主要受子宫螺旋动脉影响。

(三) 中医对策

1. 增膜核心——补肾健脾,勿忘活血化瘀

尤昭玲教授认为临床上治疗薄型子宫内膜,脾、肾乃是根本。由于宫腔手术操作的普及,薄型子宫内膜患者越来越多,根本治疗方法为补肾健脾,补肾以充先天精水,充盈血海,下注胞宫;健脾以生后天精血,输布精血津液灌注胞宫;胞宫得充,内膜必生。

同时脾气郁结或虚弱,无法运化水谷之物,无以吸收转输,则水谷精微生化不足,输布不畅,气血运行障碍,气血瘀滞,冲任受阻,胞脉不畅。与西医学中微循环障碍致子宫内膜过薄活血化瘀相对应。故在补肾健脾的同时勿忘活血化瘀之法,使得瘀祛气顺,气顺则血畅,运行畅通,则冲任血海自然充盈,胞脉得以润养,子宫内膜受其滋养必然生长。

2. 调膜助孕五步法

尤昭玲教授根据自身对其的临证认知与经验,基于卵膜论思想,中西合参,分期而治,构建了独特的"调膜助孕五步法"。

(1) 全面评估阶段:患者就诊,首先应进行全面评估,了解患者的发病

原因，预估妊娠后可能流产的原因。详细告知患者并遵从本人意愿，选择“先调理后助孕”或者“调助并进”的最优诊治方案，嘱其 BBT 监测了解患者的卵泡长速、黄体期的长短等，为正式治疗做好充足的准备。

（2）调膜痼疾阶段：适用于两种情况，一是患者选择“先调后助”方案，则请患者工具避孕至备孕周期的月经来潮前进行该阶段治疗；二是患者选择“调助并进”方案，则选择在月经期（第 1~6 天）进行该阶段治疗。这一阶段，主要针对内膜及其他存在的各类问题进行集中处理，为后期的调卵助孕做准备。

方药：内炎方。

该方具有益气化瘀、清热泻毒之功，内膜之疾按照尤氏“调膜七法”进行加减。若遇其他合并症进行临床加减：

腹痛：延胡索、续断、荔枝核、桔梗。

白带增多、阴痒：白芷、白鲜皮、千里光。

输卵管积水：白芷、皂角刺、赤小豆、薏苡仁。

尤昭玲教授同时配合月经期妇科外敷包外敷下腹部或避孕期妇科灌肠方经直肠保留灌肠，以达活血化瘀、消癥软坚散结之效。

（3）调膜助孕阶段：适用于患者在备孕周期的月经后期（第 7~16 天）。这一阶段，主要针对卵泡的发育和质量、内膜的增长，通过监测排卵兼顾“泡-膜同调”，指导同房，助优质卵泡从卵巢顺利排出。

方药一：自拟加味五子方。

党参、黄芪、白术、山药、百合、覆盆子、菟丝子、白莲子、桑椹、黑枸杞子、黄精、佛手、三七花。

方药二：护卵汤加减。

此方目的在于养巢调卵、理膜助孕，同时内膜之疾根据“调膜七法”进行加减。值得注意的是，这一阶段要特别注重卵泡的发育情况，根据“尤氏调泡法”进行加减。

（4）调膜纳胚阶段：适用于指导同房后的着床期（第 17~26 天）或

IVF-ET 移植期。主要针对受精卵形成后，助孕卵顺利着床，采用“安胎前移”法，以“脾为主，肾为辅”的安胎理念，提高内膜“摄胎、纳胎、托胎”之效。

方药：养胎方。

此方目的在于健脾益肾、养膜纳胎，并配合着床煲助卵调膜，纳胚着床。

(5) 调膜固胎阶段：适用于早孕期(第 27 天以后)或移植后，以“肾为主，脾为辅”的安胎理念，提高内膜“系胎、固胎、养胎”之力。

方药：自拟安胎方。

此方目的在于健脾益肾、养胎系胎，同时配合食疗安胎煲健脾补肾、养血安胎。

便溏：去菟丝子，加莲子。

阴道出血：黄芩炭、乌梅炭、墨旱莲。

春梦甚：白芍。

曾有流产病史：桑叶、乌梅。

3. 中医特色疗法

食疗法(暖巢煲、养泡煲、养膜膏)、耳穴埋豆、直肠导法。

4. 中成药治疗

定坤丹。

(四) 预防及调护

(1) 精神：应保持平稳、愉快的心情，避免精神过度紧张。放松心情是调节内分泌最有效的方法之一，在良好情绪的作用下，有利于保持女性身心健康。

(2) 生理：经期留意保暖，可在腹部放置热敷垫或暖水袋，促进血液循环加速，并松弛肌肉，减轻器官痉挛，促进经血排出。

(3) 运动：适当的运动能增强体质，对子宫保健有好处。练习瑜伽是保养子宫的最好方法，瑜伽可以疏导女性器官的气血循环，调整荷尔蒙的分泌。

(4) 饮食：宜清淡、忌辛辣厚味，戒烟酒。多吃补血活血食品，如黑豆、阿胶、黑木耳、雪蛤、豆浆、乌骨鸡、蜂蜜、核桃、黑芝麻、瓜子等。

十一、子宫腔粘连

子宫腔粘连(intrauterine adhesion，IUA)，即阿谢曼综合征(Asherman syndrome)，是指多种原因造成的子宫腔、子宫峡部及宫颈管的粘连，子宫腔粘连的临床表现主要为月经量减少，严重者可导致闭经，其次为继发性不孕、IVF-ET 反复着床失败。

(一) 概述

1. 病因病机

子宫腔粘连主要病因为金刃直接损伤胞宫，影响冲任为病。宫腔操作直接损伤胞宫，过度刮宫损伤正气，正虚邪恋，寒、热、湿等邪气与血相搏阻于胞宫，气血同病，气滞血瘀，“瘀血不去，新血不生”，久必气血虚弱。气滞血瘀则冲任瘀滞，血行受阻则月经量少、经行不畅、闭经、痛经等；瘀阻胞脉，则胎元受损，可致子死腹中、堕胎、小产。气血亏虚则冲任不足，纳胎无权，故致不孕、胎动不安；胎元失养，即见滑胎、胎萎不长等。总病机为“胞脉虚瘀，冲任失调”，病性为虚实夹杂。

2. 评估依据

子宫腔粘连症状多没有典型症状，主要是月经的改变，月经量少，甚至闭经，痛经等症状，相关疾病检查包括子宫输卵管造影、经阴道超声检查、宫腔超声学造影、核磁共振、宫腔镜等，粘连分类如下：

(1) 根据部位：单纯性宫颈粘连；宫颈和宫腔粘连；单纯性宫腔粘连。

(2) 根据粘连位置：中央型、周围型、混合型。

(3) 根据粘连范围：轻度<1/4 宫腔；1/4 宫腔<中度<1/2 宫腔；重度>1/2 宫腔。

3. 四维超声检查与子宫腔粘连

以四维超声检查作为首选辅查手段，对疑似子宫腔粘连确诊或已确诊子宫腔粘连患者进行内膜功能评估。对临床怀疑子宫腔粘连或宫腔粘连术后患者，尤昭玲教授主张在排卵期（第11~14天）及黄体早中期（第17~22天）两个时段分别行四维超声检查并作对比：

（1）轻、中度粘连：子宫内膜功能基本达标，进行综合评估后选择试孕时间。

（2）严重粘连：通过四维彩超提示施术时机，给予中医药干预治疗的时间窗，以提高手术成效并帮助术后内膜修复，有效减少盲目手术分离后内膜修复障碍。

（二）对生育及辅助生殖技术的影响

1. 形态异常

由于子宫腔粘连，致使宫腔失去正常形态，宫腔狭窄，子宫腔内膜正常的结构功能被破坏，子宫内膜容受性下降，宫颈管粘连甚至宫腔闭锁，影响孕卵植入。即使着床，也难以存活至足月，因此子宫腔粘连的孕妇也更容易发生流产、早产、稽留流产及异位妊娠。除此之外，子宫腔粘连还可增加前置胎盘、胎盘粘连、胎盘植入的风险。

2. 多相内膜并存

子宫腔粘连使原本应同步生长的子宫内膜于经前期出现多相并存，表现为：①严重受损部位的内膜因瘢痕存在，呈萎缩相；②轻度受损部位的内膜生长较慢，呈增生相；③正常内膜组织呈分泌相。多相内膜的存在不利于精子获能、储存及存活，也影响孕卵着床，以及胎盘和胚胎发育。

（三）中医对策

1. 子宫腔粘连的4类助孕路径

针对IUA，尤昭玲教授将求子妊娠方案选择及临证路径分4类：带粘速孕、调治后速孕、手术分离后速孕、IVF备胎+分粘术后速孕，而这些孕式选择前提为：判断粘连的程度以及输卵管的功能状况，评估妊娠结局与妊娠风险。

(1)带粘速孕

1)带粘速孕的前提条件：

首要条件为①月经量：排除导致月经量增多病症后，月经量正常/偏少/基本正常。②输卵管功能：基本正常。

必要条件为四维超声检测宫腔基本状况如下。①宫腔形态：无明显缩窄，非桶状。②宫腔容积和宫腔内长度：容积>$3cm^3$，长度>35mm。③内膜与肌肉结合带结构：膜-肌结合带结构均匀。④宫腔内整体均匀度：宫腔内整体均匀。

重要条件为①内膜基本状况：无明显内膜缺失。②无明显内膜粘连。③经净后与排卵后内膜厚度的内膜差值>4mm。④子宫内膜容受性超声：子宫内膜血流>1级，子宫内膜蠕动呈现双相或微蠕动，子宫内膜S/D小于6.5，子宫内膜PI<2.8，RI<0.8。

选择临证依据包括患者月经量、输卵管功能、宫腔状况、子宫内膜状况。同时评估患者收益与风险，主要考虑患者采用带粘自孕方式或手术分离后自孕方式。两种方式存在妊娠结局、妊娠风险相同，带粘自孕方式存在更具无创且少并发症的优势。

2)两类助孕法：

首选中医四期助孕法(目标为调经速孕)，次选中西医结合助孕法，即中医四期助孕法联合西医促排卵法。

中医四期助孕法路径：

月经期(第1~6天)：调经祛疾方6剂。

月经后期(第7~16天)：调泡助孕(自拟助卵汤10剂，暖巢煲1~2个)。

着床期(第17~26天)：托胚摄胚(着床煲1个)。

早孕期(第28天及以后)：系胎固胎(自拟安胎方10剂，安胎煲2个)。

中西医结合助孕法路径：

月经期(第 1~6 天):调经祛疾方 6 剂。

月经周期(第 5~9 天):联合西医促排卵法。

月经后期(第 7~16 天):调泡助孕(自拟助卵汤 10 剂,暖巢煲 1~2 个)。

着床期(第 17~26 天):托胚摄胚(着床煲 1 个)。

早孕期(第 28 天以后):系胎固胎(自拟安胎方 10 剂,安胎煲 2 个)。

3)孕后调治基本原则及思路:早介治、早安胎。

第一步(月经周期第 16~30 天):脾主肾辅,健脾为主。托胎、摄胎、养胎。补肾为辅:系胎、固胎、育胎。

第二步(月经周期第 31 天以后)肾主脾辅,补肾为主:系胎、固胎、育胎。健脾为辅:托胎、摄胎、养胎。

(2)调治后速孕

1)调治后速孕的前提条件:首要条件为①排除导致月经量增多病证后,月经量正常、偏少、基本正常;②输卵管功能基本正常。必要与重要条件为①宫腔解剖结构无明显异常(必要条件);②内膜基本情况良好,无明显粘连。

2)调治后速孕的调治策略:调治期间,避孕调治 2~3 个月经周期。

宫腔基本状况异常:据因对症,辨证施治,方选调经祛疾方加减,妇科外敷包,妇科外洗包。

内膜基本状况异常:应用调膜七法,方选自拟助卵汤加减,养膜糕、暖巢糕。注:各项指标示复查基本达标后进入带粘速孕阶段。

3)调治后速孕的备孕策略:速孕期间目标为调经速孕,运用两类助孕法,首选中医四期助孕法,次选中西医结合助孕法。

(3)手术分离后速孕

1)术前临证认知与策略:① IUA 分离术前 - 重要关注宫腔环境。若阴道四维彩超提示,月经第 11~22 天内膜<4mm、第 17~22 天内膜<7mm,宫腔积液>$10mm^3$、宫腔容积<$15mm^3$、宫内口至宫底距离<25mm、内膜多处大片缺失;血流 0 级,血管<2 支,子宫动脉血流单侧 S/D>10 或双侧

S/D>20。子宫动脉血流：PI>23.5，RI>0.8，内膜菲薄，内膜充血严重，腺体开口极少，以上情况表明此非宫腔粘连手术（宫腔镜）最佳切入时期，术后内膜修复力差，故需中医据因对症，精准施治后手术。② IUA 分离术前 - 临证策略，临证调治（调治 2~3 个月经周期）。第 1~21 天，调膜七法，调经祛疾方（每日 1 剂，连服 21 日），暖巢煲 3 个（每 7 日 1 个），养膜糕 1 个（每日 2 次，每次 1 片）。第 11~14 天，第 17~22 天复查四维阴道超声对比，好转后实施手术分粘。

2）术后临证思路与策略：IUA 分离术后临证思路：参照 IUA- 带粘速孕备孕方案，运用中西医结合助孕法、中医四期助孕法。策略为助孕 3~4 个月经周期，若失败，则行 IVF-ET。

（4）IVF 备胎 + 分粘术后速孕

方案构思的原因：对于重度 IUA 务必先通过 IVF 技术获得可移植冷冻胚胎，再进行分粘手术，并要求术后速孕。且尤昭玲教授主张中药全程助孕。

1）IUA-IVF 临证策略：IUA-IVF 调治框架（降调期，促排卵期，移植后期）：降调期（降调方 9 剂，降调煲 2 个）。促排卵期（促排方 8 剂，促排煲 1 个）。移植后期（养胎方 12 剂，着床煲 2 个）。IUA-IVF 孕后调治策略同上。

2）IUA 术前 / 后临证策略：IUA 分离术前调治 2~3 个月经周期。第 1~21 天用调膜七法、调经祛疾方（每日 1 剂，连服 21 日）、暖巢煲 3 个（每 7 日 1 个）、养膜糕 1 个（每日 2 次，每次 1 片）；第 18~22 天复查四维 TVS，对比好转后手术分粘。IUA 分离术后，按照 IUA-IVF-ET 顺序进行备孕，协助着床，如着床成功，再用中药安胎至妊娠 12 周。

2. 子宫腔粘连内服三方

尤昭玲教授在“卵 - 膜”理论的认知基础上，自拟调经祛疾方、养卵助孕方、调膜防粘方等方剂调养内膜，同时兼顾卵泡，使卵泡与内膜在氤氲之时相得益彰。

（1）方药：调经祛疾方。

党参、黄芪、雪莲花、凌霄花、益母草、鸡血藤、连翘、蒲公英。

功效：益气化瘀，利热泄浊。

用法：月经周期第1~6天，每日1剂。

（2）方药：养卵助孕方。

黄芪、党参、山药、覆盆子、菟丝子、桑椹、白莲子、黑枸杞子、三七花、石斛。

功效：养巢促卵，调膜助孕，脾肾双补，膜泡兼顾，既能补虚，亦能驱邪。

用法：月经周期第7~16天，每日1剂。

（3）方药：调膜防粘方。

金银花、连翘、泽兰、两面针、板蓝根、党参、白术、益母草、鸡血藤等。

功效：利湿活血，清热消炎。祛邪不伤正，凉血不留瘀，能改善子宫内膜粘连情况，并能促进内膜修复，增加月经量。

用法：月经周期第1~21天，每日1剂。服药期间需严格避孕。

3. 特色疗法　耳穴埋豆、外敷法、食疗法（暖巢煲、养膜糊）。

（四）预防及调护

（1）当发生慢性宫颈炎、子宫内膜炎、PID等疾病需及时治疗，减少子宫腔粘连的可能。

（2）务必做好计划生育，减少人工流产及引产次数。人工流产及清宫术中注意无菌操作，防止过度吸刮及宫颈管创伤。

（3）某些宫腔手术操作的不恰当也有可能导致子宫腔粘连（如吸引时负压应适当，进出宫颈要关闭负压）。

十二、输卵管积水

（一）概述

输卵管从双侧宫角处向外延伸，依次分为间质部、峡部、壶腹部以及伞端。输卵管伞端，其边缘有许多纤细的伞状突起以拾卵，输卵管内平滑肌的蠕动以及纤毛摆动可协助受精卵向宫腔移动。输卵管功能正常是保证受孕的关键环节，输卵管阻塞可直接导致女性不孕，输卵管性不孕约占女性不孕症的 30%~40%，其中输卵管积水是其主要病因，约占 10%~30%。输卵管性不孕患者再行 IVF-ET 时成功率较低且有增加异位妊娠风险，所以在 IVF-ET 术前对输卵管积水进行预处理十分重要。

1. 病因病机

输卵管积水相当于中医学的“肠覃”“胞脉闭阻”，其病机为瘀水互结，阻塞胞脉。尤昭玲教授认为本病属于本虚标实之证，其本在脾肾亏虚，其标为痰、湿、瘀等病理产物阻滞络脉。输卵管积水病位为下腹部，乃肠外之物，因邪入正虚，脏腑功能失常，导致气血精液失于调顺，而生水湿、痰湿、瘀积等有形之物。肾主水，肾虚则机体水液失于调节，肾阳温煦气化功能失常，水湿内结，停聚胞脉，发为此病。或经行未净，内有瘀血，如有同房则血止而不得出，结于胞门，聚于少腹，日久则阻碍气机升降出入，加重津液运行输布障碍，旧血与痰湿相互胶结，重浊黏腻，无法自行从胞宫流溢出，停留积蓄为患。

2. 诊断依据

临床表现：患者多有 SPID 相关表现，主要为腰酸、小腹坠胀感，部分患者无任何自觉症状，妇科检查可在下腹部两侧触及条索样增厚感。

辅助检查：最常用的检查方法为超声检查，表现为双侧卵巢旁迂曲管状增粗的低回声区，积水量较少时呈串珠样改变，积水较多者输卵管增粗呈腊肠样或气球样。子宫输卵管造影用于输卵管伞端闭塞早期，超声检查无阳性发现者，造影表现为输卵管全程显影，壶腹部以及伞端明显扩张，仅有少量造影剂弥散进入盆腔。盆腔核磁共振以及腹腔镜检查均可诊断输卵管积水，腹腔镜检查为金标准，但不作为首选。

（二）对生育及辅助生殖技术的影响

未经处理的输卵管积水患者，直接进行 IVF-ET，其移植成功率会降低，早期流产风险提高一倍。输卵管积水对 IVF-ET 的影响主要表现在以下四个方面。

1. 增加异位妊娠风险

在 IVF-ET 过程中，虽然直接将胚胎植入子宫，部分胚胎会游走进入输卵管，当输卵管通畅、功能正常时，输卵管平滑肌的收缩以及纤毛摆动，可将胚胎送回宫腔；如输卵管有炎性反应、损伤等，则丧失这一功能，无法将游走进入输卵管内的孕囊送回宫腔，从而发生异位妊娠。

2. 胚胎毒性作用

输卵管积水中含有大量的炎性介质，如细胞因子、前列腺素类、黏膜组织碎片以及毒性物质，从而降低胚胎着床率及临床妊娠率。

3. 降低内膜容受性

输卵管积水患者的子宫内膜下血管形成及血流指数显著降低，导致子宫内膜容受性受损；积水中含有大量的炎性介质，如细胞因子、前列腺素类、黏膜组织碎片以及毒性物质，也会损伤子宫内膜，降低其容受性。

4. 形成宫腔积液

输卵管积水较多时，大量积水可能逆流入宫腔，对宫腔的冲刷作用，可干扰胚胎着床。

（三）中医对策

在施行 ART 前，尤昭玲教授根据患者内膜条件，制定治疗方案与先后，开创中药二联法，即中药内服和中药外敷，佐以体位、运动的特色治疗，能极大地缩短治疗周期，使得有形之邪得道可出，有效迅速地解除 IVF-ET 患者输卵管积水的困扰：

1. 中药内服——攻补兼施

本病为本虚标实之证，治疗上需攻补兼施，以益气健脾扶正为主，燥湿消肿散结为辅，以期获得最大疗效，最迅速地治愈本病。

治则：祛湿化瘀、散结消肿、清灵胞脉。

方药：输卵管积水方。

党参、黄芪、白术、金银花、连翘、夏枯草、玉米须、石见穿、香附、甘草、乌药、大青叶、路路通、甘草。

⑴输卵管积水重：白芷、皂角刺、赤小豆、薏苡仁、冬瓜皮、大腹皮、土茯苓、土贝母。

⑵血水之结：泽兰、泽泻。

⑶输卵管积脓者：白芷、皂角刺、紫花地丁、蒲公英。

⑷瘀阻伴附件包块者：(经期)大血藤、鸡血藤、益母草、生鸡内金；(平时)土鳖虫、九香虫、地龙、甲珠、水蛭。

⑸寒湿下注者：苍术、白芷。

⑹湿热下注明显：黄柏、苍术。

2. 中药外敷

尤昭玲教授在使用中药内服治疗 IVF-ET 输卵管积水的同时，在非经期常配合使用外敷包。

治则：温经行气、化瘀消积。

方药：自拟外敷包。

用法：将外敷包浸湿蒸热后外敷于患侧小腹部，每日 2 次，每次 30min。

该方清香穿透，引导群药，借助温热之力渗入皮毛腠理，循经走络，直达病所，可温经通络、加速局部血液及淋巴循环，改善周围组织营养，使聚于下腹部的湿瘀之积水逐渐软化，徐徐消融。

3. "体位+运动"辅助干预

输卵管积水患者的输卵管远端闭合如盲端，呈口袋状，"袋口"为宫腔内输卵管开口，尤昭玲教授"体位+运动"法能促进瘀积于盲端的水湿有形之邪从"袋口"流出。

⑴体位：一侧输卵管积水的患者，中药外敷患侧输卵管的同时采用侧卧位，有积水的一侧倾斜向上，外敷包温通行气，消肿化瘀，使积水温散，增强输卵管自身蠕动，并在重力的作用下沿输卵管流入宫腔，热敷 30~40min。

⑵运动：体位热敷后立即跳绳，单脚站立，重心完全落在输卵管积

水的对侧脚上，跳动 200 次，使集聚在宫腔内的液体自阴道排出。每日 2 次。

注：若 IVF-ET 患者为双侧积水，可先治疗一侧的输卵管积水，再换边侧卧治疗另一侧的积水。

4. 中成药治疗

(1) 康妇消炎栓。

(2) 慈航片：口服，每日 2 次，每次 5 片，每周期 14 日，3 个周期为 1 疗程。

5. 进周后治疗

四期三法。

(四) 预防及调护

(1) 及时处理 PID 疾病，同时做好定期妇科体检。

(2) 注意个人卫生，避免不洁性生活；有效控制阴道炎、宫颈炎，避免上行感染。

(3) 合理饮食，避免油腻之品加重湿浊。

(4) 避免过食生冷，损伤阳气；注意个人清洁，避免再次感染，加重积水。

第三节 男方因素及对策

一、精子异常症

(一) 概念

1. 弱精子症

弱精子症是指禁欲 2~7 天，精液常规分析至少 2 次及以上前向运动精子的百分率<32%，其他参数正常或者基本正常者，又称精子活力低下。弱精子症常与其他精子异常症同时存在，因精子活力低下而导致的男性不育约占 30%，是引起男性不育的主要原因之一。

2. 少精子症

少精子症是指生育期男性具备正常的性功能和射精功能，在禁欲 2~7 天后，精液常规分析 2 次及以上精子浓度小于 15×10^6/ml，而其他精液参数基本正常。对查不出任何病因者，称为特发性少精子症。当精子浓度 $\leqslant 5 \times 10^6$/ml，可诊断为重度少精子症。在导致男性不育的病症中，少精子症比较常见。

3. 畸形精子症

畸形精子症是指生育年龄的男性在精液常规检查中发现精子的头、体、尾部出现异常形态。经染色后的畸形精子可分为头部缺陷、颈部和中段缺陷、尾部缺陷、过多残留胞质。如头部畸形表现锥形、梨形、圆形、不定型、有空泡、小顶体区 6 种；颈部和中段缺陷分为颈部弯曲、非对称性、粗、细 4 种；尾部缺陷分为短、弯曲、卷曲 3 种。按《世界卫生组织人类精液检查与处理实验室手册》制定的参考标准，精子活力和浓度正常，正常形态精子百分比低于 4% 者，即可诊断为畸形精子症。正常精子形态小于 1.0% 者诊断为重度畸形精子症。

4. 精液液化异常

正常情况下，精液排出体外后很快凝固，呈黏稠的胶冻状，可防止精液从阴道中流失，经过 15~30min 即开始液化，变成乳白色稀薄的液体，此时精子具备活动能力。根据 WHO《人类精液及精子 - 宫颈黏液相互作用实验室检验手册》第五版制定的标准：精液排出体外后，在室温下 60min 内未能完全液化或超过 60min 才开始液化称为精液液化异常或液化迟缓。

（二）对生育及辅助生殖技术的影响

1. 少精子症、弱精子症

弱精子症患者精子顶体酶活力低下，影响受精能力，是导致生育能力低的主要原因。少精子症患者由于精子发生时顶体蛋白合成受损造成精子顶体完整性差。少精子症患者的精子质量差，除了精子浓度减少以外，还常常伴随有畸形精子、顶体缺陷，造成受精率和卵子利用率低下。

2. 畸形精子症

当精子的形态发生改变时，就会影响到精子表面的结构，影响到精子固着于透明带能力的获得，而使精子无法穿透卵子透明带和卵膜，无法正常受精。形态异常精子的顶体结构，经常会出现顶体和核膜分离、双层膜性结构部分消失、顶体反转发生率低下，甚至完全丧失了受精功能。如大头、小头、尖头、无定型头、圆头等精子由于顶体异常而没有受精能力。另外，精子形态的异常可影响其运动性，可能是其受孕能力低下的原因之一。

3. 精液不液化

精液不液化是导致男性不育症的重要因素之一，由于精液凝固不化，使精子凝集，减缓精子的运动速度或使其丧失活动能力，不能正常穿过女性宫颈黏液到达输卵管壶腹部与卵子结合形成受精卵而致男性不育。

（三）中医对策

1. 少精子症

少精子症见于中医“精少”“精薄”“精冷”，多由于先天禀赋不足，或房事不节，不知持满，耗伤肾精或五劳七伤，病久及肾；或温病后期热极伤阴，下元不固，可见精子稀少、精液稀薄；肾精亏损，导致生殖功能减退，男子精少而不育。《诸病源候论》云：“肾主骨髓，而藏于精，虚劳肾气虚弱，故精少无子也。”故本病治疗以补肾增精为大法。

方药：增精方。

菟丝子、山药、黄精、泽泻、山茱萸、巴戟天、淫羊藿、枸杞子、首乌藤、熟地黄、桑椹、甘草。

临床加减：

(1)湿热甚者：苍术、黄柏、怀牛膝、薏苡仁。

(2)血瘀重者：当归、川芎、赤芍。

(3)伴遗精、滑精：芡实、龙骨、牡蛎、沙苑子。

2. 弱精子症

中医古籍经典中虽无该病病名病机，但可参见症似之“精寒”“精冷”疾病。一者肾藏精、主生殖，二者男精化生之所睾丸，中医称为“外肾”，故弱精之病位在于肾。男精为有形之属，其化生必有肾精、肾气物质基础的参与，并受肾阴、肾阳的调控，故该病之本在肾阴、阳、精、气一体四面的偏衰与不足，正如朱丹溪认为“精虚脉弱不能成胎者”，故本病治疗以温肾壮阳益精为大法。

方药：益精方。

车前子、炙黄芪、补骨脂、续断、淫羊藿、巴戟天、枸杞子、首乌藤、牛膝、甘草、当归片。

临床加减：

(1)脾虚、便溏：党参、莲子。

(2)肾精亏损重者：黄精、熟地黄、鹿角胶、紫河车。

(3)畏寒气滞泄泻：木香、苍术、益智仁。

3. 畸形精子症

畸形精子症的致病因素很多，造成精子畸形部位的原因各不相同，但“肾者主水”“肾主藏精”“肾主生殖”，故中医认为畸形精子症主要与肾脏有关；又“肝主宗筋”“肝脉环阴器”，故归结到发病，多责之于肾、肝二脏，治疗本病以调补肝肾养精为大法。

方药：养精方。

菟丝子、肉苁蓉、黄精、枸杞子、五味子、熟地黄、杜仲、甘草、覆盆子。

临床加减：

(1)兼湿热下注：泽泻、车前子、柴胡、连翘、茯苓。

(2)肾阴不足加知柏地黄丸，肾阳不足加右归丸。

(3)兼气滞血瘀：桃花、桃仁、川芎、牛膝、当归。

4. 精液液化异常症

根据中医理论“阳化气，阴成形”，精液液化需要阳气的气化作用，肾中藏纳元阴元阳，故尤与肾阴肾阳密切相关。所有能引起阳气不足，肾阴阳失调，气机不畅的因素均能导致气化失常，精液液化受阻。故治疗本病以温肾助阳化精为大法。

方药：化精方。

车前子、小茴香、巴戟天、淫羊藿、地龙、覆盆子、甘草、黄柏、当归片。

临床加减：

(1)兼痰瘀阻滞：丹参、当归、陈皮、法半夏。

(2)阴虚火旺：熟地黄、龟板、盐知母、牡丹皮。

(3)气虚头昏、全身乏力：黄芪、山药、鹿角胶。

5. 特色治疗

耳穴埋豆、食疗法。

6. 中成药

(1)龟龄集：口服，每次1粒，每日2次，15天为一疗程，连续服用4~6个疗程。

(2)五子衍宗丸：口服，6g/次，一日2~3次，15天为一疗程，连续服用4~6个疗程。

(3)复方玄驹胶囊：口服，每次3粒，每日3次，15天为一疗程，连续服用4~6个疗程。

(4)麒麟丸：口服，每天2~3次，每次6g(约60粒)，15天为一疗程，连续服用4~6个疗程。

(四)预防及调护

(1)生殖医学的科学普及，了解优生优育对家庭、社会的巨大影响；对生殖器官局部要引起足够重视，如隐睾、精索静脉曲张应做到早发现早治疗。

(2)远离各种环境污染及物理辐射、化学污染，保持良好的生活习惯是极其必要的。

(3)患病期间保持良好的起居饮食规律，提倡安全卫生的性生活。

(4)减少和阻断损害精液质量的因素：如内裤不能过紧、远离高温、减少久坐；戒烟酒、控制体重，注意环境因素如搬家、过度使用电脑手机等。

(5)对精索静脉曲张、前列腺炎、引起内分泌失调的疾病应做到早发现、早诊断、早治疗。

(6)注重养性，避免急躁。保持心情愉悦，怡然自得，节制欲望，房事不可过频。

(7)适当运动，一则增强体质，二则调畅气机。

(8)清淡饮食，不可过食辛辣、滋腻、生冷、煎炸之物。

(9)注意同房后的体位，女方应将臀部垫高，双腿屈曲，仰卧至第二天清晨，以利于精液液化后进入宫腔。

二、男性性功能障碍

(一) 概念

男性性活动包括性欲、阴茎勃起、性交、射精和性高潮等环节，其中任一环节发生障碍而影响正常性功能或无法获得性满足时，即称为男性性功能障碍。主要包括早泄、遗精、阳痿、不射精、射精无力、逆行射精、性欲下降、阴茎异常勃起等。

勃起功能障碍(erectile dysfunction，ED)是指过去3个月中，阴茎持续不能达到和维持足够的勃起以进行满意的性交。

早泄(premature ejaculation，PE)是最常见的射精功能障碍之一，其定义有许多种，有以时间为表现，从阴茎插入阴道至射精的时间短于2min即为早泄；有以抽动次数为标准，阴茎插入阴道内连续抽动次数少于15次为早泄；有以性伴侣的反应为标准，认为在性活动中如果有50%以上的性交过程中不能使女性达到性高潮可称为早泄。

（二）对生育及辅助生殖技术的影响

1. 阳痿对生育的影响

精子和卵子的结合是孕育新生命的基础。阳痿患者阴茎难以勃起，无法进行和谐的性生活，长久以往患者出现心理压力偏大，性欲下降甚至排斥性生活等表现，导致怀孕概率降低。对于病情较轻的患者，常见症状是勃起不坚，可以勉强完成性生活，但会影响性生活质量。

2. 早泄对生育的影响

早泄对生育是否产生影响通常取决于引起早泄的疾病，例如前列腺炎和精囊炎，往往可能引起精子活力下降、畸形精子增多，甚至是死精子，对生殖功能产生不良影响。部分严重的早泄患者，在未进入女性阴道前就出现排精，精子无法顺利到达女性宫颈口，往往难以致女方怀孕。

（三）中医对策

1. 阳痿

《素问·上古天真论》中云“肾者主水，受五脏六腑之精而藏之”，又因肾为气之根，对于久病之人，肾气自然不足，而肾脏精气的盛衰直接决定人体的生长、发育及衰老，亦直接影响性功能和生殖机能。故久病之人多肾虚，肾虚则气血运行迟滞，日久会导致血瘀之证，所以当用补肾活血之法。在临床中尤昭玲教授认为许多男科疾病病程较长，多虚多瘀，故以补肾活血法治疗，效果颇佳。

方药：壮阳方。

沙苑子、炙黄芪、阳起石、巴戟天、五味子、枸杞子、牛膝、甘草、覆盆子、当归片。

临床加减：

(1) 经脉瘀阻：桃仁、红花、炮山甲、地龙、蜈蚣。

(2) 兼湿热下注：黄芩、栀子、车前子、柴胡、蛇床子。

(3) 兼心脾两虚：酸枣仁、远志、木香、茯神。

(4) 阳虚甚：淫羊藿、肉苁蓉、补骨脂。

2. 早泄

中医认为精液的封藏有赖于心、脾、肾的共同作用及人体阴阳的相对平衡。其制在心，其藏在肾，其运在脾，精关约束无权，精液封藏失职是本病的基本病机变化。故治疗本病以调补心脾、益肾固精为大法。

方药：固精方。

菟丝子、桑螵蛸、补骨脂、石榴皮、莲子心、淫羊藿、莲须、甘草、蒺藜、熟地黄等。

临床加减：

⑴肝郁甚者：柴胡、香附、陈皮、沙苑子。

⑵相火炽盛：黄芩、泽泻、车前子、龙骨、牡蛎。

⑶肾气不固重者：金樱子、桑螵蛸、芡实、五味子。

⑷同时伴有精索静脉曲张、前列腺炎，采用清精方清热利湿活血：黄芪、海金沙、马鞭草、广金钱草、金银花、白术、功劳木、党参、土茯苓、连翘、甘草等。

3. 特色疗法

耳穴埋豆、食疗法（男士益春粥）。

4. 中成药治疗

⑴龟龄集：每日 2 次，每日 1 粒，15 日为 1 疗程。

⑵六味地黄丸：每日 3 次，每次 10 丸，15 日为 1 疗程。

⑶疏肝益阳胶囊：淡盐水送服，每日 3 次，每次 4 粒，15 日为 1 疗程。

（四）预防及调护

⑴普及性知识：正确对待性的自然生理功能，减轻对房事的焦虑心理，消除不必要的思想顾虑，避免心理性阳痿的发生。

⑵心理疏导：遇到烦恼忧伤，应冷静思考，不应长期背负思想负担，及时放松与调整紧张心态，缓和与消除焦虑不安的紧张情绪。如出现性功能障碍，妻子应在理解的基础上增强男方的信心，配合治疗。

⑶鼓励规律性生活：以保证性中枢和性器官得以调节和休息，有利于

意志的调节和疾病的康复。同时戒除手淫等不良习惯，勿纵欲过度。

(4) 建立良好的生活方式：注意生活有规律，保证充足的睡眠，控制体重、戒烟、清淡饮食营养均衡、避免不良生活习惯等。同时加强身体锻炼提高抗病能力。

第四节　双方因素及对策

一、双方心理因素

受生物因素、个体心理、社会因素等多方面的影响，当下性开放、丁克心态的心理已成为一种相对普遍的社会现象。由于部分人群缺乏科学、系统的性教育及完善、健康的性心理机制，性开放心理及行为导致的女性人工流产、性疾病传播发生率不断上升，再加上现代社会仍受“传宗接代”思想的影响，严重损害女性、男性双方的身心健康，导致生育能力降低、引起不孕症的发病。

(一) 心理问题与不孕症及体外受精 - 胚胎移植的相关性

1. 不良心理与不孕症关系

不孕症发生发展机制复杂，受多方面因素共同影响作用。不良心理与不孕症二者相互影响。不良心理因素是导致不孕的原因之一，而不孕也给女性患者带来心理上的多重压力。一方面，不孕影响着患者的心理活动，引发不良心理健康问题；另一方面，焦虑、抑郁、消极、压抑等负性情绪也直接引发不孕症，并影响着不孕症的治疗效果。

人体生殖周期的调节是由下丘脑 - 垂体 - 性腺轴来完成的，同时下丘脑的功能又受大脑皮质的制约，不良的心理因素刺激传入大脑后产生一定的情绪，人体情绪的直接调节中枢在边缘系统，下丘脑和边缘系统有着广泛的神经联系，长期存在不良的心理因素，可作用于神经系统，通过性腺轴释放出激素，破坏生殖内分泌的平衡，使人体代谢发生一系列变化，从而引发相应的躯体疾病和不孕状态。不孕症对许多男女双方均为不良情绪的应激源，出现的包括焦虑、抑郁、敌对、失眠等心理生理状况则属于对这一刺激的不良心理反应。

2. 不良心理对女性生育的影响

女性长期焦虑不安、忧郁、紧张和严重的挫折感等，会影响去甲肾上腺素和多巴胺的分泌，使下丘脑促性腺激素释放激素（gonadotropin-releasing hormone，GnRH）分泌受到影响，影响卵母细胞质量，导致生殖系统的异常，最终造成不孕或影响 IVF 治疗效果。IVF-ET 患者不同治疗阶段的负面心理效应和心理变化都影响 IVF-ET 的结局，导致妊娠率的下降，与年龄、不孕时间、获卵数等不孕原因相比，不良的心理活动及情绪是能否妊娠的重要预测指标。

3. 不良情绪与男性生育能力的关系

男性由于特殊的社会属性、易患倾向和角色因素等，使得其在面对多种压力时，更容易产生不良的生理、心理反应，又因男性常不愿、不善表达，使得夫妻间有效沟通减少，婚姻满意度降低，夫妻关系紧张，这些都可能加重男性不育患者的困扰，性压力增加，导致性功能障碍。此外，长期心理压力大的男性，多内分泌失调，主要影响睾酮的分泌功能，抑制精子的生成，这些都是男性不育、精子质量不佳的重要原因。

4. 反复体外受精 - 胚胎移植失败对患者心理的影响

IVF-ET 是患者及医疗人员都注入很大希望，同时又害怕失败的，极易感情化的一个历时较长、较昂贵的治疗过程。一般需要借助 ART 妊娠的女性，多数都有心理负担，对治疗抱有很大的希望，同时也会因为 IVF-ET 治疗的不确定性或者失败的结局出现焦虑不安、恐惧等情绪，由此造成患者在治疗过程中的经济、精神等压力。

反复的 IVF-ET 失败妇女在 IVF 治疗期间可能遭遇更多的心理不适、

焦虑、沮丧和性功能变化等困扰，进而导致妊娠成功率越来越低。多次的IVF-ET失败妇女在心理上往往会产生自卑、孤独、愧对家人的想法，感到缺乏社会认同感，以致产生不良心理情绪。研究发现，当患者接受反复的IVF-ET仍然无法受孕时，其感受到来自配偶、家庭、社会的压力愈发增大，这可能会导致不孕—负面情绪—心理压力—生殖功能降低—继续不孕的恶性循环，使得治疗成功率更低；并且不良心理压力随着年龄的增长、不孕年数的延长及治疗失败次数的增加而逐渐加重。

（二）中医对不孕症患者心理问题的认识

中医认为，七情内伤，情志失调是不孕症发病的重要机制。情志作为中医学特有的名词，是指人的精神活动中常见的所有情绪状态的总体概况，是祖国医学在探究处在社会中的人受外界刺激产生不同心理变化的独特见解。

中医学认为，肝气郁结是不孕症患者的重要病机之一，素性忧郁，七情内伤导致肝气不舒，久不受孕，不孕患者情志不畅，日久肝气郁结，加重不孕病情，二者相互影响，互为因果。情志因素引起不孕症是通过对脏腑功能的影响来实现的，主要的中介机制是气机紊乱，《孟河费氏医案》谓“妇人多气，兼忧思仇怒，执拗妒忌，肝火无时不动，每每郁结，肝气郁而不舒……实难成孕。”女性患者特有的焦急忧虑和家庭环境、周围舆论压力，均可引起肝郁气滞，阴阳失衡，气血紊乱，冲任受损而不孕。情志因素在不孕症发生发展中的作用与妇女的心理特点密切相关，妇女心气郁结，忧虑劳倦，背上沉重的精神负担，可致饮食无味，精神日减而致不孕症的发生。

若男性因工作情绪压抑，或思虑过度，则脾伤运化失司，不能资助先天肾气，可致精少而不育。此外，肝藏血，怒伤肝，肝伤血不归藏，宗筋失养则不用，肝与肾是子母关系，肝血不足，暗耗肾阴为“子盗母气”，肝肾阴虚可引起肾精失衡，精子生成发育受影响而致精子异常。肾为作强之官，肾精亏虚，则阳痿、早泄。或素体肾阴不足或房事不节、劳累、思虑过度，损及肾阴致阴虚火旺，气不化精等。

（三）中西医对实施体外受精-胚胎移植患者心理干预指导

1. 进周期前宣教

梳理IVF助孕流程、指出注意事项等，让患者真正了解其病因、病理以及该病的辅助检查、诊断和治疗，取得患者的配合，增强患者治愈的信心。

2. 家庭干预

注意与患者配偶及配偶父母等关键人物进行沟通。传统观念认为不孕不育问题主要在于女性，所以在不孕不育症的治疗中，公婆的态度及丈夫的关怀尤其重要。公婆的关心，丈夫的关怀是维持妻子正常怀孕的动力。对增强患者在ART治疗中的信心有大有裨益。

3. 压力调节

除通过语言调节患者情绪外，还可在胚胎移植前为患者制定运动计划，帮助患者从不孕症的压力中解放出来，分散自己的注意力，达到调节心情的效果。对于已经实施ART的孕妇，要求其卧床休息，多听舒缓放松的音乐，观看轻松愉快的电视节目等，达到调节患者心理状态的目的。

4. 合理利用互联网平台

建立微信公众平台，更新医生排班表，生育相关科普宣传，本中心相关成功率的阶段总结等，使患者了解相关知识，增强信心。或建立患者交流群，相互分享成功及失败的经验，给患者一个宣泄的平台。

5. 团体心理治疗

加强患者与病友的交流与沟通，共同的经历让她们产生共鸣，更愿意相互倾诉内心的真实感受，易于宣泄内心的焦虑及抑郁，相互的关怀及理解有助于产生遵从心理。

6. 针对性的个体心理干预

每个人都有个体差异，性格、经济状况、婚姻质量、家属态度的不同都可能成为她们产生焦虑的因素，这时就需要全面地去了解。由经过心理咨询培训的护士针对患者个体心理状况，选择不同的咨询和治疗方法（如支持疗法、认知疗法、行为疗法、婚姻及家庭治疗等一系列技术)，帮助患者缓解不良的情绪和心理问题。

7. 支持疗法

可以通过与患者交谈，对患者进行劝导、鼓励、支持，以消除疑虑，帮助患者认识问题、改善心境、提高信心，舒缓精神压力，走出心理困境。很快地让患者情绪得到放松，对重度焦虑的患者在短时间内会起到良好的效果。

8. 行为疗法

通过指导饮食起居，增强患者体质，转移患者的注意力，在减轻焦虑、提高受孕率方面可以起到重要的作用。

9. 人文关怀

在给患者实施 IVF-ET 助孕治疗中，将人文关怀贯穿于整个治疗过程，尊重、理解、关心和关爱患者，最大限度满足患者的需求，促进患者的身心健康。用美好的语言、端庄的举止和热情的态度去关爱患者，努力让患者在治疗的全过程中感到舒适、安全、放心，最大限度地减少患者因心理压力而造成的治疗失败，从而更大程度地保证 IVF-ET 治疗的成功率。

10. 以情胜情疗法

以情胜情疗法是根据五行相生相克的理论，运用五行与五志相配伍，将五行的相克转化为五志的相克，通过加强“克我”的情志去纠正另一种过激的情志，以达到情志相胜，治疗由情志所致疾病的目的，如张子和在《儒门事亲》中言：

悲可以制怒，以怆恻苦楚之言感之；

喜可以治悲，以谑浪亵狎之言娱之；

恐可以治喜，以迫遽死亡之言怖之；

怒可以治思，以污辱欺罔之言触之；

思可以治恐，以虑此忘彼之言夺之。

二、双方性知识缺乏

两性关系是一种社会现象，性活动既是人类的本能活动，是人类繁衍后代的需要，同时性活动又是一种社会的正当行为。婚姻家庭的组合、性的满足能使社会稳定发展。但由于性健康教育的缺乏，部分现代青年男女在性生理、性心理、性伦理以及性的价值观等方面缺乏正确的认识，导致不能完成正常的性生活，或者不能正确把握排卵期同房时机而错失受孕机会。接受性健康教育，掌握一些必要的性知识和技能，形成科学、积极、健康的性价值观，有利于保障男女双方的生殖健康、促进更加和谐的两性关系，从而提高妊娠率。

第三章 中医辅助生殖技术路径及方案

尤昭玲教授创新中医妇科传统诊疗,设计构思严谨的辅助方案,围ART施术期在前,中医辅治同步,其目的在于改善ART过程中出现的不良状况,有效地提高了成功率,构建了一个中西医皆懂,简便易行,操作重复性强,便于推广的中医辅助方案。

第一节 中医临床诊疗关键及思维

尤昭玲教授从ART方案和影响ART成败的主要因素入手,针对患者生殖基础的缺陷、情志心理因素及施术的不同阶段、患者饮食起居宜忌等方面,寻求中医中药的切入环节和思路,应用中医手段进行辅助治疗,并在临床实践中逐步探索、完善,形成了ART中医辅治的思路与方案,如图3-1所示。根据IVF施术前后应把握的关键(关注生殖状况、追溯宿病史、了解宿术史),融练临证调治的基本理论、找准症结精准施治,与ART常规方案相适应,制定了中医辅治相应的诊疗方案,协保施术成功。

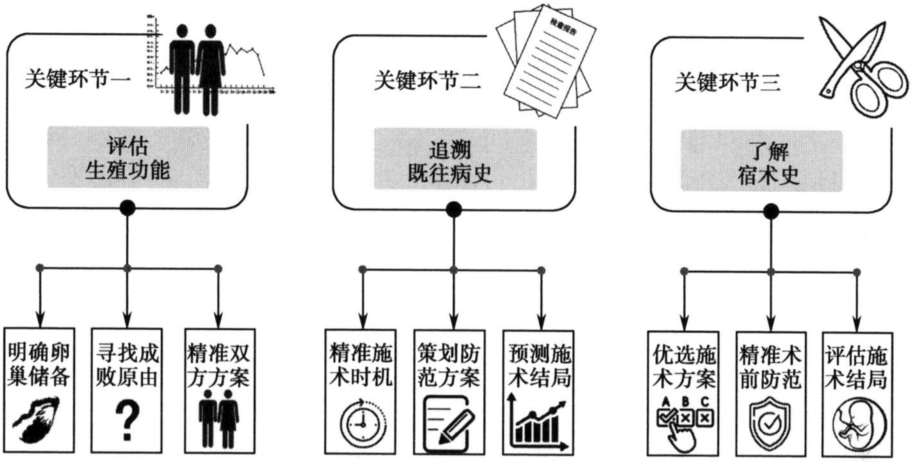

图 3-1　辅助生殖技术中医临床诊疗关键环节图

一、中医临床诊疗关键

(一) 评估体外受精施术前后生殖状况

1. 男女双方生殖评估内容

⑴ 女方检查：对女方的生殖功能评估应包括年龄、性功能评定、卵巢功能评判(病史、生殖内分泌检查)、输卵管功能评判、子宫内膜容受性、免疫状态、血栓前状态等。

⑵ 男方检查：对男方的生殖功能评估应包括性功能检查、男方精液常规、精浆生化、生殖内分泌检查、免疫检查、遗传相关检查等。

2. 生殖状况评估目的

⑴ 卵巢尚存多少卵泡：结合年龄、生殖内分泌检查(基础性激素、AMH、INH-B)以及 AFC 评估患者尚存卵泡数目，了解患者卵巢储备功能。

⑵ 患者生育力尚留多长时间：结合年龄、生殖内分泌检查(基础生殖激素、AMH)、AFC 以及既往促排过程中卵巢对促排药物的反应(卵巢高反应 / 卵巢低反应)评估患者生育存留时间。

⑶ 评估 IVF 成败原因：结合患者年龄，既往生育史、手术史，既往 IVF

促排过程中卵巢对促排药物的反应性，成熟卵泡率，成熟卵泡受精情况，生殖系统解剖情况、子宫内膜容受性、免疫状态、内分泌情况、血栓前状态等评估 IVF 失败原因。

(4) 精准 IVF 调治方案：通过评估患者 IVF 失败因素，调整再次 IVF 促排方案 / 复苏方案，是否需要增加预处理、是否改善免疫情况、血栓前状态、内分泌紊乱、提前保胎等。

(5) 决策配偶同治：结合患者配偶的精液常规、精液碎片率、免疫检查分析、精卵受精情况，决策配偶是否同治，或决定是否改变受精方式。

(二) 追溯体外受精施术前宿病史、宿术史

1. 追溯体外受精施术前宿病史、宿术史

(1) 卵巢：结合患者既往超声检查、腹腔镜检查，了解患者卵巢是否患有卵巢缺如、卵巢囊肿、卵巢子宫内膜样囊肿、畸胎瘤等卵巢器质性病变。既往是否有卵巢相关手术史，如卵巢囊肿剥除术、卵巢子宫内膜样囊肿剥除术、畸胎瘤剥除术等。

(2) 子宫：结合患者既往病史、既往超声检查、宫腹腔镜联合术史，了解患者是否患有子宫肌瘤、子宫腺肌瘤（症）、子宫内膜息肉、子宫憩室、子宫内膜偏薄、子宫内膜粘连等。追问是否有子宫肌瘤、子宫腺肌瘤挖除术、子宫内膜息肉摘除术、子宫内膜宫腔粘连分解术等。

(3) 输卵管：结合患者输卵管造影结果、超声检查、腹腔镜检查，了解患者输卵管是否通畅、是否有积液；了解患者输卵管是否有行输卵管整形术、是否行输卵管结扎或切除术。

(4) 盆腹腔：结合患者既往病史，了解是否有盆腔结核病史、是否有盆腔手术病史。

(5) 内分泌、免疫疾病：追问患者是否合并内分泌紊乱（甲状腺相关疾病、胰岛相关疾病、高雄激素血症、高催乳素血症等）、免疫相关疾病（追溯结缔组织疾病、系统性红斑狼疮等），了解是否有甲状腺腺瘤、垂体瘤切除术等手术史。

2. 追溯目的

(1)策划防范方案:明确疾病诊断,抓住主要矛盾。通过全面了解患者卵巢、输卵管、子宫、盆腹腔情况,找出患者不孕主要原因,抓住主要矛盾。如:卵巢功能下降导致卵泡质量下降、胚胎质量下降,应以改善卵巢功能为主;若为输卵管堵塞、输卵管通而不畅、输卵管积水等因素导致不孕,中医外治法无效后建议必要时输卵管结扎 / 切除,或者行 ART;若为子宫容受胚胎着床环境异常需早期干预治疗。

(2)精准施术策略:结合患者卵巢功能及生育需求制定不同诊疗思路。如患者年龄低于 35 岁,卵巢功能可,可解决主要矛盾的同时采取监测卵泡、BBT 监测等方式指导怀孕;若患者高龄,或者卵巢功能下降,或者生育需求迫切者,必要时建议行宫腔内人工授精(intrauterine insemination,IUI)/IVF/ICSI,并根据试管周期流程治疗。

(3)预测施术结局:追问患者病史,预测患者卵泡、胚胎质量,预测种植结局,必要时告知患者异位妊娠风险、胚胎畸形风险等。

二、临床目标及用药原则

尤昭玲教授在中医药辅治生殖技术中,吸取中西医妇科生殖理论精髓,提出生殖链 - 终端效应模式:基于“巢宫论”“泡膜论”“纳胎论”“冰山论”的理论指导下,能精准、安全、有效地指导临床,如图 3-2 所示。其临床目标及用药原则如下。

(一) 辅助生殖技术中医辅治守则

1. 施术前——析因而辨治,勿忘自孕可能

在实施 IVF 前,临证者须仔细追问宿病史、宿术史,结合相关检查、检验正确评估患者的生殖功能,仔细分析其“痼疾”与“新病”之间的关系,并且根据患者生育要求治疗其基础病变,但同时须伺机紧握患者自孕机会。

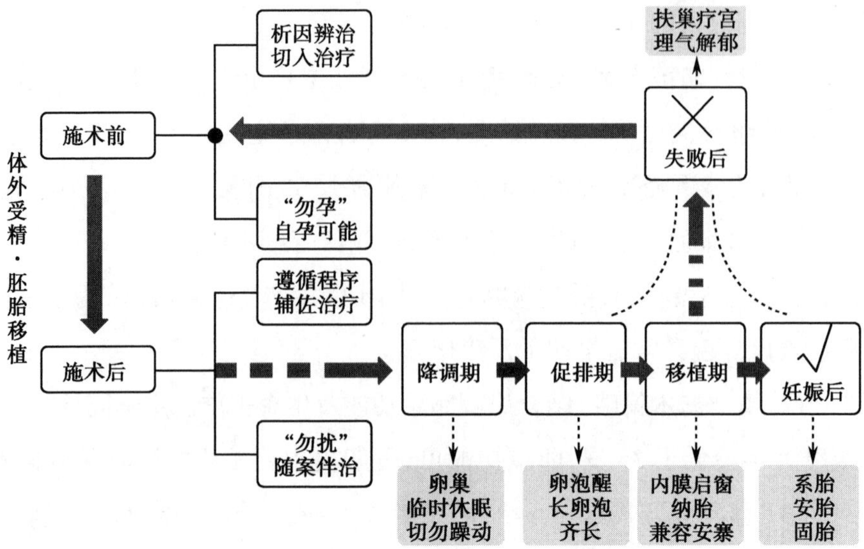

图 3-2　辅助生殖技术中医辅治临床目标及用药原则路线图

2. 施术后——勿扰施术程序，随案而伴治

在实施 IVF 后，按照“四期三法”调治，遵循 IVF 周期治疗原则，切勿破坏施术流程，辅助试管婴儿进行调治。

（二）辅治目标及原则

1. 体外受精 - 降调期 - 临证调治目标及原则

(1) 调治目标：降调期处于低激素状态，卵巢临时休眠，卵泡发育处于相对静止期，因此此期用药应助巢安静，使卵泡更具均一性。

卵巢临时休眠，卵泡切勿躁动——达到 IVF 施术者期待的最佳降调状态。

(2) 用药原则：

1) 处方用药宜静而勿动。

2) 切勿使用活血化瘀、通经活络、温补肾阳、暖巢动泡之品及治疗方法。以防卵泡大小不一，降低降调效果。

3) 切勿使用改善降调后出现相关临床症状（潮热 / 多汗 / 失眠 / 月经量少等）的药物，或补肾温肾之品（中成药），以防冲抵降调效果。

2. 体外受精 - 促排卵期 - 临证调治目标及原则

(1)调治目标：促排卵期募集卵子发育成熟，此期用药促进优质卵泡生长同步化、快速发育和长养，以利于顺利取卵。

卵泡醒长，卵泡齐长——达到 IVF 施术者期待的适度数量 / 优质卵子。

(2)用药原则：

1)处方用药宜宣扬而勿燥。宣扬则悠散，以助唤休眠于巢内之卵泡，醒而齐长。

2)忌用收敛固涩、凉巢寒宫之药品和治疗方法，谨防缩泡 / 灭泡 / 影响卵泡长养。

3)忌用辛温宣散助泡之品，以防卵泡过多而致 OHSS 发生；以防卵泡生长过快而致空泡；以防卵泡大小不一而致配胚量少质差。

3. 体外受精 - 移植后 - 临证调治目标及原则

(1)调治目标：由于促排卵期药物使用，导致患者黄体功能下降，影响胚胎种植窗，因此此期用药应加速取卵后子宫内膜的黏附能力，促进胚胎种植和长养，尽可能与 ET 胚胎发育同步。

内膜应启窗纳胎，膜胚应兼容安寨——达到 IVF 施术者期待的胚胎最佳着床环境。

(2)用药原则：

1)处方用药宜摄而勿固。

2)应健脾 - 养膜纳胎，健脾 - 摄胚托胎，慎用温燥、温补、固涩之品，以防内膜因灼、涩、固而影响开窗纳胎。

4. 体外受精 - 妊娠后 - 临证调治目标及原则

(1)调治目标：确认妊娠后，为减少流产率，提高临床妊娠率，此期用药以帮助患者顺利度过早孕期为目的。

系胎、安胎、固胎——使达到顺利着床的胚胎于宫中安营扎寨。

(2)用药原则：

妊娠期：宜固勿燥，应益肾 - 固胚系胎，慎用温燥、温补、滑泄之品，提防灼胚动胎。

胎漏、胎动不安：宜健脾摄血、凉血止血、固肾涩血为主，切记慎用hCG，以防伤巢损胎。

5. 体外受精－失败后－临证调治目标及原则

(1) 调治目标：抚巢疗宫，理气解郁——寻找分析失败原由；策划精准治疗方案。

(2) 用药原则：

1) 处方用药宜养而勿过补，清而勿过寒。

2) 因IVF超促排致卵多而巢肿，取多而致巢损，勿过用温燥补益之品，助卵伤巢。因胚曾留宿胞中，应祛其残存，清而勿过用寒凉收涩之品，防关门留寇。

第二节　术前双方生殖功能评估

ART术前生殖功能评估主要从性功能、卵巢功能、输卵管功能、子宫的功能、生殖免疫状态、血栓前状态、病原体检查等多方面进行。

一、女性生殖功能评估

(一) 性功能评估

女性性功能障碍分类较多，均依据女性性反应周期划分。1998年美国泌尿系统疾病性功能健康委员会在综合各种分类的基础上提出新的分类方法，将性功能障碍分为以下四类：性欲障碍、性唤起障碍、性高潮障碍、性交疼痛障碍。

1. 性欲障碍

包括低反应性性欲障碍和性厌恶。低反应性性欲障碍指持续或反复发生的性幻想或欲望低下或缺如，并引起心理痛苦。性厌恶是指持续反复发生的恐惧性性厌恶和避免与性伴侣接触，并引起心理痛苦。

2. 性唤起障碍

指持续反复发生不能获得或维持足够的性兴奋，并引起心理痛苦。具体表现为性活动时主观上持续缺乏性愉悦和性兴奋，客观上部分或完全缺乏阴道湿润和生殖器充血。

3. 性高潮障碍

指足够的性刺激和性兴奋后，持续或反复发生性高潮困难、延迟或缺如，并引起心理痛苦。

4. 性交疼痛障碍

①性交痛：指反复或持续发生与性交相关的生殖器与盆腔疼痛。②阴道痉挛：指反复或持续发生阴道外 1/3 段肌肉不由自主痉挛以干扰或阻止阴茎插入，并引起心理痛苦。③其他性交痛：指反复或持续发生由非性交性刺激引起的生殖器疼痛。

（二）卵巢功能评估

卵巢主要有两大功能，即卵细胞发育成熟并排出的生殖功能与卵细胞成熟过程中产生女性激素的内分泌功能。一般从卵巢的储备功能、排卵功能及黄体功能三个方面评价卵巢功能。

1. 病史及体格检查

病史：了解婚育史及月经史，月经史重点了解月经周期规律性。规律的月经是卵巢功能正常的标志，可起到初步判断的作用。

体格检查：着重了解盆腔各器官及第二性征发育情况，包括子宫大小、位置、形态、两侧附件区是否有肿物、毛发分布情况、体型与体重、乳房发育状况及乳头有无液体分泌等，如上为卵巢激素发挥作用的重要靶器官，一定程度上可间接反映卵巢功能。

2. **生殖内分泌激素测定**

女性生殖内分泌激素主要包括下丘脑、垂体和卵巢分泌的激素。各器官分泌的激素水平相互调节，相互制约，以发挥正常的生理功能。性成熟期是以卵巢周期性排卵和性激素周期性分泌为特征。因此，测定下丘脑 - 垂体 - 卵巢轴各器官分泌激素水平，对客观评价卵巢功能具有重要意义。

(1)雌激素： 雌激素包括雌酮（E_1）、雌二醇（E_2）、雌三醇（E_3），其中以 E_2 活性最强，是卵巢分泌的主要激素之一，通过测定血中 E_2 水平能比较准确判断卵巢功能。若无排卵则雌激素无周期性变化；若闭经，雌激素水平偏低，闭经原因可能为卵巢功能低下，也可见于下丘脑 - 垂体功能失调。血中雌激素作为监测卵泡发育、成熟的标志，在卵泡早期监测基础 E_2 水平可判断卵巢储备功能；雌激素也是青春期性腺启动和诊断女性性早熟的指标之一，临床以 8 岁以前出现第二性征发育诊断为性早熟，血 E_2 水平>9pg/ml 为性腺启动的指标之一。

(2)孕激素： 黄体中期血孕酮水平 ≥ 5ng/mL 提示有排卵，黄体期血孕酮水平低于生理值，提示黄体功能不全，月经来潮第 4~5 天血孕酮水平仍高于生理水平，提示黄体萎缩不全。

(3)垂体促性腺激素测定： 腺垂体在下丘脑促性腺激素释放激素控制下分泌促性腺激素，包括卵泡刺激素和黄体生成素，随月经周期而出现周期性变化。FSH 作用刺激卵泡生长、发育、成熟，并促进雌激素分泌。FSH 与 LH 在卵泡早期处于低水平，以后逐渐上升，至排卵前 36h 左右同时出现高峰，特别是 LH 的陡峰是预测排卵的重要指标。

3. **卵巢储备功能评估**

卵巢储备功能是指卵巢皮质区内能生长、发育、形成可受精卵泡的存留卵泡数量和质量，反映女性潜在生育能力。卵巢能存留的可募集卵泡数目减少，卵巢产生卵子的能力减弱，卵母细胞质量下降，导致生育能力下降，称为卵巢储备功能降低。卵巢储备功能评估手段主要分为两类：一是卵巢的静态评估，包括年龄、基础性激素测定、AMH 值、超声检查卵巢大小、基础窦状卵泡数目和卵巢间质血流状态等。二是卵巢的动态评估，包括卵巢刺激试验，如氯米芬刺激试验等。

(1)年龄：临床研究将年龄≥35岁女性称为高龄女性，随着年龄的增加，卵巢储备功能减退，卵泡数量急剧下降，雌激素、孕激素、血清AMH值及血清雄激素水平均随年龄增加而减少，女性生育能力降低，临床妊娠率与年龄呈负相关。年龄大于40岁是公认的POR的高危因素，卵子质量下降通常是由于卵子减数分裂不分离，导致高龄女性早期胚胎的非整倍体率增加，自然流产率也随之增高。

(2)FSH/LH比值：监测血清LH也具有一定的预测价值，但生理状态下随着卵巢功能降低，FSH和LH均上升，而FSH水平比LH升高更显著。因此卵巢储备功能减退首先表现为FSH/LH比值升高，其是评价卵巢功能的良好指标之一。研究表明，FSH/LH>3.6作为评价卵巢储备力减退的指标；对于早发性卵巢功能不全(POI)的诊断，要求至少2次血清基础FSH≥25U/L(间隔四周)，亚临床期POI其FSH水平可在15~25U/L。

(3)血清抑制素B水平(INH-B)：抑制素由卵巢颗粒细胞分泌，主要生理作用是反馈性抑制垂体FSH的分泌。在正常月经周期中，INH-B在早中卵泡期分泌达高峰，有效抑制FSH分泌，以后逐渐下降。据此认为INH-B作为颗粒细胞的分泌产物对卵泡发育起着重要作用，其血清浓度可以反映卵泡数量和卵泡发育状况，故可作为评估卵巢储备功能的直接指标，而FSH仅为间接指标，有研究表明INH-B降低可能是卵巢储备功能减退的更早期指标。当月经第3天血清INH-B水平<45pg/ml，预示DOR和POI。

(4)抗米勒管激素(AMH)：抗米勒管激素随着年龄的增长而下降，绝经后期消失。女性AMH主要表达于卵巢生长卵泡的颗粒细胞，窦前卵泡和小窦状卵泡表达水平最高。在月经周期中，血清AMH水平随着卵泡的生长成熟逐渐降低，说明窦卵泡经历逐渐减少，最后发育成熟的过程。AMH是最早随年龄增长发生改变的指标，18~29岁的AMH水平相对静止稳定在 2.85~3.75ng/ml，30 岁以后开始下降，37 岁可下降至 1.43ng/ml，AMH 和卵巢储备功能直接相关，当 AMH<1.1ng/ml 时预示卵巢储备功能减退。

(5) 阴道超声检查：有研究认为卵巢体积反映卵巢年龄，在 IVF 治疗中年龄和卵巢体积是卵母细胞获得数的独立预测因素，卵巢体积<30mm×30mm×30mm，则提示卵巢功能低下。有学者认为 AFC<5 枚为静止卵巢，5 枚≤AFC≤15 枚为正常卵巢，AFC>15 枚卵泡为多囊样改变卵巢。依据这个标准，可以初步预测患者的卵巢对促性腺激素的反应。或阴道四维彩超于排卵期（第 11~14 天）提示单侧卵泡<5 枚或双侧卵泡<9 枚可考虑 DOR。

(6) 氯米芬刺激试验：氯米芬刺激试验检测的是氯米芬刺激后卵巢的反应能力。临床常用方法是在月经周期第 3 天测定血基础 FSH 和 E_2 水平，然后在第 5~9 天口服氯米芬 100mg，第 10 天重新测定 FSH 和 E_2 水平，FSH 水平异常升高>10IU/L，或两次 FSH 之和大于 26IU/L，则提示卵巢储备功能减退。具有正常卵巢储备者用氯米芬刺激后卵泡产生的抑制素和雌激素能克服氯米芬对下丘脑 - 垂体轴的影响，在周期第 10 天，将 FSH 控制在正常范围。卵巢储备功能减退时，卵泡发育不佳，颗粒细胞产生抑制素减少，卵巢受刺激后 FSH 升高。

(7) 基础体温监测：在月经周期中，BBT 监测随卵巢刺激分泌呈周期性变化，正常育龄期妇女排卵后，孕激素作用于下丘脑体温调节中枢，使体温升高 0.3℃ ~0.5℃，卵巢黄体持续 12~16 天，孕激素分泌及体温升高平均持续 14 天，将每日的 BBT 连线则呈双向曲线，称 BBT 双向型；若 BBT 曲线无上升改变而呈单向曲线，称 BBT 单向型，提示无排卵。BBT 监测简便易行，无创伤，是了解卵巢功能最常用的方法之一。

4. 甲状腺功能

甲状腺激素对卵巢功能可产生影响，具体表现在以下方面：①直接参与和影响卵巢雌激素的代谢，是甾体激素合成、分解和转化过程中不可缺少的重要因素；②通过垂体促性腺激素FSH和LH的分泌调节卵巢的功能。少量的甲状腺激素促进黄体生成素的分泌，适量的甲状腺激素维持垂体与性腺功能的平衡，大量的甲状腺激素则抑制促性腺激素的分泌；③甲状腺激素可对卵巢产生直接的抑制作用，降低卵巢对垂体的敏感性；④甲状腺激素使性激素结合球蛋白水平增加，调节循环血中的性激素活性及促性腺激素的反应性。

由于甲状腺的作用广泛，与女性的性激素分泌关系密切，后者又可直接影响卵巢功能，所以甲状腺功能异常如甲状腺功能亢进或减退的妇女易发生月经紊乱、不孕或流产及妊娠并发症，对后代健康产生长期的影响。

（三）输卵管功能评估

输卵管是精子和卵子相遇并受精的场所，也是向宫腔运送受精卵的通道。了解输卵管的管腔形态及其通畅性可评估输卵管功能，是生殖功能评估的重要步骤。常用的输卵管检查有输卵管通气、输卵管通液、子宫输卵管造影、子宫输卵管超声造影和腹腔镜检查等。目前临床上常用的是子宫输卵管造影、输卵管通液术和腹腔镜检查。

1. 输卵管通液术

输卵管通液术是检查输卵管是否通畅的最常用的方法并具有一定的治疗作用，通过导管向宫腔内注入液体，根据阻力大小，有无回流，注入液体量及患者感觉等判断输卵管通畅情况。

2. 子宫输卵管造影

子宫输卵管造影（hysteron salpingography，HSG）是一项评估输卵管通畅性的检查，是通过导管向宫腔及输卵管注入造影剂，根据造影剂在子宫及盆腔里的显影情况，了解输卵管是否通畅。常用40%碘化油或76%泛影葡胺10ml注入宫腔及输卵管后立即进行盆腔X线摄片，24h后再次进行摄片，以判断输卵管通畅性。HSG可显示宫腔及输卵管的全部形态，准确判断子宫腔和输卵管内是否有病变及腔道通畅情况。注入造影剂立即进行盆腔X线摄片显示正常子宫腔呈三角形，双侧输卵管显影，自然弯曲,形态柔和,24h后摄片盆腔内见造影剂弥散均匀,提示输卵管通畅。

3. 子宫输卵管超声造影

逐渐应用于输卵管通畅性的临床评价。

4. 腹腔镜检查

腹腔镜检查能直视盆腔内各器官的解剖结构和解剖关系,镜下通液不但能观察亚甲蓝液通过输卵管的全过程,了解输卵管的通畅情况,梗阻部位,同时也能观察输卵管的蠕动与活动范围,输卵管与其周围组织粘连情况。

(四)子宫功能评估

子宫发育异常如:先天性无子宫、始基子宫、幼稚子宫、双子宫、双角子宫、中隔子宫、单角子宫、残角子宫,影响孕卵的正常着床,与女性不孕密切相关。子宫腺肌症、子宫肌瘤、子宫内膜息肉、子宫内膜异位症等主要影响子宫内膜的容受性,以下主要讨论对子宫内膜容受性的评估。

1. B型阴道超声

可作为评价胚胎着床能力的方法,对观察子宫内膜厚度及形态变化,评估子宫内膜容受性有重要意义。超声上主要以子宫内膜厚度及体积、回声强弱等参数来体现,能较好反映子宫及内膜形态学状况及其功能,从而可以推测子宫内膜的容受性。当子宫内膜厚度位于10~14mm时,子宫内膜容受性好,对胚胎种植的接受力强,胚胎着床率高。

2. 核磁共振成像(MRI)

利用MRI信号的强弱清晰地显示子宫内膜厚度和宫腔容量。MRI是了解子宫内膜容受性最有效的方法之一。

3. 子宫内膜活检

黄体期子宫内膜活检,能反映体内激素水平和内膜组织学形态,但因具有创伤性其使用受到限制。在“着床窗口期”子宫内膜表达许多特异蛋白,可作为子宫内膜容受性标志物,分析子宫内膜容受性标志物能更好预测胚胎能否成功着床。

（五）子宫内膜容受性评估

1. 宏观评估方法

在子宫内膜容受性（ER）的临床评估工作中，超声，特别是彩色多普勒超声的应用不仅对于妇产科器质性疾病有特异性价值，而且从超声检查获得的子宫内膜厚度、类型、容积及内膜下血流状态等已经成为临床工作中评估 ER 的有效指标，因其有无创性、重复性、实时监测和可预测性的特点而更具有临床应用和研究的价值，成为临床工作中评估 ER 的首选。

（1）子宫内膜的厚度：此是指测量内膜基底层和基层交界处前壁到后壁之间的最大距离。内膜厚度可能是子宫内膜发育的最简单和最可重复的测量指标。有研究表明，最适合胚胎着床的内膜厚度为 9~14mm，内膜厚度<7mm 时被认为妊娠发生的可能性降低。多数回顾性文献和临床工作中常推荐内膜厚度<7mm 时称为薄型子宫内膜，并认为薄型子宫内膜会影响胚胎着床，成为胚胎着床的不利因素之一。随着子宫内膜厚度增加，胚胎种植率和妊娠率有升高趋势。

（2）子宫内膜类型：内膜类型是指对内膜和肌层相对回声状态的一种分型方法。除内膜厚度外，内膜形态分型也被用来预测 ER。Goden 和 Casper 将内膜分为 A 型（三线征）、B 型（均一的中等回声，腔中线可见）和 C 型（均质强回声，宫腔中线不可见），雌二醇和孕酮周期性作用于子宫内膜，呈现从 A 到 B 到 C 的理论性的周期性变化。在 IVF 治疗中，多数研究认为 hCG 日 A 型或者 B 型子宫内膜最有利于胚胎着床，并以此图像来预测妊娠结局。特别是在 hCG 日将内膜形态（A 型 /B 型）、内膜厚度（7~14mm）和内膜下血管舒张末期血流结合在一起预测胚胎着床的可能性时，敏感性和特异性都可达到 80% 以上。

（3）三维超声能量多普勒（3D-PDA）：测量子宫内膜容积使用 3D 阴道超声技术，通过体积测量和重建，获得子宫内膜容积。采用内膜容积参数在 IVF 周期中预测妊娠率也是在近十年才开始引起关注。在未孕女性宫腔容积的观察中，发现宫腔平均容积为 $1.23cm^3$，范围是 $0.23cm^3$~$5.5cm^3$。

宫腔容积也随月经周期呈现周期性变化，并与内膜厚度呈显著相关。

（4）子宫内膜血流状态：应用子宫动脉各种指标评价 ER 方面，许多学者做了大量研究，普遍认为子宫动脉的超声参数评估 ER 有一定临床意义。早期通常将子宫动脉搏动指数（PI）和阻力指数（RI）作为评价 ER 的血流指标，但子宫动脉主要供应的是子宫肌层的血流，而子宫内膜的血流灌注来源于子宫动脉的终末支螺旋动脉，因此，并不能完全反映内膜的血流灌注。

（5）子宫内膜蠕动波：子宫内膜本无运动，蠕动来自于子宫平滑肌收缩的结果。按照分离系统将子宫内膜蠕动分成五种类型，在不同卵巢周期时间呈现不同的蠕动方式，内膜蠕动幅度 / 频率也对胚胎着床有一定影响。

2. 经阴道四维彩超

（1）关注环节和检测的时间：强调关注五个环节，即检测时间、卵巢、卵泡、子宫、内膜；使用四维彩超检测时间为月经周期第 11~15 天，两次对比，对比双侧卵泡数目，卵泡与内膜是否同步兼容，卵巢 / 子宫 / 输卵管是否有相关病变，从而动态、精准地把握。

（2）观察卵巢基本特征与价值：卵巢四维彩超主要特点为单侧卵巢长度>40mm，则提示卵巢体积偏大，若两条径线相加除以 2 小于 20mm，则偏小。卵巢形状：蜂窝状、串珠状、实性；通过关注以上状态了解其是否萎缩 / 病变 /DOR，精确分析卵巢对子宫内膜容受性的影响。

1）卵泡 - 数量 - 速度 - 形态：

数量：数量多见于单侧>12 枚，或双侧>24 枚；数量少见于单侧<5 枚，或双侧<9 枚。

速度：长速慢见于排卵>18 天；长速快见于排卵<11 天。

形态：扁卵泡见于长径减去短径>3mm；若>6mm，易致黄素化。

2）卵泡 - 位置 - 布局：

位置：正常为居中，不可远离皮质。

布局：若发生串珠状、蜂窝状等病变，多对子宫内膜容受性产生影响。

(3)观察子宫基本特征与价值:

四维彩超可检查子宫以下主要问题。体积:大/小。容积:大于 $3cm^3$。深度:大于35mm。形状:纵隔、单角、双角、T型。创伤:子宫憩室/手术史。

(4)观察子宫内膜基本特征与价值:

1)内膜厚度临证价值

内膜薄则排卵期<7mm,排卵后<8mm;若<6mm易发生着床率低、生化率妊娠率高、稽留流产率高等情况;

内膜厚见于排卵期>12mm,排卵后>14mm;若>13mm易发生着床率低、生化妊娠率高、稽留流产率高等情况。

2)子宫内膜类型临证价值:内膜类型:A/B/C;如C型,提示着床率低、生化妊娠率高、稽留流产率高等风险。

3)子宫内膜结构临证价值:内膜结构:宫腔线居中,内膜肌层结合带均匀,宫腔内整体均匀;子宫内膜异位症、腺肌瘤易发生着床率低、生化妊娠率高、稽留流产率高等情况。

4)子宫内膜血流临证价值:

内膜血流:来源确保子宫肌层和内膜血流的灌注,而子宫动脉、浆膜下层弓动脉、内膜下层放射状动脉、内膜基底层动脉、内膜层螺旋动脉、子宫动脉终端末支受激素影响,可发生周期性变化,直接影响内膜的血流灌注导致内膜容(盛)+受(相付)功能异常;

内膜血流信号分级——四级:0级、1级、2级、3级。

5)内膜血流灌注-临证价值:内膜血灌依赖于子宫动脉、浆膜下层弓动脉、内膜下层放射状动脉、内膜基底层动脉、内膜层螺旋动脉、子宫动脉终端末支;主要血管参数有:血流指数(flow index,FI)、血管化血流指数(vascular flow index,VFI)、血管化指数(vascularization index,VI)、搏动指数(PI)、阻力指数(RI)、血流收缩期峰值流速与舒张末期流速的比值(S/D)。

6种血管参数从不同角度反映子宫-内膜的血流灌注,其中最重要的参数：阻力指数（RI）、搏动指数（PI）、血流收缩期峰值流速与舒张末期流速的比值（S/D）。血管参数价值如下。

增生早期：子宫动脉舒张期缺如或低血流时 PI、RI 升高。

增生晚期：动脉扩张、血流增多时 PI、RI 下降；低阻力时 PI 值约 1.0~1.99；中阻力时 PI 值约 2.0~2.99；高阻力 PI>3，RI>0.9，PI 或 RI 值越高，内膜血流灌注越不充分，内膜容受性越差。

着床窗口期：PI>3.0，RI>0.9 易发生着床率低，生化率高，稽留流产率高等情况；重要关注子宫螺旋动脉阻力 VI-VFI-FI 对 ER 影响：影响胚胎穿入与植入；内膜血供异常易发生着床率低、生化妊娠率高、稽留流产率高等情况。

6）内膜蠕动临证价值：①内膜蠕动。无蠕动呈静止状态，正向蠕动为宫颈至宫底，负向蠕动为宫底至宫颈，且幅度大，节律强。②双向蠕动。宫颈、宫底同时收缩，向心。③不规则蠕动。幅度小，无规律，收缩频率不一。④着床窗口期。内膜应处于静止状态，避免发生由宫颈向宫底方向蠕动。内膜蠕动异常可能造成着床率低、生化妊娠率高、稽留流产率高等问题。

3. 微观评估方法

（1）分子生物学评估：

1）同源框基因（HOX）：HOX 是转录调节基因，是胚胎组织形态的主要调控基因。已经有充分的证据证明 HOX 在人类子宫内膜分泌期中晚期强表达，并且与胞饮突、整合素协同作用，共同完成胚胎种植过程。在这个过程中位于 7 号染色体上的 HOXA10 基因对胚胎着床影响最大。

2）整合素家族：整合素是存在于细胞表面的跨膜糖蛋白受体，是由 α、β 两个亚单位以非共价键形式构成的异源二聚体，参与细胞间、细胞与细胞外基质间的相互黏附并介导细胞与细胞外基质间的双向信号传导，属于细胞黏附因子家族中的重要成员。整合素 αν 亚单位、整合素 β_3 亚单位被认为是最佳的子宫内膜标志物之一。

3）白细胞介素 -6：白细胞介素 -6（interleukin-6，IL-6）是一种具有多种生物学功能的分泌型糖蛋白，通过结合靶细胞膜上的LIF受体启动细胞内一系列信号通路，完成信息传递，使细胞产生生理或病理变化。子宫内膜中LIF-6的表达与生育的关系密切，LIF-6随月经周期变化并在黄体中、晚期达峰值，与胚胎的种植窗时间吻合，因此，也被认为是ER的标志物之一。

4）微核糖核酸：微核糖核酸（microRNA，miRNA）是含有19~22个核苷酸序列的短链非编码核糖核酸（RNA），虽然它可调节受卵巢激素调控的结构塑造、代谢、子宫内膜细胞与植入的胚胎交流能力等重要信号通路，但对ER建立过程中miRNA的研究尚不是很多，多数研究结果来自动物实验。

（2）胞饮突：胞饮突是一个组织形态学指标，需要进行内膜活检后才能完成。它是特异性出现于种植窗期子宫内膜腔上皮与腺上皮的大而平滑的膜状凸起，其发育过程可分为发育中、成熟和退化3个阶段。可通过扫描电镜观察，其表达与雌、孕激素水平有关，胞饮突表面有多种与胚胎黏附及侵入相关的细胞因子、黏附分子表达。胞饮突一般出现在排卵后第6~9天，或人类正常月经周期的第20天左右，表达时间持续不超过48h，与子宫内膜种植窗期一致。因此具有反映ER的价值。

（3）子宫内膜容受性微阵列：由于大量的资料证明ER的建立有赖于多因素间复杂、协调的网络关系的调控，因此，单一因素的研究结果在临床工作中的限制突显出来，由此出现了子宫内膜容受性微阵列（endometrium receptivity array，ERA）技术。在正常月经周期女性出现LH峰值后的第2天（LH+2）和第7天（LH+7）进行子宫内膜诊刮，或者是在HRT周期E_2高峰后加用孕酮的第5天进行检测。使用基因表达谱cDNA芯片（含有基因数量为使用方进行基因订制），高通量、高效率筛查ER的相关基因。

（六）生殖免疫状态评估

女性免疫功能异常是造成不孕的最常见原因。

1. 不孕不育抗体检测

(1) 抗精子抗体：抗精子抗体(anti-sperm antibody, AsAb)是最早被认识的一类与不孕发生有关的自身抗体，AsAb一般认为是由于在患者患有生殖道感染性疾病或损伤、经期或是生殖器官异常出血的时候进行性行为所产生，在这些情况下，精子作为抗原，可透过患者的生殖道黏膜上皮细胞层，进入患者体内，与患者体内的免疫细胞接触，产生抗体，作用于精子，影响其活动，造成不孕。

(2) 抗子宫内膜抗体：抗子宫内膜抗体(endomysium antibodies, EmAb)以子宫内膜为抗原，一般多见于子宫内膜异位症患者，或是经历过人工流产的患者，刮宫时遗留的胚囊也可能导致该抗体的产生，从而导致不孕或流产。

(3) 抗心磷脂抗体：抗心磷脂抗体(anticardiolipin antibody, ACA)将人体的心磷脂作为抗原，可造成人体内血栓的形成，从而导致胎盘的供血不足，血流量减少，引起流产，同时ACA会引起子宫肌层中的前列环素的减少，造成流产，与患者的反复流产有关。

(4) 抗卵巢抗体：抗卵巢抗体(antiovarian antibody, AoAb)卵巢抗原的增加是引起AoAb含量上升的主要原因，AoAb可以影响卵泡发育，破坏卵细胞，甚至可以引起卵巢损伤，导致不孕。

(5) 抗透明带抗体：抗透明带抗体(anti-zona pellucida antibody, AzpAb)可以维持透明带结构，增加精子穿透透明带的阻力，加大了受精的难度，从而降低受孕的可能。

(6) 抗滋养层抗体：抗滋养层抗体(anti-trophoblast antibody, ATAAb)是复发性流产患者的辅助检测指标，在复发性流产患者中其水平高于正常孕妇，其机制尚不明确，但应引起足够重视。

(7) 抗人绒毛膜促性腺激素抗体：hCG是维持孕妇早期妊娠的主要激素，抗绒毛膜促性腺激素抗体(anti-hCG antibody, AhAb)会将hCG作为抗原引发免疫作用从而导致流产，主要导致复发性及继发性流产的发生。

2. 调节性T细胞检测

胚胎成功着床需要适宜的子宫内膜环境，而这一环境的最重要特征就在于充分的免疫耐受来对抗母体对胚胎所产生的免疫排斥反应，外周血和子宫内膜中CD4-T淋巴细胞、调节性T细胞（regulatory T cell，Treg cell）含量不足，进而导致免疫耐受无法正常建立、母体排斥胚胎并发生不孕。

（七）血栓前状态评估

D-二聚体（D-Dimer）是交联纤维蛋白特异的降解产物，它的生成或增多反映了凝血和纤溶系统的激活，可作为体内高凝状态和纤溶亢进的分子标志物之一。D-Dimer可作为女性患者胚胎种植前是否存在血栓前状态的筛查指标，血浆D-Dimer>0.5μg/mL可能会在子宫局部形成微小血栓而影响胚胎种植时的子宫内膜容受性。因此，应尽早行血栓前状态标志物的检测，有助于提前纠正血栓前状态，将有可能提高胚胎种植的成功率，提高临床妊娠率。

（八）病原体检查评估

发表在中国医药科学的《支原体感染与不孕不育症间关系的探讨》中表明：生殖道病原体感染对不孕不育症有很大的影响，是导致不孕不育症的重要原因。

1. 支原体、衣原体、淋病耐瑟球菌

（1）解脲支原体主要的传播方式是性传播，其引起不孕的机制主要为引起子宫内膜及输卵管的慢性炎症。除此之外，感染诱发的自身免疫反应可能与不孕相关。解脲支原体可以同时黏附在巨噬细胞和精子表面，对精子运动产生阻挡，同时还能分泌神经氨酸酶样物质对精子和卵细胞的结合产生干扰，使不孕的可能性增大。

（2）沙眼衣原体作为革兰阴性病原体有两种发育形式，即始体和原体，其中感染力较强的是原体，沙眼衣原体感染机体后主要在宫颈、尿道及精液中存活，通过性接触、直接体液接触等方式来传播。其机制可能为感染沙眼衣原体后可引起生殖道炎症及粘连，严重时致闭塞，同时可引起生殖道黏膜细胞坏死，从而使机体免疫系统与精子直接相接触，通过分泌精子抗体来杀死精子而导致不孕。同时，沙眼衣原体感染可降低宫颈黏液的葡萄糖含量，使进入宫颈的精子活力下降而影响受精过程。沙眼衣原体侵占男性附睾及前列腺可改变精液的生理功能而导致不育。

(3)淋病奈瑟球菌作为革兰染色阴性双球菌是引起不孕不育的重要病原体，其主要是通过单个植入的方式黏附在精子细胞膜表面，使细胞膜的结构受到破坏，进而入侵到精子细胞质和细胞核内，使精子内部结构受到破坏，对精子密度、活力产生严重不良影响，甚至导致精子死亡而出现少精症、无精症。朱海燕等研究发现，其也可通过侵犯输卵管引起炎症、粘连和阻塞，使输卵管上皮细胞分泌功能和纤毛摆动功能受损，而影响受精过程。

2. 优生五项

“优生五项”(又名“致畸五项”)是一组易引起胎儿感染并致畸或发育异常的常见病原体，也可通过产道或母乳致新生儿感染。检查内容包括：血清中弓形虫(toxoplasmosis，TOX)、风疹病毒(rubella virus，RV)、巨细胞病毒(cytomegalo virus，CMV)、单纯疱疹病毒(herpes simplex virus，HSV)的特异性抗体 IgM 和 IgG，简称为“TORCH”。感染不仅会引起育龄妇女的不孕，还对不良妊娠结局有影响。由于母体和胎儿间由胎盘相连，TORCH 感染后病毒也可通过胎盘感染胎儿，易造成胎儿早产、死亡或先天性畸形等多种出生缺陷，且不同的病毒对胎儿产生的影响有所不同。国内有报道混合感染的孕妇出现胎膜早破、产褥病、胎儿宫内窘迫、新生儿窒息、先天性畸形儿的出生比例明显高于单一感染组，反映多种病毒的联合作用使患者机体状况更加恶化，对胎儿的影响也更加严重。

(1)弓形虫感染：弓形虫感染是一种人畜共患疾病，猫与其他动物是传染源。后天感染轻型者常无症状，但血清中可查到抗体；重型者可引起各种症状，如高热、肌肉或关节疼痛、淋巴结肿大等；通过胎盘宫内感染者可引起死胎、早产，胎儿出生后可表现一系列中枢神经系统症状以及眼、内脏的先天损害。

(2)风疹病毒：孕妇感染风疹病毒多在怀孕 1~6 周时，除可致流产、死亡外，所生婴儿还可发生先天性风疹综合征。IgM 抗体阳性提示有近期感染，必要时应终止妊娠。

（3）巨细胞病毒：巨细胞病毒 IgM 抗体阳性提示病人近期有巨细胞病毒感染，但应结合临床情况进行具体分析。

（4）单纯疱疹病毒：主要引起疱疹性口腔炎、湿疹性疱疹、疱疹性角膜结膜炎、新生儿疱疹、疱疹性外阴阴道炎等。生殖器官以外的感染多由单纯疱疹病毒 - Ⅰ型引起，而生殖器官的感染多由单纯疱疹病毒 - Ⅱ型引起。本试验不能区分单纯疱疹病毒 - Ⅰ型或单纯疱疹病毒 - Ⅱ型。IgM 抗体阳性提示近期有单纯疱疹病毒感染。

二、男性生殖功能评估

1. 基本项目检查

主要适用于一般性筛查，主要包括病史、性功能询问、体检、精液分析等（参考值见表 3-1）。

表 3-1　WHO 精液特性的参考值下限表（第五版）

参考值	参考值下限
精液量	1.5ml（1.4~1.7ml）
总精子数	39×10^{6}（33~46）/1 次射精
精子密度	15×10^{6}（12~16）/ml
总活力（快速前向运动 + 非快速前向运动）	40%（38%~42%）
快速前向运动（a+b 级）	32%（31%~34%）
存活率（活精子）	58%（55%~63%）
形态（正常形态）	4%（3%~4%）
伊红染色	$<40\%$
低渗膨胀试验	$\geqslant 58\%$
精液 pH	$\geqslant 7.2$
圆形细胞	$\leqslant 5\times10^{6}$/ml
白细胞（过氧化物酶染色阳性）	$<1.0\times10^{6}$/ml
混合抗球蛋白反应试验（附着珠上的活动精子）	$<50\%$

续表

参考值	参考值下限
免疫珠试验(附着珠上的活动精子)	<50%
精浆锌	≥2.4μmol/1 次射精
精浆果糖	≥13μmol/1 次射精
精浆中性葡糖苷酶	≥20mu/1 次射精

2. 特殊项目检查

主要用于确诊和疾病的分类,可根据情况选做内分泌激素检查、精浆生化检查、染色体检查、睾丸穿刺及病理分类等。

3. 评估时间

过去认为未避孕未孕 1 年以上才考虑进行评估,现在认为根据夫妇对于生育的要求可以随时进行评估。

4. 通过生殖系统体检和精液分析可对男性生育力做初步判断,如有异常至少需要复查 1~2 次,因男性生育力状况变化及波动较为明显,不可草率结论。

5. 男性生殖评估还应考虑近期是否有手术、感染、发热、劳累等情况,例如发热温度达 39℃及以上对睾丸生精功能影响较大,建议两个月后或身体恢复后再进行复查。

第三节　中医临床治疗体外受精－胚胎移植实施路径及方案

中医辅治 ART 的方案分进周前和进周后两个阶段进行治疗。进周前循因论治,针对基础疾病进行治疗(详见"第二章第二节、第三节")。进周后根据 IVF-ET 的不同阶段采用分期治疗方法。尤昭玲教授制定了中医辅助 IVF 的调治准则:进周前以活血通络控制病灶;进周后进一步分期治疗,依四期三法循序助孕,降调期抚卵静养、促排卵期助泡暖巢、移植期助膜摄胎、妊娠期固胎纳胎,如图 3-3 所示。

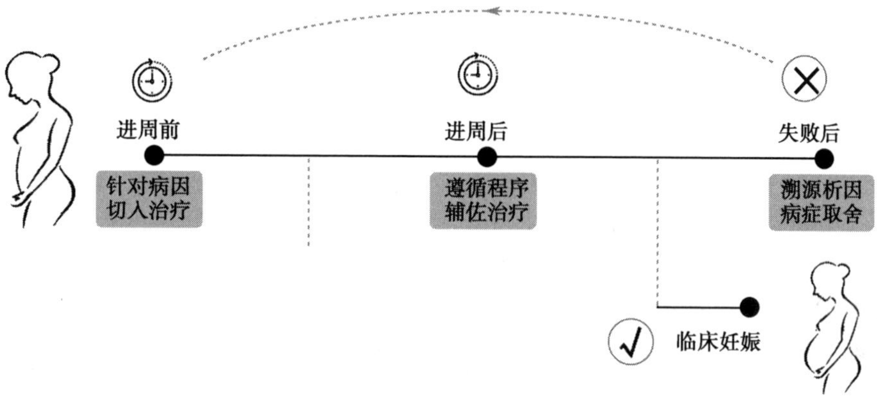

图 3-3　体外受精 - 胚胎移植实施路径框架图

一、进周前——循因论治

(一) 审证求因,循证施治

通过收集患者的病史、体格检查及特殊检查详细收集病例资料,找出患者选择 IVF-ET 的原因,针对病因痼疾在行 IVF 前进行干预治疗,如多囊卵巢综合征、高催乳素血症、输卵管积水、子宫腺肌症、慢性盆腔炎等。在治疗过程中,尤其应重视行 IVF 治疗的高龄患者,其特点为促排卵过程中出现卵巢低反应多合并子宫内膜容受性低下,卵巢功能衰竭加速的问题,因此在进周前,应早发现、早治疗并且告知患者需坚持治疗。

(二) 评估整体,预测结局

通过评估患者生殖功能,追溯宿病史、宿术史,以及针对痼疾治疗的效果,分析并评价施术的合理性,并预测中医辅助治疗的难度,分析寻找影响因素,拟定诊疗思路与方案;分析等待调理期间自然怀孕的可能性。据病史分析和预测可能导致失败的若干原因;告知患者中医辅助治疗的方案、步骤、要求；把握施术方案，兼顾病史、症状，据案而同步辅助治疗。

(三) 关心患者，心理疏导

重视患者在面对 IVF 治疗流程的烦躁不安以及对自身临床成功率的担忧，在思想上关注患者的精神压力、治疗过程中的紧张焦虑等情绪，耐心疏导，用心沟通，减弱情志心理因素对施术结局的重大影响。

二、进周后——分期治疗

通过对患者生殖功能评估，痼疾的干预治疗以及患者既往 IVF 对药物的反应情况，综合选择适合患者的 IVF 方案。进周后治疗遵循程序，中医辅佐治疗，术中辅助治疗的目标为增加获卵数、降低周期取消率，提高妊娠率、活胎率。重点是改善子宫内膜的条件，从而提高着床率。

(一) 方案适宜对象

1. 卵巢正常反应人群

卵巢正常反应的定义及诊断，尚无统一的共识或者指南。目前主要根据年龄、卵巢储备功能以及既往促排卵周期中是否存在卵巢低反应或高反应史，综合评价卵巢是否属于正常反应。单纯输卵管性因素和 / 或男性因素导致不孕的女性为卵巢正常反应人群。预测卵巢正常反应的指标有以下几点。

(1) 年龄<35 岁。

(2) 卵巢储备功能正常：1.0~1.4mg/L<AMH<3.5~4.0mg/L，AFC 为 7~14 枚，基础 FSH<10IU/L。

(3) 既往无卵巢低反应或高反应的 IVF 周期取消史。

该人群常用方案：GnRH-a 长方案、GnRH-A 方案。

2. 卵巢高反应人群

卵巢对 Gn 刺激异常敏感，致多卵泡发育，OHSS 发生的风险增加，并且超生理量的甾体激素环境可能会损害胚胎质量和降低子宫内膜容受性，影响妊娠结局。常见的诊断标准为：

(1)超促排卵周期取卵数目≥15枚或由于卵泡发育过多取消周期。

(2)超促排卵后发生中/重度OHSS。

(3)超促排卵过程中检测到直径≥12~14mm的卵泡数>20枚。

(4)超促排卵过程中发生E_2≥5 000ng/L。卵巢高反应的常见人群为PCOS患者、年轻且低BMI患者。

预测卵巢高反应的指标：

(1)年龄：年轻女性高反应者多，一般<35岁。

(2)卵巢的AFC(数目、大小、均一度)：一般AFC>20枚为高反应人群。

(3)激素水平(基础FSH、基础AMH、抑制素B)，AMH>4.5ng/L预测高反应的假阳性和假阴性率均较低。

(4)月经周期：月经周期长的稀发者发生高反应的概率大。

(5)对促排卵药物的反应：在既往的促排卵周期中有多卵泡(直径12~14mm卵泡>15枚)发育，或取卵数>18枚，或既往有OHSS发生。

该人群常用方案：GnRH-A方案、微刺激方案。

3. 卵巢低反应人群

POR是卵巢对GnRH刺激反应不良的病理状态，主要表现为卵巢刺激周期发育的卵泡少、血雌激素峰值低、Gn用量多、周期取消率高、获卵少和临床妊娠率低。2011年欧洲人类胚胎与生殖学会组织了部分对POR有较多研究的欧洲专业人员在意大利的博洛尼亚进行讨论，形成了POR诊断的共识标准，至少满足以下3条中的2条方可诊断为POR。

(1)高龄(≥40岁)或存在卵巢反应不良的其他危险因素。

(2)前次IVF周期POR，常规方案获卵<3枚。

(3)卵巢储备下降(AFC<5~7枚或AMH<0.5~1.1mg/L)。

如果年龄或卵巢储备功能检测正常，患者连续2个周期应用最大化的卵巢刺激方案仍出现POR也可诊断，若年龄≥40岁患者，有一项卵巢储备功能异常也可诊断为POR。常见人群如下：

⑴年龄>40 岁患者。

⑵前次超促排卵周期 POR 者。

⑶具有影响卵巢储备和卵巢刺激反应的获得性或遗传性疾病者，如卵巢手术、盆腔感染、盆腔化疗及放疗、免疫遗传性疾病和环境因素等。

⑷高 BMI 者。其预测指标包括基础 FSH、AFC、抑制素 B、AMH、卵巢体积、卵巢刺激实验，其中基础 FSH、AFC 和 AMH 是评价卵巢储备功能最常用的指标，也是敏感性和特异性均较高的 POR 预测指标。

该人群常用方案： GnRH-a 长方案、GnRH-a 短方案、GnRH-A 方案、微刺激方案、改良自然周期和黄体期促排卵方案。

(二) 方案步骤——四期三法

尤昭玲教授以 IVF 经典长方案为例，通过摸索经验总结出早期六期七步曲。“六期七步曲”在运用过程中，尤昭玲教授发现，分六期治疗时，期与期之间有时间间隔时间较短，常常因患者不能掌握就诊时期而错过治疗，影响疗效。经反复临床验证，根据不同的患者情况，将中药辅治诊疗方案精练成“四期三法”，让患者更能掌握就诊时期，不至于错失治疗良机。

标准 GnRH-a 长方案治疗主要分为降调期、促排卵期、移植后期和着床后妊娠期，中药辅助治疗亦紧扣四期，期期对应。并中药、耳穴埋豆及食疗三法同施，药食互补，药针互助，有效安全，应用、操作、推广性强，与 IVF-ET 施术的方式和方案相适应。

1. 降调期

降调期为低激素状态，卵巢临时休眠，卵泡发育处于相对静止期，此期卵泡切勿躁动。

脏腑辨证病位： 肝、心、脾。

辅助治疗原则： 调肝健脾，清心安神，调和阴阳，抚卵静养。

此期切勿使用活血化瘀、通经活络、温补肾阳、暖巢动泡之品及治疗方法，以防卵泡大小不一，反而间接抑制降调效果，同时切勿过早使用改善降调后出现相关临床症状（潮热 / 多汗 / 失眠 / 月经量少等）之法，或补肾温肾之品（中成药），以防冲抵降调效果。

（1）中药内服：降调方，GnRH-a 第 1 天服药，每日 1 剂，分 2 次煎服，连服 9 天。

（2）饮食疗法：降调煲，于降调第 2、9 天各服 1 煲。

（3）耳穴埋豆：与降调方同步，轻揉按穴贴，每日 2 次，每次 10min。

2. 促排卵期

促排卵期主要是运用大量外源性促性腺激素使处于原始卵泡阶段的卵细胞同时发育，以便取得更多、更均衡的优质卵泡，本期从现代医学理论来讲，主要依赖于卵泡上促性腺激素受体的活性，该活性决定卵泡是否发育以及发育的速度，治疗上存在明显的个体差异性。

脏腑辨证病位：肾、心、脾。

辅助治疗原则：益肾助卵，温阳通络，交通心肾，助膜长养。

本期应以促进优质卵泡生长同步化、快速发育和长养为目的，利于顺利取卵，并使内膜同步长养；处方用药宜宣扬而勿燥，以助唤醒休眠于巢内之卵泡，醒而齐长。忌用收敛固涩、凉巢寒宫之药品和治疗方法，警防缩泡、灭泡，影响卵泡长养。

（1）中药内服：促排方，促性腺激素（Gn）当日始服，连用 8 天。

（2）饮食疗法：促排煲，打促排针第 3 天当日服用。

（3）耳穴埋豆：与促排方同步，轻揉按穴贴，每日 2 次，每次 10min。

3. 移植后期

本期是指在取卵后，从胚胎移植到监测血清确定是否妊娠的一段时间，此期是关系能否孕育成功的关键，是人类 ART 过程的瓶颈，受多种因素的制约。其中，在新鲜周期，由于促性腺激素释放激素抑制内源性 LH 峰的同时，也抑制了黄体期 LH 的分泌，导致黄体功能不足，雌、孕激素分泌减少，进而影响子宫内膜的容受性，其很难与自然周期的着床环境一致，致胚胎种植率和妊娠率均受到影响，而目前尚无子宫内膜着床微环境的客观标准。

脏腑辨证病位：脾、肾、心。

辅助治疗原则：健脾滋肾，聚精助膜，益气摄胎。

本期目的在于加速取卵后子宫内膜的长养，尽可能与移植胚胎发育同步，增强子宫内膜黏附能力，促进胚胎种植和生长。

(1) 中药内服：养胎方，移植当日起，每日 1 剂，分 2 次煎服，连服 12 天。

(2) 饮食疗法：着床煲，在移植第 2、7 天，当天各服 1 煲。

(3) 耳穴埋豆：与养胎方同步，轻揉按穴，每日 2 次，每次 10min。

4. 妊娠期

确定早孕后 ART 的流产率显著高于自然妊娠的孕妇，其原因可能是这些患者本身就存在流产的潜在因素。加之 IVF-ET 过程中垂体降调节导致肾虚，控制性超促排卵加剧天癸大量分泌，耗损肾精，肾精旺盛与否直接关系着胞胎之存亡。

脏腑辨证病位：脾、肾、心。

辅助治疗原则：健脾、补肾、清热。

(1) 中药内服：自拟安胎方，每日 1 剂，分 2 次煎服，服用至早孕阶段。

(2) 饮食疗法：安胎煲，每 5 天吃 1 煲。

5. IVF-ET 失败后处理

(1) 分析失败原因，具体参考第一部分，第二节非技术性失败原因。

(2) 针对失败原因，再次评估生殖功能，构思失败后个体化辅助治疗。

(3) 尝试自孕可能，在中医药辅助 IVF 治疗过程中，始终勿忘自孕可能，并及时保胎治疗。

(三) IVF 不同方案——临证加减

“四期三法”验方是按照 IVF-ET 常规长方案而设计，而各生殖中心施术的方案均不相同，患者的个体方案亦有差异，因此应详细询问相关情况，以作中医辅治方案修正时重要参考，如图 3-4 所示。

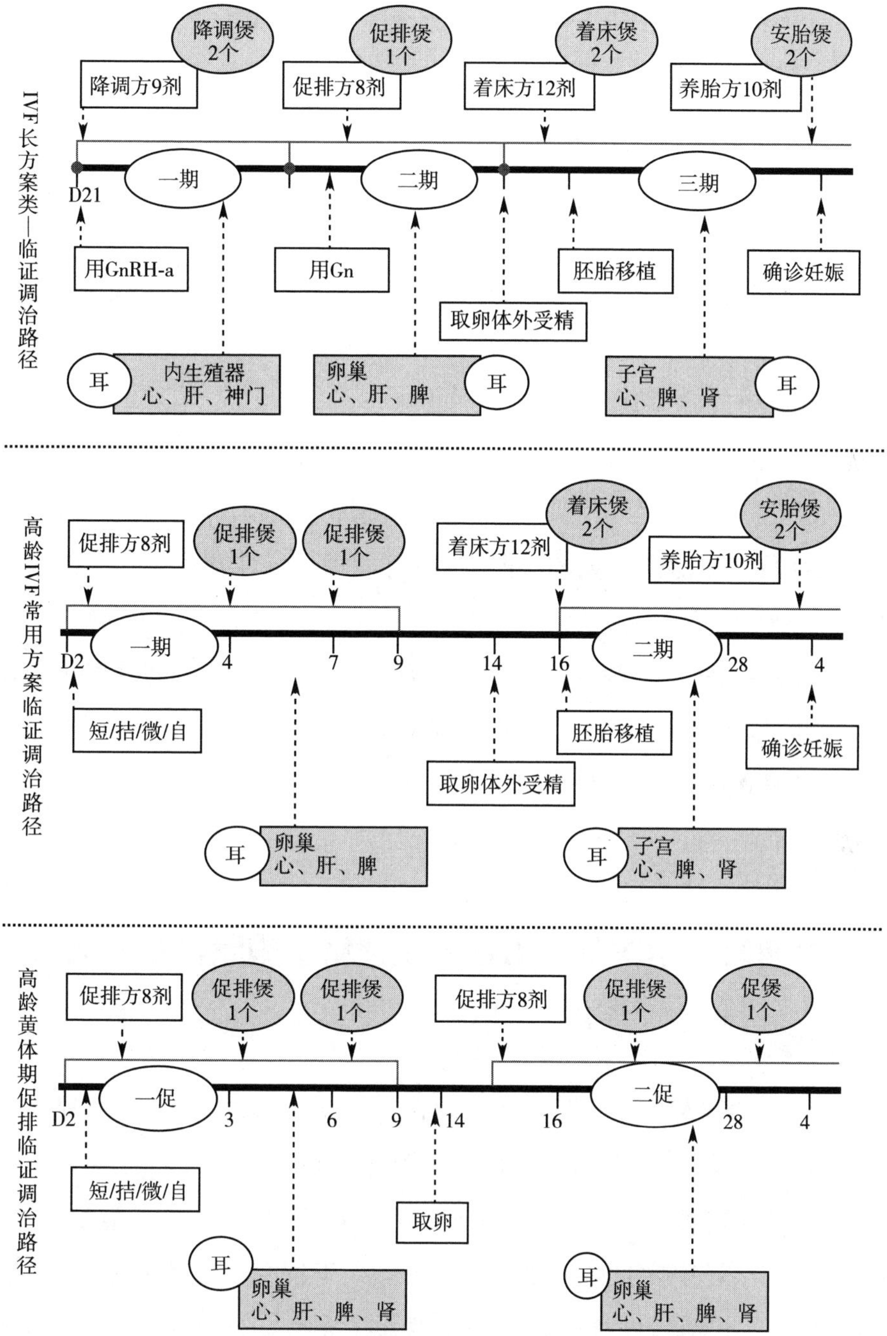

图 3-4　体外受精 - 胚胎移植不同方案临证调治路径

(1)患者如使用IVF-ET超长/短/超短/其他方案时，应根据相应方案，对应选用“四期三法”中的降调方、促排方、养胎方及耳穴埋豆、饮食疗法。

(2)若患者使用微刺激/拮抗剂方案，选择“四期三法”的促排方、养胎方及耳穴埋豆、饮食疗法。

(3)若患者选择黄体期促排卵方案(若取卵后仍有部分本周期内卵泡，可于取卵后黄体期再次促排、取卵或三次促排、取卵)，随证多次选择促排方，此法称为“双/多促三法”。

(4)注意对促排卵期三法服药剂数和日期的处理：IVF-ET施术过程中使用hCG诱导卵母细胞成熟的时间是根据E_2、LH、P决定的，因此应相应增减促排方服药日期和服药剂数；耳穴埋豆与饮食疗法也应作相应调整。

(5)四期三法中降调方、促排方、养胎方、自拟安胎方，患者在服用时如无特殊不适，原则上应守方，如移植后期发生便秘/腹泻时，建议根据患者临床症状稍作调整，或辨证加减。

第四节　中医临床治疗人工授精实施路径及方案

人工授精(AI)是指将男性精液用人工方法注入女性子宫颈或宫腔内，以协助受孕，达到妊娠目的的一种生殖技术，主要用于：男性不育症、男性性功能障碍、轻度弱精子症、排卵障碍、不明原因不孕症、子宫内膜异位症(轻中度)、宫颈性不孕症等。人工授精有配偶间人工授精、非配偶间人工授精两种。在男方有性器官异常，如阴茎短小、尿道下裂、阳痿、早泄等病症或女方有子宫颈狭窄、不明原因不孕症等可用配偶间人工授精。

（一）人工授精方式

由于每个人的情况不同，其适合的受精方式就也有所不同，为了更好的达到受孕的目的，提高受精成功率，受精方式的选择尤为重要。人工授精的方式种类有：后穹窿注射法、宫颈管人工授精（intracervical insemination）、宫内人工授精（IUI）、宫颈帽授精、经腹腔内人工授精、经输卵管人工授精。

1. 后穹窿注射法

用注射器连接一塑料管，将精液注入阴道，平卧 20min。

2. 宫颈管人工授精

①操作方法：将部分精液直接置于颈管管内，经过宫颈屏障，让精子极易进入宫腔，增加受孕机会。②适合人群：此法适合于宫颈黏液异常者、宫颈有病变者、宫颈黏液对精子有抑制作用者及精子存活率差或少精者。

3. 宫内人工授精

①操作方法：患者取膀胱截石位，用生理盐水擦净外阴、阴道和子宫颈。将处理好的精子液吸入人工授精导管中，导管置入宫腔，深度应超过子宫颈内口，缓慢注入精子液后停留片刻再退管。②适合人群：主要适用于先天阴道发育不良、阴道炎症导致不孕不育、子宫内膜炎、宫颈息肉、宫颈黏液异常或是有抗精子抗体的女性患者。

4. 宫颈帽授精

先配制一个与受术者子宫颈大小合适的宫颈帽，将男方排出的精液置入宫颈帽内，然后覆盖在妇女子宫颈上，嘱患者回家，24h 后可自行取出。

5. 经腹腔内人工授精

①操作方法：经阴道后穹窿穿刺进入子宫直肠窝，抽吸腹腔液以证实针刺位置正确，也可在腹部 B 超引导下穿刺。注入洗涤过的活精子，24~48h 后卵泡未破裂患者再一次穿刺授精。②注意事项：除了不孕检查外，还需腹腔镜证实盆腔器官及输卵管无异常。

(二) 中医介入治疗

尤昭玲教授认为卵泡的产生、发育、成熟与肾精、肾气、天癸密切相关。在人工授精实施过程中,应顺应胞宫周期性的气、血、阴、阳盈亏消长变化,在“肾主生殖”理论指导下,从补肾着手,紧扣肾虚这一病机进行辅治,又“女子以肝为先天”,肝主藏血,卵子生长亦赖以阴血之滋养,“肝体阴而用阳”,故同时也应注重疏肝柔肝。根据月经周期不同时期的生理状态,循序渐进序贯给药。

1. 术前期

由于患者常常背负家庭及社会的压力,手术前精神负担较重,郁郁寡欢,肝气郁结,气郁不能行血,气血冲任失调。

辅治目的:疏肝解郁,调和气血,使卵巢进入休养状态,与避孕药抑制下丘脑 - 垂体 - 卵巢轴成相辅相成的作用。

2. 卵泡期

此期为卵泡开始发育、体内雌激素水平逐步上升的阶段。胞宫在上一时期已经历了由藏至泻,由盈转亏的过程,此时血海空虚,阴精不足,在这一时期内,胞宫将行使藏而不泻的功能,中医学认为肾主生殖,藏生殖之精,生殖网络的协调平衡是女性生殖功能正常的基础,卵子发育成熟的前提条件是肾之阴精逐渐滋长并充盛、冲任气血调和。

辅治目的:滋阴养血,补肾填精,奠定物质基础,以支持并促进卵泡发育。

3. 排卵期

中医辅治的目的是通过协同人绒毛膜促性腺激素(hCG)促进卵母细胞的最后成熟,以利于顺利取卵。在此期患者往往焦虑紧张,肾水虚,心火旺,心肾不交。尤昭玲教授认为肾阴的逐渐滋长是排卵的物质基础,肾阴肾阳的消长转化失常是排卵功能障碍的病机关键所在。

辅治目的:围绕长、通、破,治以健脾益肾,暖而勿过,宣散脉络,通而勿过,防泡速长。

4. 术后期

即经后期，黄体发挥作用，体内雌孕激素维持在一定水平。此时期，阴充阳长为其生理特点，在前一阶段基础上，序贯以益肾健脾，助膜长养，兼以温补肾阳，促进黄体功能，加速子宫内膜长养，提高子宫内膜容受性，使胞宫阴精充盛，阳气旺盛，促进孕育。此外，部分患者因术前紧张状态也易引起子宫收缩，故辅以宁心安神，减轻焦虑情绪。

辅治目的：纳精成胚，“强床开窗”。

具体方法：在第一次输精当日即开始服用汤剂，一般连服 14 剂；两个着床煲分别于第一次输精后的第 4、9 天服用。

治疗方案特点：由于此种助孕方法精卵结合是在体内进行，故其治疗用药注重补肾纳精，开窗着床，并益气健脾，在强健床基的基础上摄胎、托胎、养胎。

（三）调护

(1) 注意休息，避免熬夜；饮食宜清淡营养，选择易消化食品。

(2) 加强锻炼，提高身体免疫力，调畅情志。

(3) 着床期忌食大温大燥和有毒之品，临证切勿使用活血化瘀、辛温燥热、凉巢寒宫、滑肠通便、伤胎碍胎之品。

第五节 常见辅助生殖技术并发症的中医论治思路

（一）卵巢过度刺激综合征

卵巢过度刺激综合征（ovarian hyperstimulation syndrome，OHSS）是 ART 中使用促排卵药物后引起的一种医源性疾病，主要表现为卵巢增大、胸腹腔积液、血液浓缩等，严重时出现电解质紊乱、凝血功能障碍、肾功能损害，甚至危及患者生命，现已逐渐成为 ART 中最常见和最具潜在危险的并发症。

OHSS 主要病理变化为血管通透性增加，导致血管内富含蛋白的液体外渗，第三间隙液体潴留，造成低血容量、血液浓缩、中心静脉压降低。OHSS 发病机制至今尚未完全明确，研究认为可能与肾素 - 血管紧张素 - 醛固酮系统、血管内皮生长因子（vascular endothelial growth factor，VEGF）、炎性介质等密切相关。

1. 病因病机

祖国医学中并无卵巢过度刺激综合征的命名，结合其临床表现可将其归类于中医学中“臌胀”等范畴。中医病机多为医源性因素造成肺、脾、肾、肝及三焦多脏腑受损，脏腑功能失司，气机阻滞，加之血瘀、痰阻、湿浊等有形之邪阻滞冲任胞宫而成。因此，本病的病机特点为本虚标实。

2. 治疗思路

轻度 OHSS 呈自限性，无需特殊治疗，以休息观察为主。中重度 OHSS 的治疗以扩容、对症支持为主。妊娠可加重 OHSS 症状，延长病程，对极其严重的 OHSS 患者，应遵循“下胎益母”的原则，终止妊娠。中医思路从“肝郁血瘀”“脾虚水滞”“气阴衰竭”三方面论治。

（二）先兆流产

流产（abortion）是指妊娠不足 28 周，胎儿体重小于 1 000g 而妊娠终止者。妊娠 12 周前终止者，称为早期流产；妊娠 12 周至不足 28 周终止者，称为晚期流产。妊娠流产严重危害妇女身心健康，且容易引起生殖道感染、月经失调、不孕症等并发症。行 ART 患者妊娠流产发生率较自然妊娠者高。IVF-ET 妊娠流产率与妇女既往妊娠流产次数呈正比。IVF 前应仔细查找流产相关原因，尽量避免流产发生。

1. 病因病机

本病在中医学中归属于“胎漏”“胎动不安”“滑胎”范畴。其病因病机多为冲任损伤，胎元不固。证候有虚有实，虚者多因肾虚、气血虚弱；实者多因血热、血瘀，也有虚实夹杂者。临床以虚证或虚实夹杂者多见。孕妇先天肾气不足，或房事不节，损伤肾气，肾虚则冲任不固，不能制约经血，以致胎漏下血；素体虚弱，气血不足，或饮食、劳倦伤脾，气血化源不足，或大病久病，耗气伤血，都可导致气血两虚，冲任不足，不能载胎系胎养胎；素体阳盛，或七情郁结化热，或外感邪热，或阴虚生内热，热扰冲任，迫血妄行，发为胎漏、胎动不安等。

2. 治疗思路

尤昭玲教授在接诊 IVF-ET 患者的过程中，为提高妊娠率及保胎率，在补肾健脾的传统中医安胎理论基础上总结摸索，认为 IVF-ET 患者在胚胎植入后环节应重在健脾，用视同已有妊娠理念，自创安胎前移法，拟双山安胎饮方，以达到启动着床、有益黄体、改善子宫内膜容受性为目的，临床效果良好。尤其针对 POR 患者的基本情况，尤昭玲教授特别重视后天脾主运化水湿精微物质，滋养胎元功能。对移植后治疗采用健脾助膜、固肾安胎的方法，多环节参与，根据不同患者情况采取药食并用，益气载胎，但若胎元不正（异位妊娠、葡萄胎）或胎元已损者，则急需下胎以救母。

第四章 中医辅助生殖技术优势、特色及共享验方

尤昭玲教授在接诊近万例体外受精 - 胚胎移植失败求助中医辅助治疗的患者中，形成了独特的尤氏中医辅治的思路与方案，将中医辅治诊疗方案凝练成“四期三法”，让患者更能掌握就诊时期，不至于错失治疗良机，其中三法指中药内服法、特色疗法（耳穴埋豆、外敷法、直肠导法）、饮食疗法，充分发挥中医药的优势，采取以药为主，药食互补、药针结合、男女同治、内外合治的综合治疗方法，尽最大力度提高 IVF-ET 临床妊娠率，现将尤昭玲教授特色疗法及 ART 常用验方分享如下：

第一节　中医辅助生殖技术优势、特色

在 ART 的过程中，影响临床妊娠率最主要的原因包括胚胎质量问题、子宫内膜容受性差、卵巢反应低下、盆腔环境不良等，这是当前亟待解决的临床问题，仅靠现代医学改善这些问题，具有一定的局限性。而近年来不少研究和探索发现，使用中医药辅助治疗 ART，较单纯使用现代医学治疗的疗效更为显著，可有效提高临床妊娠率，显示出中医介入 ART 的独特优势。

1. 改善子宫内膜容受性

(1)辅助生殖技术中子宫内膜容受性问题：子宫内膜容受性是指子宫内膜允许胚胎定位、黏附、侵入并使胚胎着床的能力。在导致ART失败的原因中，子宫内膜容受性低约占三分之二。由于IVF-ET移植时容易出现胚胎与内膜生长不同步，故与自然妊娠相比，IVF-ET患者更容易出现子宫内膜容受性低下的问题。

(2)中医诊治优势：尤昭玲教授诊治子宫内膜容受性不良，用西医的观念审视疾病的本质以求因，在中医理论指导下用中医综合手段和方法辨证诊治疾病，注重与时俱进，关注中西医临床治疗子宫内膜容受性不良案例，通过内外合治，以增强子宫内膜的黏附能力，助膜长养，使胎、膜同步增长，改善内膜容受性，为胚胎移植营造一个较理想的内环境。

2. 改善卵巢低反应

(1)辅助生殖技术中卵巢低反应问题：卵巢低反应(poor ovarian response，POR)是指卵巢对促性腺激素刺激反应不良的病理状态，导致获得的有效卵子数少，可移植的胚胎数少，甚至无卵可取，无胚可移，周期取消率高，直接影响ART的成功率，是ART过程中面临的棘手问题。POR病因复杂，最重要的影响因素是年龄，另外还与免疫及遗传因素、盆腔手术操作、体重、环境等因素相关。现代医学治疗POR主要以选择最适合患者病情的促排卵方案，并在促排前使用药物如生长激素(growth hormone，GH)、雌激素、脱氢表雄酮(dehydroepiandrosterone，DHEA)等进行预处理，以提高卵巢对促排卵药物的敏感性，增加卵子数量，提高卵子质量，治疗多可获效，但目前尚无统一定论。

(2)中医诊治优势：尤昭玲教授独创“冰山论”“卵膜论”，将卵巢早衰病因病机归为脾肾两虚，阴血亏虚。治疗上注重醒脾运脾，用药注重温养而忌过燥过涩，主张活血先补血，以脾胃纳受运化水谷之精微转化精血，弥补先天肾精之不足，暖巢养泡，通补兼施，并配合药膳辅助治疗，疗效显著。

3. 改善盆腔内环境

(1)辅助生殖技术中盆腔内环境问题: 盆腔疾病可能导致子宫内膜容受性降低、卵巢功能减退、卵泡质量差等问题,最终导致 ART 的失败。手术刺激、盆腔炎性疾病后遗症、饮食习惯等是造成盆腔环境差的主要原因,其中最主要的疾病表现是子宫内膜异位症、输卵管积水等。因输卵管积水造成的胚胎毒性,会直接降低 ART 的临床妊娠率,在 ART 中,通常都需要先将积水处理之后再施术。现代医学治疗主要以积水抽吸、输卵管切除及结扎等手术方式为主,创伤大、易复发且大多不可逆。而子宫内膜异位症对 ART 的影响主要在于使患者对促排卵方案不敏感,延长降调周期,发生 POR,导致少卵、无卵、卵泡质量差,破坏子宫内膜的容受性、降低胚胎着床率、增加流产率及生化妊娠率等。目前主要以手术及激素药物治疗为主,但其具有较大程度创伤及副作用,如引起盆腔粘连等并发症。

(2)中医诊治优势: 尤昭玲教授往往采用"攻补兼施"模式,临床常用口服中药治疗时,还可合用中药外敷、体位疗法、直肠导入等增强内服药物的效果,达到改善盆腔内环境,提高临床妊娠率的目的。其中独创中药二联(中药内服和中药外敷)法,佐以改变体位、增加运动的特色治疗,极大地缩短了治疗周期,迅速有效地解除 IVF-ET 患者输卵管积水的困扰。

4. 防治卵巢过度刺激综合征

(1)ART 中的卵巢过度刺激综合征问题: 卵巢过度刺激综合征是在 ART 过程中,使用超促排卵后所发生的医源性并发症,是 ART 的特有性疾病。可引起血栓、胸腔积液、腹腔积液、休克等,重度者甚至可能危及生命。目前现代医学针对卵巢过度刺激综合征有预防及治疗两个方面的研究,首先重视预防,根据患者具体病情,合理选择促排卵方案,适当使用阿司匹林、二甲双胍等药物,选择性的全胚冷冻移植等。疾病发生后,根据病情轻重,采取对症的治疗措施,如补液、扩容、抽水等。临床大多能取得较好的疗效,但目前仍限于对症治疗,尚缺乏系统的针对性治疗，在不影响 ART 进程的前提下，中西医联合应用，更能提高治疗的有效性和安全性。

（2）中医诊治优势：尤昭玲教授治疗时常辅助现代医学，亦从预防及治疗两方面入手。未病之时以补肾疏肝健脾、活血通络为主，治以调和气血阴阳、调节脏腑功能。已发之时早期以疏肝健脾、利水消肿为主，促进脏腑气机及运化水湿功能的恢复，晚期以补肾健脾、温阳利水为主，补益脏腑虚损，防止发展至气阴两竭之境。

5. 防治胚胎移植后妊娠并发症

（1）ART 中的妊娠并发症问题：在胚胎移植后，影响 ART 成功率的主要因素是妊娠并发症，常见的有先兆流产、自然流产、妊娠期高血压、妊娠期糖尿病等。由于患者子宫内膜容受性低下、POR、年龄、体质等因素的影响，ART 胚胎移植后妊娠并发症的发生率较正常妊娠要高。现代医学治疗妊娠并发症主要采取针对性对症对因治疗，如先兆流产多因使用降调药物导致妊娠早期黄体功能不全，治疗以黄体支持为主。然而虽有疗效，但治疗方法单一，有较大的局限性，且无法预防。中医以多途径、多方法干预防治妊娠并发症，尤其以治疗先兆流产更为有效。

（2）中医诊治优势：在不孕症患者中，夫妻双方检查无任何异常者，此为不明原因性不孕，西医治疗往往无从下手，施行 ART，反而疗效不佳。而中医治疗立足整体，强调辨证论治、调整阴阳，从整体观出发，顺应女性正常生理周期中的阴阳变化，将女性的生理活动维持在正常范围，使机体达到阴平阳秘的状态。再者，中医治疗可明显改善患者的体质状态，临床通过辨证论治，确定患者体质偏颇，与 ART 相结合，在不同的阶段，使用或偏阴性或偏阳性的药物，使机体达到一个平衡的状态，有助于 ART 的顺利进行。同时，疏肝解郁类中药可有效缓解 ART 患者的紧张及恐惧情绪，避免过焦过躁，减少对生殖轴的刺激，避免出现生殖激素紊乱的情况，减少对 ART 实施过程的影响。且中医药具有调节生殖网络的作用，可贯穿 ART 治疗全过程，在此领域中，具有其独特的优势。

第二节　中医辅助生殖技术共享验方

中医辅助生殖技术不同阶段根据女性生理周期特点应采用不同调治验方,具体如图 4-1 所示：

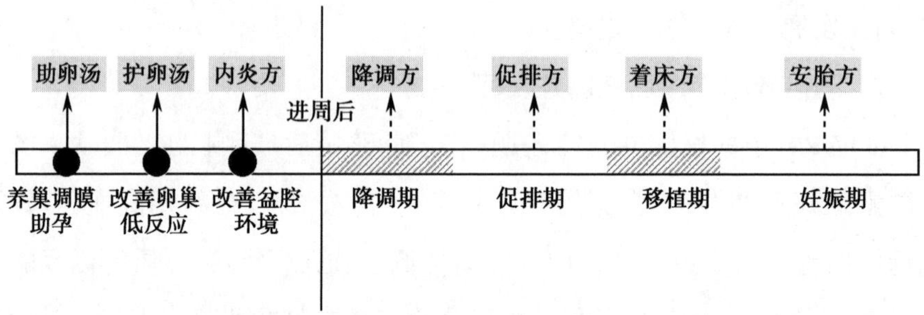

图 4-1　进周前及“四期三法”调治验方示意图

一、进周前调治验方

(一) 养巢调膜验方

方药：自拟助卵汤(一山四子方)。

党参、黄芪、白术、山药、百合、菟丝子、白莲子、桑椹、黑枸杞子、黄精、橘叶、三七花、石斛。

功效：养巢调泡,理膜助孕。

适应证：IVF 施术前调理,或自孕 - 求子 - 调孕期间使用。

服法：月经周期第 6 天始服,每日 1 剂,连服 12 日。

(二) 护卵养泡验方

方药：护卵汤。

山药、百合、莲子、桑椹、黑枸杞子、黑豆、黄精、菟丝子、石斛、白术、黄芪、党参、覆盆子、月季花、橘叶、甘草。

功效：补肾填精,护卵养泡。

适应证：高龄、PCOS、盆腔手术史等所导致的POR患者。

服法：同上。

（三）清邪解毒验方

方药：内炎方（二花二根方）。

党参、黄芪、金银花、大青叶、椿皮、香附、连翘、当归、川芎、益母草、板蓝根、雪莲花、两面针。

功效：益气化瘀，清热泄毒。

适应证：IVF施术前、自孕-求子备孕前调理、或调治子宫内膜炎、子宫腔粘连、输卵管积水等病症时使用。

禁忌：确定妊娠后禁服。

服法：月经周期第1~6日，每日1剂，连服6日。

二、“四期三法”施术期验方

（一）降调期验方

方药：降调方（一叶三花方）。

时段：IVF-降调期；或EMS备孕前/手术后，降调治疗期使用。

人参叶、人参花、党参、黄芪、白术、白芍、百合花、代代花、首乌藤、珍珠母、葛根、绞股蓝等。

功效：安巢抚泡。

用法：IVF打降调针第一日开始服用，每日1剂，连服9日；EMS降调治疗时，降调针第1日始服，每日1剂，连服14日。

（二）促排卵期验方

方药：促排方（一花四子方）。

时段：IVF-促排卵期；或PCOS-备孕周期内，使用促排药物助孕时使用。

熟地黄、百合、覆盆子、山药、莲子、桑椹、菟丝子、枸杞子、石斛、玉竹、黄精、三七花、甘草、何首乌、黑枸杞子等。

功效：滋肾益精，助巢醒泡。

用法：IVF 打促排针当日始服，每日 1 剂，连服 8 日；PCOS- 促排（口服 / 针）当日始服，每日 1 剂，连服 14 日。

（三）移植后期验方

方药：养胎方。

时段：IVF- 移植当天；欲自孕的患者备孕时在排卵后使用。

党参、黄芪、山药、苎麻根、莲子、桑寄生、续断、紫苏梗、陈皮、白术、白芍、葛根、黑枸杞子、甘草等。

功效：健脾益肾，养膜纳胎。

用法：ET 当天始服，每日 1 剂，囊胚连服 10 日，鲜胚 / 冻胚连服 12 日。自孕求子者，排卵后指导同房日始服，每日 1 剂，连服 10 日。

（四）着床后验方

方药：自拟安胎方（二山一根方）。

时段：IVF-ET 确定临床妊娠后或自孕 - 备孕尿 hCG（+）后使用。

党参、黄芪、白术、紫苏梗、陈皮、山药、山茱萸、寄生、续断、白莲子、菟丝子、苎麻根、桑叶、桑寄生、石莲子、桑叶、熟地黄等。

功效：健脾益肾，养胎系胎。

用法：IVF-ET 后确定妊娠；或自孕 - 备孕期间，尿 HCG 阳性后始服，每日 1 剂，连服 10 日。

（五）验方使用注意事项

1. 降调期

该期处方用药宜静而勿动。切勿使用活血化瘀、通经活络、温补肾阳、暖巢动泡之品及治疗方法，以防卵泡大小不一，降低降调效果；切勿使用改善降调后出现相关临床症状（潮热、多汗、失眠、月经量少等）之品，或补肾温肾之品（中成药），以防冲抵降调效果。

2. 促排卵期

该期处方用药宜宣扬而勿燥。宣扬则悠散，以助唤休眠于巢内之卵泡，醒而齐长。忌用收敛固涩、凉巢寒宫之药品和治疗方法，警防缩泡、灭泡、影响卵泡长养；忌用辛温宣散助泡之品，以防卵泡过多而致 OHSS 发生，以防卵泡过度生长，过快而致空泡，或以防卵泡大小不一而致配胚量少质差。

3. 移植后期

该期处方用药宜摄而勿固。应健脾 - 养膜纳胎，健脾 - 摄胚托胎，慎用温燥、温补、固涩之品，以防内膜因灼、涩、固而影响开窗纳胎。

4. 妊娠后期

妊娠期：宜固勿燥。应益肾 - 固胚系胎，慎用温燥、温补、滑泄之品，提防灼胚动胎；若发生胎漏、胎动不安时，宜采用健脾摄血、凉血止血、固肾涩血等治法，切记慎用 hCG，以防伤巢损胎。

三、“六期七步曲”调治验方

（一）治疗前期

方药：1 号方。

柴胡 6g、当归 10g、白术 10g、郁金 10g、合欢皮 10g、白芍 10g、乌药 10g、甘草 5g。

时段：即在 IVF-ET 手术前一周期应用短效避孕药期间，约 20 日。

功效：疏肝解郁、调和气血。

（二）降调前期

方药：2 号方。

熟地黄 10g、生地黄 10g、黄精 10g、炙龟板 15g、桑椹 10g、沙参 15g、麦冬 10g、甘草 5g。

时段：即 FSH 使用前的这段降调节时期，约 9 日。

功效：补肾填精、调补冲任。

（三）降调后期

方药：3 号方。

熟地黄10g、麦冬10g、沙参15g、炙龟板15g、路路通10g、荔枝核10g、桔梗10g、甘草5g。

时段：即从施术周期第2日至hCG注射前第3日期间，约9日。

功效：滋肾养阴、调理冲任。

（四）取卵前期

方药：4号方。

菟丝子10g、桑椹10g、紫石英15g、莲须15g、石斛10g、路路通10g、香附10g、三七粉5g、甘草5g。

时段：即hCG使用前3日到hCG注射日期间，约3日。

功效：清心固肾、涩精止血

（五）取卵后期

方药：5号方

菟丝子10g、覆盆子10g、麦冬10g、沙参10g、苎麻根10g、莲子10g、百合10g、石斛15g、甘草5g。

时段：即取卵体外授精-胚胎移植早期这段时间，约3~5日。

功效：滋阴固肾、宁心安神。

（六）种植期

方药：6号方。

西洋参10g、山茱萸10g、生黄芪15g、莲子心5g、陈皮10g、肉苁蓉10g、苎麻根10g、甘草5g。

时段：即移植后第2日开始至确诊妊娠期间，约12日。

功效：益气宁心、调摄冲任

（七）安胎期

方药：7号方。

西洋参10g、山茱萸10g、白术15g、大枣3枚、菟丝子10g、苎麻根10g、陈皮10g、紫苏梗10g、甘草5g。

时段：即查早孕检查确诊妊娠后20日内。

功效：补气养血、固肾安胎。

四、常用中成药

（一）妇科养血颗粒

阿胶、黄芪、党参、白芍、当归、茜草、仙鹤草、佛手、续断等。

适应证：子宫内膜炎、子宫内膜息肉、子宫腔粘连、子宫憩室。

功效：益气、养血、止血、修膜等。

用法：

（1）子宫腔粘连、内膜炎、子宫内膜息肉：经期开始服用，每日2次，每次1包，21日为1疗程，连续服用3个疗程，服用期间严格避孕。

（2）子宫憩室：经期第4天开始服用，每日3次，每次2包，连续服用7~10日为1疗程，连续服用3个疗程，服用期间严格避孕。

（二）龟龄集

鹿茸、人参、熟地黄、穿山甲、生地黄、石燕、肉苁蓉、麻雀脑、地骨皮、杜仲、甘草、天冬、枸杞子、牛膝、大蜻蜓、海马等。

适应证：弱精子症、畸形精子症、少精子症、精子不液化症。

功效：益肾精助肾阳，大补真元等。

用法：

（1）弱精子症、畸形精子症、少精子症：每日1次，每次2粒，连续服用15天为1个疗程，连续服用2~3个疗程。服用方法：早上空腹服用，淡盐温水送服。

（2）精子不液化症：每日2次，每次2粒，女方经期时男方开始连续服用15日为1疗程，连续服用3个疗程。服用方法：空腹，淡盐温水送服。

（三）康妇消炎栓

苦参、败酱草、紫花地丁、穿心莲、蒲公英、猪胆粉、紫草（新疆紫草）、芦荟等。

适应证：盆腔炎性疾病后遗症、输卵管积水、子宫内膜异位症、腺肌症。

功效：清热解毒、利湿散结、杀虫止痒等。

用法：月经干净后，排空大便，直肠给药，药栓距离肛门2cm~6cm，每日1次，连续使用15日为1疗程，可连续使用2~3个疗程，用药期间严格避孕。

（四）定坤丹

人参、鹿茸、西红花、鸡血藤、三七、白芍、熟地黄、当归、白术、枸杞子、黄芩、香附、茺蔚子、川芎、鹿角霜、阿胶、延胡索等。

适应证：PCOS、POI、DOR、内膜容受不良、薄型子宫内膜。

功效：滋补气血，调经舒郁等。

用法：

（1）平时：经期开始服用，每日2次，每次1粒，连续服用18日为1疗程，可连续服用2~3个疗程。

（2）促排卵期间：使用Gn的第1日开始服用，每日2次，每次1粒，连续服用8日。

（五）妇科千金胶囊

千斤拔、单面针、金樱根、穿心莲、功劳木、党参、当归、鸡血藤等。

适应证：PID、SPID、子宫腔粘连。

功效：清热除湿，补益气血等。

用法：经期开始服用，每日3次，每次2粒，连续服用14日为1疗程；温开水送服。

（六）慈航片

当归、川芎、益母草。

适应证：盆腔炎性疾病后遗症、内膜异位症、腺肌症、子宫肌瘤。

功效：调经，补血消癥等。

用法：口服，每日2次，每次5片，3瓶为1疗程，使用2~3疗程。

第三节　中医辅助生殖技术特色疗法

一、耳穴法

耳穴法是使用一定的方法刺激耳穴以诊治疾病的一种方法。其治疗范围广，操作方便，对疾病的预防和诊治有一定的意义，是中医针灸学的一个重要组成部分，也是中医学宝库中的珍贵遗产。耳穴法是根据中医学整体观念，结合现代生物学原理及全息理论形成。《灵枢·五阅五使》记述："耳者，肾之官也"，耳与五脏六腑有着极为密切的生理关系，其中与肾关系最为密切，其次为心肺。耳是人体的一个组成部分，与经络、五脏六腑及全身各部位相互沟通，同时耳郭不仅是疾病的反应点，又是防治疾病的特殊部位。近代一些实验证明，耳穴与内脏、五官和四肢百骸均有相关性，并且有相对特异性。耳郭有包括迷走神经在内的丰富神经网，可以调节全身神经系统及各脏腑的生理功能。通过耳穴贴压刺激，促进机体功能平衡，改善血液循环，调整内分泌，促使机体代谢旺盛，调动人体内在的积极因素，增加人体的抗病能力，从而达到治疗疾病的目的。耳穴法包括耳穴埋豆、毫针法、埋针法、电针法、刺血法等。耳穴埋豆是耳法中最常见的一种方法，其治疗范围广，操作方便。具有刺激效应稳定、持久、无创伤，易于被患者接受的特点，在妇科疾病的治疗中也越来越广泛，如图 4-2 所示。

（一）操作步骤

以耳穴埋豆为例。

（1）取材：王不留行籽。

（2）准备：治疗盘、王不留行耳穴贴、75% 乙醇溶液、无菌棉签、镊子。

（3）操作：

取穴：根据脏腑辨证取穴；按经络循行取穴；相应部位取穴；按照穴位功能取穴；临床经验取穴。

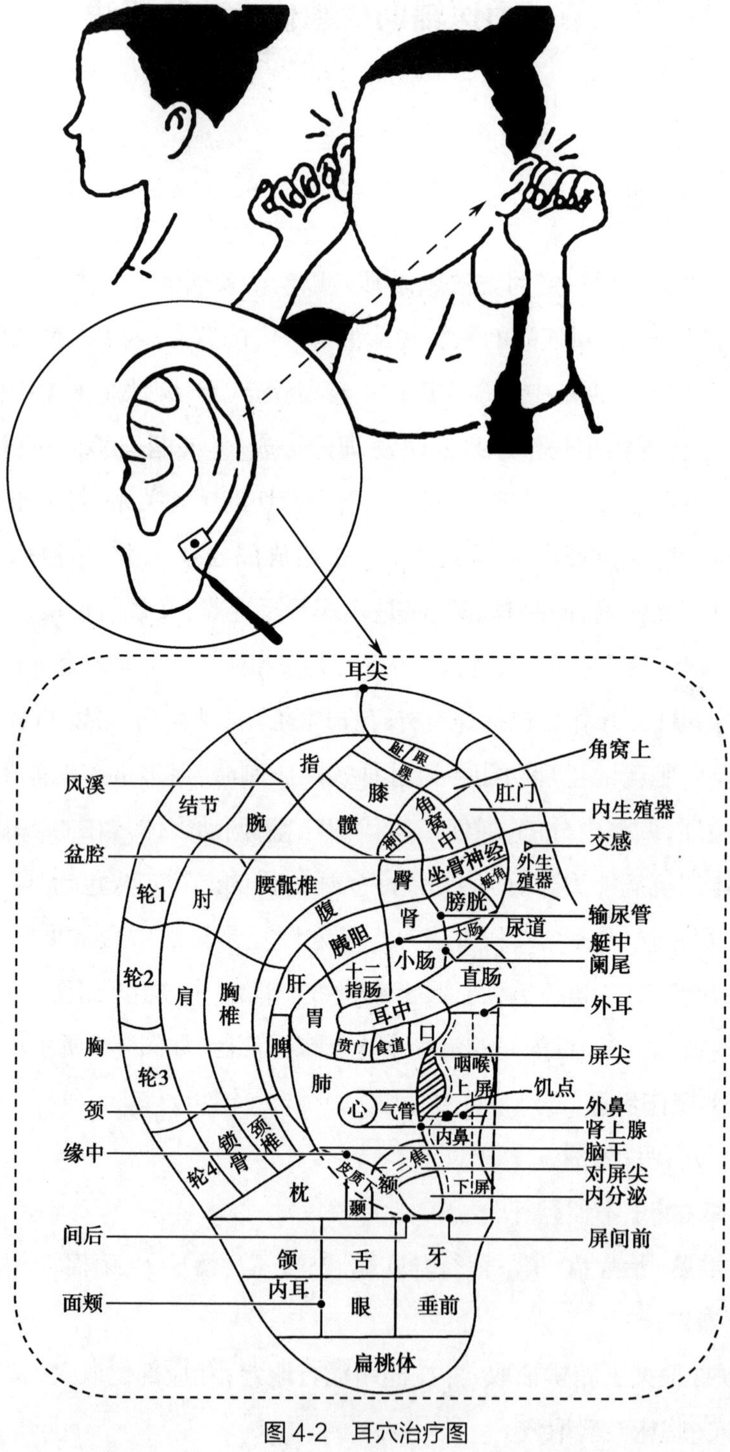
耳尖
趾
跟
踝
指
膝
角窝上
肛门
风溪
结节
腕
髋
角窝中
内生殖器
神门
交感
盆腔
坐骨神经
外生殖器
臀
骶角
轮1
肘
腰骶椎
膀胱
腹
肾
输尿管
大肠
尿道
胰胆
艇中
小肠
阑尾
轮2
肩
胸椎
肝
十二指肠
直肠
胃
耳中
外耳
贲门
食道
口
胸
脾
屏尖
咽喉
轮3
肺
上屏
饥点
心
气管
外鼻
颈
肾上腺
锁骨
颈椎
内鼻
脑干
缘中
皮质下
三焦
对屏尖
轮4
额
枕
颞
下屏
内分泌
间后
屏间前
颌
舌
牙
内耳
面颊
眼
垂前
扁桃体

图 4-2　耳穴治疗图

消毒：患者取坐位或卧位，耳穴治疗部位用 75% 乙醇溶液进行消毒。消毒时从内向外，上到下全面对耳郭进行消毒，注意三角窝、耳孔周围、耳屏等部位的消毒。

操作方法：先准备常用的压丸。应用时，将医用胶布剪成大小约 0.5cm × 0.5cm 的方形小块，取一把不锈钢医用镊子，以镊取压丸贴于胶布中央，然后将胶布及压籽贴于耳穴上，一般取双耳穴位，贴压方向应与耳穴垂直。贴压期间，每天嘱患者自行按压 3~5 次，每次持续约 3~5min，以出现酸、胀、麻、发热等感觉（得气）为宜。3~5 日更换贴 1 次，5 次为 1 疗程。每 1 疗程后休息 1~2 日。贴籽时为加强刺激，可采用拇、示指二指施加一定力度前后按压贴压丸，按压时一压一松，节律均匀，力度保持适中，以耐受为度，切忌猛用暴力。

（二）在辅助生殖技术中的应用

1. 选穴原则

尤昭玲教授在 IVF-ET 的不同时期，根据其生理病理特性结合脏腑辨证选择相应的耳穴相互配合，以调整阴阳气血，协调肾、肝、脾功能。IVF-ET 过程中采用“四期”法介入，根据“四期”的不同生理特性，中药同步辅助相应的耳穴埋豆，对卵泡、胚胎的质量和胚胎的着床有良性作用，从而使临床妊娠率提高。

2. 脏腑辨证选穴

（1）进周前索源分病论治：

1）输卵管积水、盆腔炎性疾病后遗症、剖宫产术后子宫瘢痕憩室：选取皮质下、内分泌、卵巢、神门、盆腔、脾、肾等穴，每日 2 次，每次 10min。

2）子宫腺肌症、子宫内膜异位症、子宫肌瘤：选取内生殖器、盆腔、心、肝等穴，每周 1 次，连续治疗 4 周。

3）卵巢储备功能减退 / 卵巢早衰 / 卵巢低反应、内膜容受性不良：选取脾、肾、心、肝四穴，每周 1~2 次，连续治疗 4 周。

4）未破卵泡黄素化综合征、多囊卵巢综合征：选取内生殖器、盆腔、心、神门、内分泌等穴，每周 1~2 次，连续治疗 4 周。

5）男性精子异常、男性性功能障碍：选取肝、肾、前列腺、尿道、外生殖器、交感、命门、内分泌，每周 1~2 次，连续治疗 4 周。

（2）降调期：

主穴：脾、心、肝、神门。

次穴：在分期调治原则的前提下循案选穴。

方义：肝、脾穴调肝健脾，调节机体平衡，促进内分泌的稳定；神门、心能清心安神，调和阴阳。

操作方法：轻柔按穴，每日 2 次，每次 10min。

（3）促排卵期：

主穴：内生殖器、盆腔、心、肾。

次穴：在分期调治原则的前提下循案选穴。

方义：内生殖器、盆腔穴可促进机体激素的分泌，促进卵泡的生长发育。

操作方法：轻柔按穴，每日 2 次，每次 10min。

（4）移植后期：

主穴：脾、心、肾、肝。

次穴：在分期调治原则的前提下循案选穴。

方义：脾肾两穴健脾聚精，滋肾助膜，益气摄胎；心、肝两穴养心疏肝，畅气机以固胚胎。

操作方法：轻柔按穴，每日 2 次，每次 10min。

3. 相应的耳穴分布及定位

皮质下：对耳屏的内壁下 2/3 处。内分泌：在屏间切迹内，耳甲腔的底部。卵巢：对耳屏的内壁，皮质下穴的后上方。子宫：三角窝的最凹陷处。盆腔：在三角窝后 1/3 的下部。内生殖器：在三角窝前 1/3 的上部。神门：在三角窝后 1/3 的上部。心：耳甲腔最凹陷处。肝：在耳甲艇的后下部。脾：在耳甲腔的后上部。肾：在对耳轮下脚下方后部，如图 4-2 所示。

（三）注意事项

（1）对胶布过敏者可用粘合纸代之。

（2）有过度饥饿、疲劳、精神高度紧张、年老体弱、急性疼痛性疾病、严重器质性疾病者，不宜用较强烈的穴位刺激方式和过强的毫针手法。

（3）孕妇按压时，力度应轻，特别是习惯性流产史之孕妇慎用。

（4）贴压前用干棉签擦干耳郭，防止胶布脱落。

（5）夏季贴压时，因多汗不宜时间过长；贴压期间防止水浸湿胶布或皮肤感染，若胶布脱落，随时补贴。

（6）若患者埋豆后，感觉耳郭充血或疼痛不适严重，停止埋豆。耳针亦可发生晕针，需注意预防并及时处理。

（7）贴压耳穴应注意防水，以免脱落，耳郭皮肤有炎症或冻伤者不宜采用。

二、外敷法

外敷法是妇科临床上常用的外治法之一，指将治疗疾病需要的药物研成细粉末装进袋子里，用蒸锅隔水加热后外敷于体表病变部位，病灶局部皮肤借助温热之力渗透到深层组织，由经络传导达脏腑，使病变局部迅速达到较高的药物浓度，以达到行气活血、祛瘀散结消肿的作用，对改善局部组织与周围组织的粘连有明显的效果，达到治疗目的的治法。此法临床应用广泛，主要用于输卵管积水、子宫腔粘连、剖宫产术后子宫瘢痕憩室，在盆腔炎性疾病及其后遗症、痛经、子宫内膜异位症等疾病的治疗上，亦可采用相应的中药外敷以缓解局部症状，减轻患者的痛苦，提高临床疗效。

（一）操作步骤

（1）体位：于月经周期第 1~16 天，采用患侧上置侧卧位。

（2）加热外敷包：将外敷中药袋取出，加适量水浸湿，置于蒸锅中，隔水加热约 30min。

(3) 外敷部位：用毛巾或者一次性治疗巾包裹中药袋后热敷患侧30min，毛巾或者一次性治疗巾可根据患者的耐热程度可叠1~2层。

(4) 有效指标：阴道内有黏稠液渗 / 溢 / 流出。

(5) 使用次数：待温度适应后逐渐去掉包裹，中药外敷包每袋可视病情需要使用2~3次，每日外敷1~2次。

(二) 在辅助生殖技术中的应用

1. 输卵管积水、盆腔炎性疾病后遗症

目前中医药防治输卵管积水具有一定的疗效，在中药内服的同时应用外敷法可增强疗效，缩短疗程，且中药外敷法操作简便，患者依从性良好，临床应用广泛，疗效确切。嘱患者从月经第1天将外敷包浸湿蒸热后外敷于患侧小腹部。具体药物如下。

方药：自拟盆炎外敷包。

艾叶、乳香、没药、荞麦、大血藤、当归、姜黄、败酱草、虎杖等。

用法：将外敷包浸湿蒸热后外敷于患侧小腹部，每日2次，每次30min。

此法温经通络、加速局部血液及淋巴循环，改善周围组织营养，使停聚于下腹部的湿瘀之积水得以逐渐软化，徐徐消融。从而改善盆腔局部血液循环和组织缺氧状态，减少炎性渗出和纤维化，同时促进炎症的吸收和粘连的纤维组织松解，使管道疏通从而恢复输卵管“拾卵”及输送受精卵至宫腔的功能，提高受孕率。

2. 子宫腔粘连

子宫腔粘连最常用的临床治疗方法是宫腔镜下宫腔粘连松解术，术后置环和置囊术也普遍用于子宫腔粘连严重的病患。但仅借助宫腔镜分离粘连并不能有效控制病情的复发，术后子宫自我修复能力差，有术后速粘的特点，更有需多次分粘的风险。尤昭玲教授治疗子宫腔粘连主张内外同治，即在中药内服的同时使用中药外敷法，具体药物如下。

方药：自拟粘连外敷方。

乳香、没药、土贝母、土茯苓、土鳖虫、九香虫、水蛭、虎杖、马鞭草、大血藤、凤尾草、虎杖、姜黄等。

用法：将外敷包用清水浸泡 1~2min，再以蒸锅蒸热后外敷于小腹及双侧附件区，每次 15~20min，每日 2 次。

此法通过热敷的方式将中药之功用宣散入盆腔，清热散粘，活血通经，适宜在月经期使用。常常可缓解子宫腔粘连患者经期腹痛不适症状，药物渗透至胞宫，促进宫腔内炎症吸收，疗效值得肯定。

3. 子宫憩室

针对子宫憩室，尤昭玲教授临证中在经期常用妇科外敷包外敷下腹部，促使药效经皮肤渗透迅速吸收，直达病所，促进局部血液循环，改善血运，促进子宫憩室瘀血随经血排出，缩小子宫憩室病灶。

方药：自拟假腔外敷方。

荞麦、姜黄、没药、枳实、茵陈、虎杖、荜茇、茴香根、乳香、没药、大血藤、艾叶等。

用法：嘱患者于月经周期第 1 天开始敷用，连敷 6 天，每日外敷小腹 2 次，每包使用 3 天。

此类药物温中行气散寒，化瘀消积除痞，适于假腔、痛经、盆腔炎性病变、宫外孕保守治疗等病症。一方面，使腔中淤积之血随月经血流出以缩短经期，另一方面可改善假腔局部血液循环，促进腔口愈合，从而逼迫瘀血流出，消除假腔淋漓不尽之征象。

（三）注意事项

(1) 孕妇、子宫内膜异位症、疑似妇科疾病恶性病变时忌用，皮肤过敏和有破损者禁用。

(2) 外敷药品严禁内服。

(3) 中药袋不得直接清洗，不用时请用保鲜袋密封置于干燥通风处或者天气炎热时请置于冰箱冷藏室妥善保存。

(4) 蒸锅加热时应控制在 30min 内，以免中药有效成分损坏。

(5)中药袋刚从蒸锅中取出时不得直接接触皮肤，以免烫伤。

(6)外敷使用前保持敷药部位干燥、清洁，必要时局部消毒清创，敷药后应固定好，防止药物流出。

(7)敷药过程中，应采取适当的体位，应控制好温度和时间，以免烫伤皮肤。

(8)如果敷药过程中出现过敏反应，如灼热、发红、瘙痒、刺痛、红疹、头晕、恶心、心慌、气促等，应立即停止外敷，及时对症处理，严重者及时就医。

(9)敷药疗法虽然相对安全，但对一些特殊患者，如患有严重高血压、心脏病者，应密切关注其敷药后的反应，如有不适及时终止治疗，并采取相应的处理措施。

(10)有些病证不能单纯依靠敷药疗法，应配合其他方法治疗，以免贻误病情。

(11)敷药疗法为辅助疗法，应作为临床明确诊断及遵医嘱治疗的补充。

三、直肠导法

中医直肠导法，是将中药药液自肛门灌入直肠及结肠，或将药物制成栓剂纳入肛内，使其发挥活血消癥、清热解毒、通腑软坚等作用，对局部和全身达到治疗目的的一种中医特色疗法。

直肠导法应用广泛，因子宫居直肠之前的特殊解剖位置，直肠导法是有明显效果的妇科疾病常用特色疗法，药物直接作用在胞宫周围，通过吸收、渗透，以调理脏腑、气血、冲任，从而达到治病之目的。

(一)操作步骤

(1)灌肠：嘱患者提前30min排空二便，取灌肠液，煮沸冷却至37℃~38℃后，嘱患者左侧屈膝卧位，臀部垫高15cm~20cm，用涂有石蜡油的一次性肛管插入肛门8cm~12cm，缓慢注入约50ml~100ml药液，保留灌肠者保留至少 2h，不保留灌肠者尽可能保留 5~10min，每晚临睡前 1 次，一般 7~10 日为一疗程。

(2) 直肠点滴：类似于静脉输液的方式将中药煎剂或中成药液体制剂由肛门直肠滴入，滴数一般为 60~90 滴 /min，再根据患者的耐受程度调整滴速，滴完后拔出肛管，并嘱患者尽量保留药液。

(二) 在辅助生殖技术中的运用

1. 体外受精施术前

(1) 输卵管炎、输卵管积水、SPID、痛经等病症

验方：二千二草方。

千年健、千里光、透骨草、败酱草、红藤、银花藤、山药、土鳖虫、茴香根等。

功效：清热解毒，行气化瘀，散寒消积。

用法：月经干净后 3 天，浓缩煎液成 100ml，温度 37℃左右保留灌肠，每日 1~2 次，连续治疗 7~10 日。

禁忌：孕妇忌用，EMS、疑似妇科恶性病变时忌用。

(2) 子宫肌瘤、薄型子宫内膜

自拟方：桃仁、川芎、三棱、莪术、穿山甲、路路通、陈皮、枳实、昆布、牡蛎等。

用法：月经周期第 14~16 天，每日 1 次，每次灌肠保留 2h。

(3) 子宫内膜异位症、子宫腺肌症等

自拟方：乳香、没药、土贝母、土茯苓、土鳖虫、九香虫、水蛭、虎杖、马鞭草等。

用法：月经干净后 3 天开始使用，每日 1~2 次，连续治疗 7~10 日。当巧克力囊肿 > 40mm 请勿使用灌肠方法，避免诱发破裂。

2. 降调期

自拟方：柴胡、芍药、当归、白术、珍珠母、酸枣仁、绿萼梅、台乌药、首乌藤、代代花、龙骨、葛根、薄荷等。

功效：调肝健脾，疏肝解郁，调和阴阳。

用法：降调第 1 日开始使用，每日 1~2 次，连续治疗至取卵前。

（三）注意事项

(1) 月经期和妊娠期慎用；疑似妇科恶性病变、消化道出血、肛周炎、痔疮急性期者忌用。

(2) 配备灌肠液时应避免使用对肠黏膜有腐蚀作用的药物；肛管要灭菌或使用一次性肛管，一人一管，避免感染。

(3) 灌肠时，如有便意，嘱患者深呼吸减腹压，如不能缓解，则协助其排便。

(4) 操作者应体贴关心患者，动作轻柔，切忌暴力插入肛管，插管时顺着人体所固有的解剖角度，以免造成肠穿孔。

(5) 灌肠过程中注意观察患者的生命体征及不良反应，以便做出及时处理。

四、食疗法

中医学素有“药食同源”之说，饮食疗法作为一种预防及辅助治疗疾病方法已被大众广泛接受。在 IVF-ET 过程中多用饮食疗法，主要发挥其补肾，调理气血之功，对改善卵巢功能、促进卵泡发育成熟、改善子宫内膜环境等都有较强的辅助治疗作用。尤药膳取材方面忌辛温燥烈、苦寒酸涩之品，所选均为精品食材且性味较为平和，食用起来口感较好。运用食疗法药食互补，有效安全。具有操作简便、推广性强的特点，便于患者接受。

（一）体外受精 - 胚胎移植各期饮食宜忌

1. 调治期

食疗重点在补脾胃，兼以补肾。脾主运化，为气血生化之源，乃后天之本，女子脾胃健运，气血充盛，则血海盈满，月经如期而至，胎孕正常；而肾主生殖，为先天之本，需靠脾胃之后天滋养。同时辨病论治，改善影响 ART

的不良因素。

2. 降调期

宜：清淡，宜食富含维生素、蛋白质类营养的食物；

忌：食油炸、烧烤、辛辣之品，狗、羊、牛肉。

3. 促排卵期

宜：服虾皮、鸽肉、鹌鹑肉及蛋、豆浆及豆制品等；

忌：生冷酸涩之品。

4. 移植后

宜：饮食清淡；

忌：食油炸、烧烤、辛辣之品，大温大燥和有毒之品，忌房事。

5. 着床后

宜：食富含维生素、蛋白质类营养的食物；

忌：食油炸、烧烤、辛辣之品，妊娠 3 个月内忌房事。

（二）体外受精 - 胚胎移植食疗煲

煲汤所用皆药食同源之品，常服汤能改善人之体质，然药物久煎，药性必缓，适合 ART 相关病人，故在辅助治疗中，多采用“食疗煲”，以达到改善卵巢状态，提高卵子、胚胎的数量与质量、帮助胚胎着床、提高 ART 成功率的目的。

1. 调治期——食疗煲

(1) 养巢助孕——暖巢煲

黄芪、巴戟天、霍山石斛、黄精、三七花等，加食材文火煲制。

功效：暖巢填精，护卵调泡。适用于 IVF 施术前、失败后调理卵巢功能，促进优势卵泡生长；调理子宫内膜厚薄及结构，改善内膜血流；修复子宫内膜，助卵止血。

服法：月经周期第 5 天、第 11 天当日各服 1 次。

禁忌：IVF 施术期忌服；确定妊娠后忌服。

（2）养泡调经——养泡煲

党参、黄芪、莲子、山药、黄精等。

功效：调泡、增泡、理泡。适应于IVF施术前、失败后调节卵巢功能，促进优势卵泡生长。用于卵泡数量少、卵泡长速慢、扁卵泡等病证。

服法：月经周期第5天、第11天当日各服1个。

禁忌：IVF-降调期/ET后忌服；PCOS患者忌服；确定妊娠后忌服。

2. 施术期——食疗煲

（1）降调煲

太子参、山茱萸、精乌枣、代代花、百合花等，加食材后文火煲制。

功效：养心安神，护卵安泡。适应于IVF降调期；或自孕EMS降调治疗期。

服法：IVF降调第2天、第9天当日各吃1个；EMS降调治疗时，隔7天吃1个。

禁忌：IVF促排卵期、移植后忌服；确定妊娠后忌服。

（2）促排煲

黄精、巴戟天、三七花、百合、莲子、龙眼肉等，加食材后文火煲制。

功效：暖巢填精，助卵养泡。适用于IVF-促排卵阶段时服食。

服法：IVF促排第3天、第6天当日各服1个。

禁忌：IVF降调期、ET后忌服；确定妊娠后忌服；IVF-PCOS忌服。

（3）着床煲

精党参、精黄芪、龙眼肉、三七花等，加食材文火煲制。

功效：助卵养膜，纳胚着床。适应于IVF-移植后助孕着床者；自孕备期，黄体功能不良、着床环境不良者。

服法：IVF-移植鲜/冻胎，移植第2天、第7天各吃1个；移植囊胚，在移植第2天、第5天各吃1个。自孕-求子备孕期间，在排卵后第5天、第6天当日服食1个。

禁忌：确定妊娠后忌服。

(4)安胎煲

精党参、精黄芪、精莲子、精枸杞子等，加食材后文火煲制而成。

功效：健脾补肾，养血安胎。适应于 IVF-ET 确定已妊娠者；自孕求子妇女备孕期间，出现宫腔环境不良者；备孕妇女有先兆流产、妊娠腹痛、胎动不安等不良妊娠病史者。

服法：隔 5 天吃 1 个。孕 6 个月后忌服。

3. 食疗褒服食说明

(1)煲料中的所有药物均放在一起煲煮；布袋药物煲煮时勿去包装，小塑料袋中的药物请去包装后与其他药一起煲煮。

(2)煲煮时可据个人嗜好和口味，加放相应的食物、调味品，但切勿放味精、糖精。

(3)煲煮时可选放鸡蛋 1 个，或鹌鹑蛋 3 个一起煲煮；蛋熟后敲打蛋壳破裂，再放回煲中煲煮；服食时剥壳吃蛋、喝汤。

(4)煲料中的鸡、鸽、鹌鹑肉等配料，亦可据个人嗜好和口味，选放或改放精瘦肉、精排骨等。不食肉类者可选用 1 个胡萝卜切块加 2 个香菇切丁煲汤服食。

(5)服食时请与中药服药时间错开 2~3h 为妥。

(6)药渣依个人喜好嚼食或弃而勿食。

(三)体外受精-胚胎移植同步其他食疗法

1. 调治期——糕粥

(1)修复内膜——养膜糕(红白糕)

白莲子、山药、黑枸杞子、玫瑰花、红枣等，文火熬成胶状，冷却后切薄片。

功效：调膜养膜，适应于 IVF- 子宫腔粘连，或内膜薄、阴道出血淋漓难尽等病症时使用。

服法：每日 2 次，每次 2 片，嚼碎后温水送服。

禁忌：IVF-ET 移植 6 天后；或内膜厚、或有长期腹泻病史；确定妊娠后。

(2)养巢调泡——养巢糕(四色糕)

黑豆、黑芝麻、白莲子、山药、核桃、红枣等，文火熬成胶状，冷却后切薄片。

功效：温巢调泡，暖宫调经。适应于高龄-IVF施术前、失败后调治，或高龄-求子，或DOR、或卵泡数量少等病症时使用。

服法：每日2次，每次2片，嚼碎后温水送服。

禁忌：单侧卵泡数目>12个时忌用；IVF降调期、移植后忌服；确定妊娠后忌服。

(3)养巢调泡——养春粥

蛤蟆油1.5g、粳米150g、生姜片、香葱头、白胡椒粉、食盐适量。

制法：蛤蟆油清洗净后再用水泡发一晚；将生姜、葱适量与已泡好洗净的蛤蟆油一同放入开水中煮沸约1min；去除生姜片、香葱头；再将蛤蟆油洗净，与粳米煲粥；熟后加适量食盐、白胡椒粉调味后服食。

功效：养巢暖宫，增泡调经。适应于高龄IVF施术前、失败后调治，或高龄求子患者，或POF、DOR，或卵泡数量少，或阴器干涩、性欲冷淡等病症。

服法：隔日1次，温服。与当日中药的服药时间错开2~3h。

禁忌：卵巢、子宫、乳腺有肿块或肿瘤者忌用；确定妊娠后忌食。

(4)参芪山药大骨汤

党参10g、黄芪10g、山药10g、大豆20g、大骨适量煲汤。

服法：每周1~2次。

功效：准备接受IVF-ET前1~2个月，此时患者尚未进周但已开始做各种检查及等待结果，可选择服用。

(5)石斛萝卜香菇汤

石斛10g、胡萝卜半根、香菇适量，煲汤。

服法：每周1~2次。

功效：准备接受IVF-ET前1~2个月，此时患者尚未进周但已开始做各种检查及等待结果，可选择服用。

2. 降调期其他食疗法

(1) 尤氏降调黑豆粥

百合15g、黑豆15g、黑糯米50g、黑胡椒3粒、香葱2根、筒骨、食盐适量。

服法：隔日1次，连续8~10次。

功效：补肾安神，滋养卵泡。

(2) 尤氏降调小米粥

百合15g、小米50g、胡萝卜半根、白胡椒3粒、香葱2根、筒骨、食盐适量。

服法：隔日1次，连续8~10次。

功效：养心安神，滋养卵泡。

(3) 尤氏降调燕麦粥

百合15g、燕麦50g、胡萝卜半根、白胡椒3粒、香葱2根、筒骨、食盐适量。

服法：隔日1次，连续8~10次。

功效：养心通便，滋养卵泡。

(4) 尤氏助卵煲

铁皮石斛10g、黄精15g、铁棍山药15g、香菇2个、筒骨、食盐适量、香葱2根。

服法：每周2次。

功效：对卵泡发育不良、卵泡形态不规则及张力差等能起到很好的辅助治疗作用，因此有利于获取高质量的卵泡用于IVF-ET。

3. 促排卵期其他食疗法

(1) 尤氏护卵盅

黄精15g、瘦肉50g、荸荠3个、胡椒2粒、香葱1根、食盐适量。

服法：每周1~2次。

功效：该盅用料精当，制法简单，其口味极佳，对卵巢早衰、子宫内膜薄、体虚多病者大有裨益，并可长期服食。

(2)莲龙鸽子汤

莲子10g、龙眼10g、鸽肉适量。

服法：煲汤，每周1~2次。

功效：补肾健脾，养血生精。

(3)莲龙鹌鹑汤

莲子10g、铁皮石斛10g、龙眼10g、大枣3枚、鹌鹑肉适量。

服法：煲汤，每周1~2次。

功效：补肾健脾，益气养血。

(4)尤氏助肾纳胎煲

黄精15g、黑豆15g、龙眼肉15g、莲子10g、大枣5枚、玉米棒半根、黑胡椒5粒、生姜3片、小乌鸡1只、香葱、食盐适量。

服法：辅助生殖术取卵当日服用1次，3日后可再用1次。

功效：填精养膜，助肾纳胎。

(5)尤氏助肾纳胎粥

莲子15g、何首乌15g、肉苁蓉15g、黄精15g、大枣3枚、覆盆子15g、铁棍山药15g、黑糯米50g、生姜1片、红糖适量、黑胡椒3粒。

服法：辅助生殖术时取卵当日始服，每日1次，至移植前1天。

功效：填精养膜，助肾纳胎。

(6)男士益春粥

鹿鞭20g、粳米10g、生姜5g、香葱末、胡椒、食盐适量。

服法：辅助生殖术时服用至取精日，每日1次，至移植前1天。

功效：补肾填精，适用于男子阳痿精弱、畸精早泄、精稠不液。

4. 移植后其他食疗法

(1)尤氏ET安子饮

全紫苏1株、黑豆25g、鸡蛋1个、苎麻根15g、大枣2枚。

服法：移植后隔日1次，吃蛋喝汤，可连续服用7次。

功效：补肾固胎，理气顺胎。

（2）尤氏ET安子煲

黄芪20g、铁皮石斛15g、苎麻根15g、鲤鱼1条（300g）、香油、香葱、生姜、精盐等调味适量。

服法：ET后第1个月，每周1次；第2个月，2周1次。

功效：健脾补肾，益气固胎。

（3）石斛苁蓉大骨瘦肉汤

铁皮石斛10g、肉苁蓉10g、鲜菇、大骨、瘦肉适量，煲汤粥。

服法：每周2~3次。

功效：补脾健胃，利水消肿。

5. 着床后其他食疗法

（1）黄芪炖鲈鱼

鲈鱼1条（350~500g）、北黄芪15~30g、精盐适量。

制法：将鲈鱼去鳞、鳃和内脏，洗净，放盆中，加黄芪和清水、精盐适量，炖熟即可。

服法：食鱼肉，每次半条，每日2次。

功效：具有健脾、补气、益肾、安胎之功效。

（2）麻根煲母鸡汤

母鸡1只（约500g）、干苎麻根30g或鲜品60~90g、香油、精盐、味精等调料适量。

制法：母鸡宰杀后，去毛、头、爪和内脏，洗净，将苎麻根切成薄片放鸡腹内，加水适量，煲汤，鸡肉熟烂后，加适量油盐调味即可。

服法：1日内分数次吃完，吃肉喝汤。

功效：健脾补血养血。

（3）安胎鸡蛋汤

鸡蛋1个、艾叶12g、鲜石斛20g、苎麻根10g。

制法：鸡蛋与艾叶、鲜石斛、苎麻根放砂锅内，加清水适量，文火煮至蛋熟，剥去蛋壳，再煮 5~10min 即可。

服法：每次 2 个。孕后第 1 个月内，每日 1 次，连用 6~8 日；孕后第 2 个月，每 10 日吃 1 次；孕后第 3 个月，每 15 日吃 1 次；孕后 4 个月，每月 1 次，至妊娠足月。

功效：滋阴清热安胎。

(4) 首乌黄芪乌鸡汤

乌鸡肉 200g、制何首乌 20g、黄芪 15g、红枣 10 枚、精盐、香油、味精等调料适量。

制法：将制何首乌、黄芪、红枣与乌鸡肉置于砂锅内加水 1 000ml 煲汤，鸡肉熟烂后去制何首乌、黄芪药渣，加适量油盐调味即可。

服法：食鸡肉、红枣，饮汤。

功效：气血双补。

第五章

疑难医案精释

近年来尤昭玲教授从影响 ART 成败的主要因素入手，针对患者生殖基础的缺陷、情志心理因素及施术的不同阶段、患者饮食起居宜忌等方面，寻求中医药的切入环节和思路，应用中医手段进行辅助治疗，并在临床实践中逐步探索、完善，形成了 ART 中医辅治的思路与方案。在确保施术成功和妊娠安全的前提下，最大限度地调节患者的整体健康，减轻患者在 ART 医疗施术中经历的不良反应，提高生殖功能，达到提高临床妊娠率和活产率的目的。现选取尤昭玲教授疑难典型医案 24 例进行详解、分析。

助孕医案 01

医案概要：31 岁彭女士，因 2 次辅助生殖技术（ART）受精失败，拟第 3 次行 IVF-ET 助孕，欲中药辅治。患者既往人工流产 1 次，左侧输卵管妊娠 1 次。既往行腹腔镜下“双侧巧克力囊肿剥离术 + 左侧输卵管开窗取胚术 + 双侧输卵管高压灌注 + 盆腔粘连松解术”。男方精液常规检查提示：弱精子症。诊断为：①继发性不孕；②腹腔镜术后；③卵巢储备功能减退；④ ART 助孕前；⑤男方弱精子症。经中医辅助生殖技术路径及方案辨病、辨证论治，药食共调，结合 ART 助孕，胚胎移植后成功着床。

彭某，女，31 岁，$G_2P_0^{+2}$（G 为妊娠次数，P 为实际产子数，右上角标为流产次数，以下医案同）。初诊：2017 年 2 月 14 日。

主诉：未避孕未孕 6 年，2 次 IVF-ET 失败，拟再行 ART。

现病史：患者再婚，有正常性生活，未避孕未孕 6 年，未行输卵管检查，

2次IVF-ET受精失败，末次失败后6个多月，拟再次行ART助孕。LMP：2017年2月1日，量少，色正常，无血块，余未见异常。白带检查正常，妇科检查外阴未见异常，纳眠可，二便调。

既往史：2014年1月8日行腹腔镜下双侧卵巢子宫内膜样囊肿剥离术+左侧输卵管开窗取胚术+双侧输卵管高压灌注+盆腔粘连松解术。

月经及婚育史：患者平素月经规律，13岁月经初潮，月经经期6~7天，周期28~32天。未避孕，$G_2P_0^{+2}$，患者既往人工流产1次，左侧输卵管妊娠1次。2次ART受精助孕失败。2016年1月于中信湘雅生殖与遗传专科医院采用拮抗剂方案，取卵2枚，均受精失败；2016年8月于中信湘雅生殖与遗传专科医院采用微刺激方案取卵3枚，亦均受精失败。

辅助检查：女方2015年10月6日AMH 0.7ng/ml。2015年10月26日基础性激素检测显示，FSH 16.02mIU/ml，LH 5.49mIU/ml，E_2 44pg/ml，T 0.82ng/ml，PRL 16.02ng/ml，P 0.29ng/ml。2017年1月10日经阴道彩超示子宫大小52mm×35mm×53mm，子宫内膜厚度约10.7mm；左侧卵巢大小约9mm×15mm×14mm，可探及1个卵泡；右侧卵巢大小约25mm×19mm×18mm，可探及6个卵泡，探及黄体大小约23mm×16mm。男方2015年10月26日精子DNA碎片化指数20.95%，2015年10月27日精液常规：a级精子正常率1.4%。

中医诊断：不孕症。

中医证型：肾虚血弱证。

西医诊断：①继发性不孕；②腹腔镜术后（双侧卵巢子宫内膜样囊肿剥离术+左侧输卵管开窗取胚术+双侧输卵管高压灌注+盆腔粘连松解术；③卵巢储备功能减退；④ ART助孕前；⑤男方弱精子症。

不孕及ART失败原因分析：①卵巢功能不全（AMH 0.7ng/ml）；②卵子质量欠佳（既往两次IVF，均受精失败）；③配偶精液异常（弱精子症）。

妊娠率初步评估：自孕率<10%，试管孕率20%~30%。

诊疗核心：改善卵巢功能（提高卵子数量与质量）。

诊疗思路：①调理期间如怀孕排除异位妊娠后保胎，如未孕建议ART；②月经期改善着床环境、月经后调整卵巢功能；③建议配偶专科治疗。

医嘱：①患者就诊时为排卵期，嘱患者忌发物，BBT监测，测AMH；②先予自拟助卵汤加减21剂以益肾健脾，助泡养膜；③再予以内炎方加减6剂治疗痼疾；④辅以养巢糕1盒养巢填精，养泡煲3个护卵养泡。

二诊：2017年3月12日。LMP：2017年3月1日，月经量可，色暗，无血块，轻微痛经。纳可寐欠佳，二便调。

医嘱：①测体温，忌发物；②自拟助卵汤加减21剂并辅以补血消癥中成药（慈航片）1瓶促进卵泡生长；③养巢糕1盒，暖巢煲3个养巢填精、护卵养泡。

三诊：2017年4月2日。月经第6天，LMP：2017年3月28日，月经量少，色暗，有血块，轻微痛经。白带可，腰背部怕冷。纳寐可，小便可，大便结。

医嘱：①测体温，忌发物；②自拟助卵汤加减21剂并辅以补血消癥中成药（慈航片）1瓶促进卵泡生长；③养巢糕1盒加养泡煲3个养巢填精、护卵养泡。

四诊：2017年5月7日。月经未潮，LMP：2017年4月24日，月经量可，色红，无血块，经前及经期轻微痛经。白带质稀，轻微异味，外阴瘙痒。纳寐可，二便调。

医嘱：①测体温，忌发物；②自拟助卵汤加减21剂并辅以补血消癥中成药（慈航片）1瓶促进卵泡生长；③养巢糕1盒加养泡煲3个养巢填精、护卵养泡。

五诊：2017年6月2日。月经未潮，LMP：2017年5月19日，月经提前5天，量偏少，色暗红，无血块，无痛经，月经前乳房胀痛，纳可，睡眠欠佳，二便调。偶有恶心。BBT监测单相。辅助检查：2017年5月21日基础性激素检测示，FSH 11.79mIU/ml，LH 4.82mIU/ml，E_2 57.33pg/ml，T 0.179ng/ml，

PRL 26.76ng/ml，P 0.409ng/ml。甲状腺功能检查示，FT_3 4.86pg/ml，FT_4 14.5ng/dl，TSH 3.49μIU/ml。

医嘱：①自拟助卵汤加减21剂并辅以补血消癥中成药（慈航片）1瓶促进卵泡生长；②养巢糕1盒养巢填精、护卵养泡。

六诊：2017年7月11日。月经未潮，LMP：2017年6月15日，本月以微刺激方案进周。

医嘱：①养泡煲2个护卵养泡；②促排方加减8剂辅以促排煲2个养泡促排。

七诊：2017年8月9日。月经未潮，LMP：2017年7月12日。月经量偏少，色红，无血块，轻微痛经，纳可，失眠，便秘。

医嘱：促排方加减8剂辅以促排煲2个养泡促排。

八诊：2018年4月18日。患者诉已自孕（妊娠第10周），欲孕期调理。

医嘱：①嘱患者勿攀爬、勿举重、勿弯腰、勿急刹车；②养胎方加减10剂辅以安胎煲2个健脾补肾，养血安胎。

按：此病案特点患者既往双侧卵巢子宫内膜样囊肿剥离术后，且两次IVF均未受精，基础激素亦提示患者卵巢功能下降。因此此案例治疗方案重点为改善患者卵巢功能以助孕。该患者不孕多年，肾精不健（女方AMH低，男方弱精），又因后天手术所伤（双侧卵巢子宫内膜样囊肿剥离术、盆腔粘连松解术病史），卵巢受损，损伤肾气，卵巢储备功能减退。两精相合，结胎不实（受精失败）。其次，多次ART失败，身负家庭及社会压力，肝气不舒则排卵障碍，藏血失司则经量少色暗，心主血脉与神志，经血按时而至、情绪正常疏泄亦需心之调控，故本病病位重点在于肾，需兼顾肝、脾、心。

尤昭玲教授基于“冰山论”“巢宫论”理论基础，对于此患者在进入施术周期前的调治中以补肾暖巢、助卵填精为要务，尤其注重巢泡膜同治，精与血共养，以助卵巢功能，提高卵子质量；同时改善卵巢及内膜的血供，做到调理天癸，活血通经。进IVF周期后，卵泡募集期，通调和阴阳方法，助卵长养,并使卵泡生长同步化有利于获取较多的高质量卵细胞用于体外受精;移植后运用益气纳胎、补肾固胎、宁心安胎、调肝养胎的治疗方法促进子宫内膜长养与种植,同时每次均配合食疗,体现了 IVF-ET 中医药辅助治疗中的三期三法终获妊娠。

助孕医案 02

医案概要:30 岁胡女士,因 3 次辅助生殖技术(ART)失败,拟行第 4 次 ART 术,欲求中药辅治。患者既往有多囊卵巢综合征病史 10 余年。男方精液未查。诊断为:①原发性不孕;②多囊卵巢综合征;③ ART 助孕前。经中医辅助生殖技术路径及方案辨病、辨证论治,药食共用,结合 ART 助孕,胚胎移植后成功着床并足月产下一对龙凤胎。

胡某,女,30 岁,G_0P_0。初诊:2011 年 8 月 30 日。

主诉:未避孕未孕 2 年余,3 次 IVF-ET 失败后,拟再次 ART。

现病史:患者同一性伴侣,有正常性生活,未避孕未孕 2 年余,3 次 IVF-ET 失败后,拟行第 4 次 ART 助孕。LMP:2011 年 8 月 10 日,7 天经净,量中色鲜红,夹血块。伴经期小腹坠胀痛,余未见异常,今为月经周期第 21 天。白带正常,外阴未见异常,纳可,眠欠佳,多梦,眠浅易惊醒,面部丘疹,色红,易发胖,二便调。

既往史:既往有多囊卵巢综合征病史 10 年余。

月经及婚育史:患者平素月经周期推迟,14 岁月经初潮,月经经期 7~8 天,周期 30 天～半年,曾间断服用中药调理。未避孕,G_0P_0,3 次 ART 助孕失败。2009 年于新疆某医院采用 GnRH-a 长方案,取卵 17 枚,受精 3 枚,余受精失败,移植 2 枚 B 级胚胎,剩余 3 枚冷冻,结局示未着床。2010 年新疆某医院移植 3 枚冻胚,移植日内膜厚 5.6mm(双层),结局示生化妊娠。2011 年 6 月于中信湘雅生殖与遗传专科医院采用 GnRH-a 超长方案,取卵 9 枚,受精 8 枚,移植 2 枚鲜胚,剩余 6 枚冷冻,结局示未着床。现患者拟行第 4 次 ART。

辅助检查：女方2008年于新疆地方医院行输卵管造影示输卵管右侧通而不畅。2011年6月基础性激素显示FSH 6.26mIU/ml，LH 9.17mIU/ml，E_2 217pg/ml，T 1.86ng/ml，PRL 107ng/ml，P 1.23ng/ml。

中医诊断：不孕症。

中医证型：肾虚肝郁血瘀证。

西医诊断：①原发不孕；②多囊卵巢综合征；③ART助孕前。

不孕及ART失败原因分析：①既往多囊卵巢综合征病史；②子宫环境不良（子宫内膜薄）；③输卵管右侧通而不畅。

妊娠率初步评估：自孕率<10%，试管孕率30%~35%。

诊疗核心：①改善着床环境；②改善卵巢功能（提高卵子数量与质量）。

诊疗思路：①ART周期分阶段中医药同步调理；②改善卵巢及内分泌状况，调理子宫内膜，为后期胚胎移植做好准备，最终提高此次ART成功率。

医嘱：①忌发物，忌食辛辣、油腻食物；改善睡眠质量；②多囊卵巢综合征瘦身方10剂以健脾利湿，瘦身祛疮。

二诊：2011年9月13日。LMP：2011年9月5日，5天净，经量可，色鲜红，余无特殊，面部痤疮仍较多，余无不适。

医嘱：①忌食发物，测体温；②内膜炎方10剂健脾补肾增膜。

三诊：2011年9月27日。LMP：2011年9月5日，5天净，余同既往，服药后痤疮好转，无其他不适，纳可，眠差，二便调。

医嘱：①忌食发物；②闭经方（柴胡、当归、白术、川芎、车前子、牛膝、益母草、茯苓、泽兰、泽泻、香附、乌药各10g，甘草5g）14剂以养血调经，滋养肝肾。

四诊：2011年10月13日。LMP：2011年10月9日。今日为月经周期第5天，量少，色淡。纳可眠安，二便调。感冒半月余，咳嗽。舌紫暗。苔黄腻。拟于下个月冻胚移植。于月经第16天开始服用地屈孕酮片。已于10月1日肌内注射黄体酮注射液。

医嘱：①内炎方14剂以健脾助运水谷精微达于内膜，意在护卵养膜、助胎着床；②暖巢煲2煲以暖巢填精，改善卵巢功能。

五诊：2011年10月30日。月经未潮，10月27日开始服地屈孕酮片，需连服10日，10月29日注射GnRH-a对垂体降调节，纳可，眠差，夜间发热，心悸，二便调。

医嘱：①降调方10剂以调肝健脾、清心安神；②养胎方12剂（移植当天吃）健脾助膜，益肾固胎；③安胎煲2煲（移植后第2、7天服）健脾补肾，养血安胎。

六诊：2011年12月12日。患者于12月3日移植2枚冻胚，于12月14日查早孕检查：hCG示1 012mIU/ml，提示已孕。

医嘱：予自拟安胎方12剂＋野山参一只以健脾助膜，益肾固胎，加用野山参加强益气摄胎之功。

七诊：2011年12月29日。现为胚胎移植后第27天。昨日B超示，宫内见孕囊1：28mm×18mm，胎芽3.3mm。孕囊2：宫内查见孕囊样回声24mm×16mm，其内见胎芽长约3.5mm，均可见心管搏动，提示宫内双活胎。现感冒，体温37.2℃，鼻塞咽痛，咳嗽，打喷嚏，中度早孕反应，睡觉时发热感，纳差，恶心，便秘。

医嘱：予妊娠感冒方2剂以清热解表安胎。

八诊：2012年2月10日。早孕反应较重，纳差，眠欠安，大便2次/天，下午大便稀，小便可。B超提示宫内妊娠12^{+5}周，双活胎大小正常。

医嘱：予以妊娠呕吐方4剂以健脾补肾，和胃降逆止呕。

后经追访，患者于2012年8月产龙凤胎一对。

按：《女科正宗》有云："男精壮而女经调，有子之道也。"患者既往患多囊卵巢综合征病史10年余，平素月经周期推后，甚至半年一行，月经不能按时来潮，故多年不能正常受孕。加之患者多次辅助生殖技术失败，承受着很大的经济精神压力，自身身体健康也在多次施术过程中受到损伤，肾精损耗，肝气郁滞，气血运行不畅，日久形成血瘀，致使胞宫胞脉无以充养，卵泡无以长养，子管瘀堵，故无优势卵泡、加之子宫内膜薄、一侧输卵管通而不畅。肾虚肝郁血瘀是此患者久不成孕的基本病机。

尤昭玲教授进入施术周期前的调治中以防治原发疾病为主，以“冰山论”“卵膜论”理论基础为指导，通过滋肾健脾、暖巢增液，以提供卵巢功能，改善内分泌情况。同时健脾养膜，活血化瘀，促进内膜长养，防治内膜炎症，为后期胚胎植入做好准备。冻胚解冻移植后分两步走，前期以健脾助膜，益肾固胎为主，胚胎着床后以健脾补肾，养血安胎为主，同时每次均配合食疗，充分体现了 IVF-ET 中医药辅助治疗中的四期三法，终于成功妊娠，并产下一对健康的龙凤胎。

助孕医案 03

医案概要：30 岁刘女士，6 次试管失败(4 次移植未着床，2 次胚胎移植后生化妊娠)，末次生化妊娠后 2 个月。既往因右侧输卵管妊娠行“腹腔镜下右侧输卵管切除术(自孕)+ 左侧输卵管疏通术 + 子宫内膜异位症电灼术 + 盆腔粘连松解术”后 3 年余，在宫腔镜下行“子宫内膜息肉摘除术”后 1 年余。诊断：①继发性不孕；②卵巢储备功能减退；③宫腹腔镜术后；④高催乳素血症；⑤男方弱畸精子症；⑥ ART 助孕前。经中医辅助生殖技术路径及方案辨病辨证结合，药食共调，分期调治，结合 ART 助孕，胚胎移植后成功着床。

刘某，女，30 岁，$G_3P_0^{+3}$。初诊：2013 年 6 月 18 日。

主诉：未避孕未孕 7 年余，6 次 ART 失败，拟再行 ART。

现病史：未避孕未孕 7 年余，于 2007 年外院行 HSG 示输卵管双通，TORCH、不孕不育抗体检测均正常。2009 年 1 月因异位妊娠行腹腔镜下右侧输卵管切除术 + 左侧输卵管疏通术 + 子宫内膜异位症电灼术 + 盆腔粘连松解术。于 2009 年 5 月行第一周期 IVF，GnRH-a 长方案。获卵 10 枚，胚胎 9 枚，FET 胚胎 2 枚，未着床。于 2010 年 1 月，获胚胎 2 枚，胚胎移植后未着床。于2010年4月，获2枚，FET后生化妊娠。因反复着床失败，于2011年8月行宫腔镜检查+子宫内膜息肉摘除术。于2012年4月再次行宫腔镜探查。于2012年5月行第二周期IVF，GnRH-A拮抗剂方案。获卵8枚，胚胎5枚，FET 2枚，生化妊娠。于2012年9月，FET 3枚，未着床。于2012年10月20日查血清性激素示，FSH 11.65mIU/ml，LH 4.58mIU/ml，E_2 38.02pg/ml，P 0.6pg/ml，T 0.24ng/ml，PRL 28.37ng/ml。2个月前患者于中信湘雅生殖与遗传专科医院行第三周期拮抗剂方案取卵，获可移植胚胎1枚，未着床，拟再次IVF前中药调治。LMP：2013年6月2日。今为月经周期第16天，诊时无任何不适，舌淡，脉软。

既往史：因右侧输卵管妊娠于腹腔镜下行右侧输卵管切除术+左输卵管疏通术+盆腔粘连松解术后3年余，宫腔镜下息肉摘除术后1年余。

月经史：13岁初潮，月经经期3天，月经周期26~27天，月经量少，色暗红，夹少许血块，偶有痛经。

辅助检查：男方精子（a+b级精子）=46.8%。男方精液常规示颈部和中段缺综合畸形率97.4%。女方TORCH、不孕不育抗体检测均正常。2007年HSG示输卵管双通。2013年4月30日阴道彩超提示：子宫大小57mm×37mm×44mm，内膜厚约15mm，左卵巢大小30mm×17mm，右卵巢大小26mm×17mm。

中医诊断：①不孕症；②癥瘕。

中医证型：肾虚气滞血瘀证。

西医诊断：①继发性不孕；②卵巢储备功能减退；③宫腔镜术后（子宫内膜息肉摘除术）；④腹腔镜术后（异位妊娠右侧输卵管切除术+子宫内膜异位症电灼术+左侧输卵管疏通术+盆腔粘连松解术）；⑤高催乳素血症；⑥男方弱畸精子症；⑦ART助孕前。

不孕及ART失败原因分析：①卵巢储备功能减退（DOR）；②宫腔环境欠佳（子宫内膜息肉摘除术后）；③盆腔内环境差（腹腔镜手术史，子宫内膜异位症病史，盆腔粘连松解术后)；④高催乳素血症；⑤输卵管因素(右侧输卵管切除，左侧疑似粘连)。

医嘱：①先予自拟助卵汤 10 剂以益肾健脾，助泡养膜；②内炎方 6 剂益气、清热解毒；③辅以暖巢煲 3 个暖巢填精，护卵养泡。

二诊：2013 年 7 月 14 日。诉月经期间月经量少，伴痛经。LMP：2013 年 6 月 28 日，卵泡长速慢，纳可，二便正常。拟下月进周期。

医嘱：继续上法调治 1 月。

三诊：2013 年 8 月 15 日。今日开始 GnRH-a 长方案进周。

医嘱：①降调方 14 剂安卵抚泡；②辅以降调煲 2 个养心安神，护卵安泡。

四诊：2013 年 9 月 2 日。

医嘱：①内炎方加减 10 剂益气解毒，改善宫腔环境；②辅以降调煲 2 个促进卵泡同步发育。

五诊：2013 年 9 月 15 日。LMP：2013 年 8 月 23 日(9 月 14 日行第二针 GnRH-a 降调)今日为第二针降调后第 1 日。

医嘱：①予以降调方加减，辅以降调煲；② 5 天后予以促排方加减 8 剂、促排煲 1 个滋肾益精，助巢醒泡；③养胎方 12 剂、着床煲 2 个健脾益肾，养胎系胎。

六诊：2013 年 10 月 13 日。LMP：2013 年 9 月 19 日，10/10 第三针 GnRH-a 降调，医嘱同前。

七诊：2013 年 11 月 19 日。今日为移植后第 11 日，其夫代诉已检测尿妊娠试验阳性，胚胎移植后第 3 日和第 7 日发生宫缩，无阴道出血，晨起小腹疼痛，便秘，小便可。

医嘱：①予自拟安胎方 7 剂健脾补肾，养血安胎；②配合自制安胎煲 2 个。

八诊：2013 年 11 月 28 日。今日为移植后第 20 天，其夫代诉：小便频，便秘，无出血。辅助检查于 2013 年 11 月 22 日(胚胎移植后第 14 天)

行早孕检查：hCG 334.9IU/L，P 358nmol/L，E_2 2 867pg/ml。于 2013 年 11 月 25 日（胚胎移植后第 17 天）行早孕检查：hCG 651.4IU/L，P 190.8nmol/L，E_2 11 159pg/ml。

医嘱：①予自拟安胎方 10 剂健脾益肾，养胎系胎；②自制安胎煲 2 个以健脾补肾，养血安胎。

后电话随访，2014 年已剖宫产 1 女。

按：患者反复多次移植失败，几近绝望，遂决心用中药调理。患者曾因异位妊娠行“腹腔镜下右侧输卵管切除术＋左侧输卵管疏通术＋子宫内膜异位症电灼术＋盆腔粘连松解术”及 2 次宫腔镜手术。金刃刀伤直接损伤胞宫、冲任，导致肾精亏虚，继而不孕。故中药调治的过程中应该注意改善卵巢功能，改善胚胎着床环境。历经长方案、拮抗剂方案促排卵均未孕，一方面因为卵巢功能低下，获可移植高质量的胚胎较少；另一方面，子宫内膜炎、输卵管积水阻碍胚胎着床。正如《医学入门·妇人门》指出：“善治癥瘕者，调其气而破其血，消其食而豁其痰，衰其大半而止，不可猛攻俊施，以伤元气。宁扶脾胃正气，待其自化。”

尤昭玲教授针对此患者采用攻补兼施、内外合治之法，结合试管助孕的不同阶段予以不同的辅助中药治疗，药膳二法同施，多管齐下，改善卵巢功能，改善子宫内膜容受性，提高胚胎着床率与临床妊娠率。以“纳胎论”为指导理论基础，同时在移植前予补肾健脾的养胎方充分体现了“安胎前移”的思想，及中医“预培其损”的原则，值得临床医师学习借鉴。

助孕医案 04

医案概要：33 岁夏女士，行 1 次辅助生殖技术（ART）失败，欲再次行 ART 助孕，欲中药辅治。患者既往行宫腔镜下“多发子宫内膜息肉摘除术”，结果提示剖宫产瘢痕憩室，病理检查提示子宫内膜息肉。后因宫腔积液行诊刮术。男方精子提示正常。诊断为：①继发性不孕；②卵巢储备功能减退；③宫腔镜术后(子宫内膜息肉摘除术)；④双侧输卵管阻塞；⑤剖宫产瘢痕憩室；⑥ IVF 助孕前。经中医辅助生殖技术路径及方案辨病辨证论治，药食共调，结合 IVF 助孕，胚胎移植后成功着床。

夏某，女，33 岁，$G_2P_1^{+1}$。初诊：2015 年 9 月 23 日。

主诉：未避孕未孕 5 年，IVF 失败后 3 月余，拟再行 IVF。

现病史：患者再婚(男方与前妻育有一男孩)，有正常性生活，2003 年剖宫产有一女，欲二胎，拟行 IVF 助孕。LMP：2015 年 7 月 22 日，量色正常，夹小血块，轻度痛经，隐痛，伴腰骶酸痛，疲倦乏力，余未见异常。白带正常，外阴无异常，纳眠可，二便调。

既往史：2015 年 4 月 FET 术前彩超示子宫切口憩室。于 2015 年 6 月 14 日行输卵管造影示双侧输卵管阻塞。于 2015 年 7 月 15 日行"宫腔镜检查 + 宫腔镜下多发子宫内膜息肉摘除术"，见子宫切口憩室。病理检查示子宫内膜息肉。

月经及婚育史：患者平素月经规律，13 岁月经初潮，月经经期 6~7 天，周期 26~35 天。未避孕，$G_2P_1^{+1}$，1 次 ART 助孕失败，于 2015 年 6 月于中信湘雅生殖与遗传专科医院采用超长方案，取卵 4 枚，均受精失败。

辅助检查：女方 2015 年 4 月 6 日基础性激素六项测示，FSH 6.53mIU/ml，LH 7.12mIU/ml，E_2 60.47nmol/L，T 0.16nmol/L，PRL 23.17nmol/L，P 0.54nmol/L。于 2015 年 6 月 14 日行输卵管造影示双侧输卵管阻塞。行乳腺 B 超示双侧乳腺小叶增生。于 2015 年 6 月 18 日查 AMH 1.319ng/ml。男方于 2015 年 4 月 9 日查精液常规示正常。

中医诊断：不孕症。

中医证型：肾虚血瘀证。

西医诊断：①继发性不孕；②宫腔镜术后(子宫内膜息肉摘除术)；③双侧输卵管阻塞；④剖宫产瘢痕憩室；⑤卵巢储备功能减退；⑥ ART 助孕前。

不孕及ART失败原因分析：①卵巢储备功能减退（AMH 1.319ng/ml）；②输卵管运输障碍（双侧输卵管阻塞）；③卵子质量欠佳（既往试管，受精均失败）；④着床环境不佳（子宫内膜息肉病史，切口憩室）。

妊娠率初步评估：自孕率<10%，试管孕率20%~25%。

诊疗核心：①改善卵巢储备功能（提高卵子数量与质量）；②改善着床环境（调治子宫切口憩室）。

诊疗思路：①调理期间如怀孕排除异位妊娠后保胎，如未孕建议ART；②月经期改善着床环境、月经后调整卵巢功能。

医嘱：①嘱患者忌食发物，BBT监测；②先予自拟助卵汤加减14剂益肾健脾，暖巢增液；③辅以养泡煲2个宣散脉络，护卵养泡。

二诊：2015年10月12日。LMP：2015年9月25日，月经干净2日后，复见少量咖啡色分泌物。伴口舌生疮，纳眠可，二便调。预选择GnRH-a短方案于12月进周。

医嘱：①忌食发物；②内炎方加减6剂治疗痼疾；③自拟助卵汤加减14剂自月经周期第7天起，连服14剂继续调服，并辅以养泡煲2剂促进卵泡生长。

三诊：2015年10月29日。LMP（地屈孕酮撤退性出血）：2015年10月24日。月经周期第6天，经量少，色鲜红，余无特殊。白带可，纳眠可，二便调。未避孕，欲进试管周期。

医嘱：①忌食发物，测体温；②自拟助卵汤加减14剂，养泡煲2个，养巢糕1盒。

四诊：2015年12月7日。患者诉已进周。

医嘱：①促排卵期予以促排方加减8剂（促排的第1天始服）；②促排煲2个以防卵泡过多而致卵巢过度刺激综合征以募集更多优质卵泡。

于2015年12月中信湘雅生殖与遗传专科医院采取GnRH-a短方案取卵7枚，正常受精3枚，余受精失败，移植新鲜胚胎1枚，无受精卵冷冻。结局未着床。

五诊：2016 年 3 月 24 日。月经未潮，预选择 GnRH-a 短方案于 7 月进周。

医嘱：①忌食发物；②自拟助卵汤加减 14 剂自月经第 7 天起，连服 14 剂继续调服；③辅以林下参 10 个补气养血、养泡煲 3 剂促进卵泡生长。

于 2016 年 7 月，中信湘雅生殖与遗传专科医院采取短方案取卵 6 枚，正常受精 4 枚，余受精失败，移植新鲜胚胎 2 枚，无受精卵冷冻。结局示已着床。

辅助检查：于 2014 年 4 月 25 日复查 B 超示子宫大小 50mm×37mm×49mm，宫内探及两个大小约 9.1mm 及 6.4mm 稍弱回声团，宫内探及深度约 6.4mm 纵隔，左卵巢大小约 33mm×17mm×26mm，可探及 9 个卵泡，右侧卵巢大小 37mm×26mm×30mm，可探及 9 个卵泡，最大约 19mm×15mm。

六诊：2016 年 8 月 4 日。胚胎移植术后 34 天。恶心，头晕，乏力，纳差，夜眠欠佳。服用左甲状腺素钠片，中成药保胎宁，五维赖氨酸。

辅助检查：2016 年 8 月 1 日查早孕检查示 hCG 16 966IU/L，P 190.6nmol/L，E_2 3 225pg/ml。甲状腺功能示 TSH 3.21μIU/ml。于 2016 年 8 月 3 日中信湘雅生殖与遗传专科医院四维 B 超示可见宫腔内孕囊 16mm×13mm，有胎芽 6.8mm，卵黄囊 3.3mm，有胎心，心率 123 次 /min。

医嘱：①予以自拟安胎方加减 10 剂；②自制安胎煲 3 个健脾补肾，养血安胎。

结局：孕 2 月多时胎停育后行清宫术。

七诊：2017 年 3 月 22 日。LMP：2017 年 3 月 13 日。月经量色可，有少许血块，无痛经。纳可眠差，二便调。未避孕，BBT 监测双相，预选择 GnRH-A 拮抗方案于 4 月进周。

医嘱：①忌食发物；②自拟助卵汤加减 14 剂自月经周期第 7 天起，连服 14 剂继续调服；③辅以养巢糕 1 个、养膜糕 1 个，促进内膜及卵泡生长。

八诊：2017 年 4 月 10 日。月经未潮。

医嘱:①促排卵期予以促排方加减8剂(促排的第1天始服);②促排煲2个以防卵泡过多而致卵巢过度刺激综合征以募集更多优质卵泡;③移植后期予以养胎方加减12剂、着床煲2个以促进胚胎着床和生长。于2017年4月中信湘雅生殖与遗传专科医院采取GnRH-A拮抗剂方案。

九诊:2017年11月29日。LMP:2017年11月17日。月经量色正常,无痛经。纳可,眠欠佳,二便调。排卵期小腹隐痛,白带伴有血丝。偶有头晕,乏力。

医嘱:①忌食发物,测体温;②自拟助卵汤加减14剂自月经第7天起,连服14剂继续调服;③并辅以养巢糕1个、补血消癥中成药(慈航片)1盒促进内膜及卵泡生长;④予以胎盘片5盒补肾益精,调经助孕。

十诊:2017年12月25日。辅助检查:2017年12月22日复查B超,子宫大小47mm×38mm×51mm,内膜厚8.7mm,宫内多发囊肿,最大约5mm×4mm,假腔3mm×2mm,距浆膜层8.1mm,1级、双相;左卵巢大小约27mm×17mm×22mm,可探及2个卵泡,最大约12mm×15mm,右侧卵巢大小31mm×19mm×25mm,可探及4个卵泡。

医嘱:①忌发物,测体温;②自拟助卵汤加减21剂;③辅以养巢糕1盒、养泡煲2个、补血消癥中成药(慈航片)1盒促进内膜及卵泡生长。

十一诊:2018年1月25日。

医嘱:①忌食发物,测体温;②自拟助卵汤加减14剂、养巢糕2个、养泡煲2个。

十二诊:2018年2月22日。月经未潮,预计下个月经周期短方案进周。

医嘱:①忌食发物,测体温;②自拟助卵汤加减14剂、养巢糕1个、养泡煲2个。

十三诊:2018年3月12日。月经未潮,预计本周期短方案进周。

医嘱:①养泡煲1个养巢促泡;②促排卵期予以促排方加减8剂(促排的第1天始服),促排煲2个以防卵泡过多而致卵巢过度刺激综合征以募集更多优质卵泡。于2018年3月24日中信湘雅生殖与遗传专科医院采取 GnRH-a 短方案取卵 2 枚，正常受精 2 枚，移植鲜胚 2 枚，无受精卵冷冻。

十四诊：2018 年 3 月 29 日。胚胎移植术后 3 天。

医嘱：予以养胎方加减 10 剂，着床煲 2 个促进胚胎着床和生长。

十五诊：2018 年 4 月 9 日。胚胎移植术后 14 天，口腔溃疡，纳眠可，尿频。无其他不适。

辅助检查：血清性激素六项示 hCG 104.8nmol/L，P 33.79nmol/L，E_2 254.4nmol/L，PRL 29.39nmol/L。

医嘱：安胎煲 2 个益肾安胎。

十六诊：2018 年 4 月 12 日。ET 后 17 天。

医嘱：自拟安胎方加减 10 剂，安胎煲 2 个益肾安胎。

结局：2018 年 4 月 24 日自然流产。

十七诊：2018 年 6 月 7 日。LMP：2018 年 5 月 25 日。月经量色正常，夹少量血块，伴腰酸，下腹坠胀，纳眠可，二便调，怕冷，无其他不适。

医嘱：①内炎方加减 6 剂治疗痼疾；②自拟助卵汤加减 14 剂自月经第 7 天起，连服 14 剂继续调服；③辅以暖巢煲 2 个、养巢糕 1 盒养巢促泡。

按：此病案特点为患者卵巢功能下降、双侧输卵管堵塞、宫腔环境不良（息肉、剖宫产瘢痕憩室）、盆腔环境欠佳（盆腔炎性疾病后遗症），因此导致患者反复胚胎移植后失败。治疗方案制定上，既要补肾助卵，更要兼顾宫腔环境的修复，同时在移植前后安胎固胎。该患者求子之路漫长艰辛，ART 助孕屡次失败，期间患者多次返院就诊。其乃多方因素共同促成。肾主藏精，精血互生，精充则气旺，胞胎系于肾，肾气盛则孕后有力固举胎元，使胎无下坠之虑。今患者先天禀赋不足，后天手术所伤，肾精亏虚（AMH：1.319ng/ml），两精相合，结胎不实，胚胎陨堕；金刃损伤胞宫胞脉（子宫切口憩室），则胞宫血运不佳，局部组织坏死感染，乃成假腔；禀赋虚弱，气血不足，无力敛伤，以致久病腔成。《景岳全书·妇人规》有云："妇人所重在血，血能构精,胎孕乃成。”脾为后天之本,气血生化之源,脾虚则生湿,阻滞胞宫,湿瘀互结,日久渐成癥瘕(多发性子宫内膜息肉),孕后脾土之不健,亦会导致堕胎。该患者多次辅助生殖技术均失败,心理压力大,肝气不舒,下克脾土,气血运行不畅,不能畅达任、带二脉,从而胞胎之门闭塞,阻碍两精相合。正如《傅青主女科》有云:“妇人有怀抱素恶不能生子者,人以为天心厌之也,谁知是肝气郁结乎。”《素问·痿论》云:“心主身之血脉”,心气充沛,气行血行,心气、心血畅利下达胞宫时则孕育正常,反之则产生胞脉闭塞,发为不孕。

尤昭玲教授以补肾健脾为主,予自拟助卵汤以益肾健脾,助泡养膜,同时以补肾化瘀,调治痼疾之法防治内膜炎症,改善宫内环境。移植后以着床煲嘱患者经前服用,调节改善子宫内膜的容受性,以助胞宫摄纳胎元,促进胚胎着床和生长。苦于患者先天禀赋不足,后天久病体虚,肾精亏虚,肾气无以举固,脾土不健,脾气无以固摄,最终胚胎陨堕。故此患者反复 ART 助孕失败,乃是多方因素共同促成。

助孕医案 05

医案概要:25 岁彭女士,因未避孕未孕 4 年多,欲中药治疗尽快怀孕。患者既往多囊卵巢综合征、盆腔附件囊肿、子宫多发肌瘤、双侧输卵管积水病史,男方精液常规提示正常。诊断为:①多囊卵巢综合征;②原发性不孕;③盆腔炎(双侧输卵管炎 + 盆腔粘连);④子宫肌瘤;⑤ ART 助孕前。经中医辅助生殖技术路径及方案辨病辨证论治,药食共调,结合 ART 助孕,胚胎移植后成功着床。

彭某,女,25 岁,G_0P_0。初诊:2012 年 6 月 27 日。

主诉:未避孕未孕 4 年多,拟行 ART。

现病史:患者同一性伴侣,有正常性生活,未避孕未孕 4 年,拟行 ART 助孕,LMP(黄体酮撤血):2012 年 6 月 8 日。今为月经经期第 20 天,量色正常,夹血块,无痛经,伴乳房胀痛,余未见异常。白带正常,外阴未见异常，精神疲倦，性欲减退，纳可，眠差，多梦，大便秘结，小便调，舌淡红，苔薄白，脉弦细。

既往史：多囊卵巢综合征、盆腔附件囊肿、子宫多发肌瘤、双侧输卵管积水、乳腺增生未处理。

月经及婚育史：患者平素月经紊乱，13岁月经初潮，月经经期10天，周期30~60天。未避孕，G_0P_0。

辅助检查：女方于2012年5月4日基础性激素示：FSH 5.94mIU/ml，LH 16.01mIU/ml。2012年6月18日B超下腹腔镜通液示：子宫正常，双侧输卵管增粗、僵硬、伞端扩大。2012年9月14日白带常规示：细菌性阴道炎。10月9日复查示清洁度Ⅱ度，脓球(+)。2012年10月10日阴道彩超示：子宫大小54mm×37mm×39mm，内膜厚6.9mm，B级，左卵巢大小约37mm×27mm×39mm，多囊表现，最大卵泡14mm×14mm，右卵巢大小41mm×14mm×37mm，最大卵泡15mm×11mm。男方精子正常。

中医诊断：不孕症。

中医证型：脾肾亏虚，痰瘀互结证。

西医诊断：①多囊卵巢综合征；②原发性不孕；③盆腔炎（双侧输卵管炎＋盆腔粘连）；④子宫肌瘤。

不孕及ART失败原因分析：①多囊卵巢综合征（卵泡生长速度慢）；②宫腔环境欠佳（内膜炎、多发子宫肌瘤）；③输卵管因素（双侧输卵管炎症、僵硬、阻塞、积液）；④盆腔内环境差（盆腔粘连）。

妊娠率初步评估：自孕率5%~10%，异位妊娠30%~35%，流产率15%~20%，试孕率20%~25%。

诊疗核心：①提高卵子生长速度和质量；②输卵管治疗（双输卵管结扎）；③改善盆腔和着床环境。

诊疗思路：①月经期改善着床环境、月经后调整卵巢功能；②行ART助孕。

医嘱：①患者就诊时为黄体期，嘱患者避孕、忌发物，BBT监测；②先予内炎方加减21剂以祛湿化瘀、散结消肿、清宁胞脉；③辅以盆炎丸以清热祛湿、化瘀散结；④建议行试管助孕。

二诊：2012年7月25日。LMP：2012年7月15日。经量正常，色红，有血块。大便便秘，小便调。舌淡红苔薄白。未避孕。

医嘱：①忌食发物、测体温；②自拟助卵汤加减14剂；③辅以暖巢煲2剂促进卵泡生长、改善卵巢功能。

三诊：2012年8月24日。LMP：2012年8月19日。月经量可，色鲜红，有血块，小腹隐痛。白带可。纳可，眠差，便秘，小便可。经净后未同房。

医嘱：①忌食发物，测基础体温，严格避孕；②输卵管积水方21剂加减以活血散结、利水排毒；③辅以盆炎丸3剂、暖巢煲3个改善输卵管积水状况。

四诊：2012年9月17日。LMP：2012年8月19日，服药后胃胀，纳眠可，二便调。确定经净后未同房，准备做试管。

医嘱：①忌食发物，测体温，请严格避孕；②输卵管积水方加减21剂配以金凤丸2盒。

五诊：2012年10月8日。LMP：2012年9月25日。患者诉严格避孕。

医嘱：守输卵管积水方加减21剂配以暖巢煲3个。

六诊：2012年11月12日。LMP：2012年11月8日。月经量多，色鲜红，有血块，无痛经。白带可。纳眠可，二便调。自诉服药后身痒，严格避孕。

辅助检查：2012年11月10日(月经周期第3天)基础性激素示FSH 6.51mIU/ml，LH 3.99mIU/ml。

医嘱：①严格避孕；②内炎方14剂加减辅以暖巢煲2个。

七诊：2013年4月23日。(其母代诉)月经未潮。2013年3月于中信湘雅生殖与遗传专科医院采用GnRH-a短方案，取卵10枚，3枚异常受精，余受精失败，移植2枚鲜胚，剩余1枚囊胚冷冻。移植后hCG未翻倍，出现卵巢过度刺激综合征(OHSS)。辅助检查：2012年12月29日基础性激素示FSH 5.8mIU/ml，LH 11.82mIU/ml。2013年3月18日查B超示子宫大小77mm×69mm×44mm，宫内探及双胎，孕囊1：30mm×18mm，有胎心搏动，孕囊2：24mm×13mm，有胎心搏动，另探及有出血区23mm×10mm、9mm×9mm。胚胎移植后12天早孕检查示E_2 4 300pg/ml，P>60ng/ml，hCG 501mIU/ml。胚胎移植后14天早孕检查示P 190pg/ml，hCG 656mIU/ml。

医嘱：①予自拟安胎方8剂加减，健脾补肾、摄胎固胎；②辅以安胎煲2个。

八诊：2013年5月8日。(其母代诉)胚胎移植后31天，纳眠可，大便结，小便调。宫内妊娠双胎。

辅助检查：2013年4月24日查早孕检查示：P 190.8pg/ml，hCG 2 355.6mIU/ml。2013年4月27日早孕检查示：P>190pg/ml，hCG 6 247mIU/ml。

医嘱：①予自拟安胎方10剂；②辅以安胎煲2个以健脾补肾、止血安胎。

九诊：2013年5月21日。(其母代诉)纳眠可，大便结，小便调。宫内妊娠双胎。辅助检查：2013年5月20日腹超示子宫大小约104mm×74mm×105mm，宫内探及胎儿1孕囊49mm×29mm，有心搏，胎芽21mm；胎儿2孕囊44mm×28mm，有心搏，胎芽20mm，宫内有出血区5mm×8mm。

医嘱：①予自拟安胎方加减10剂；②辅以安胎煲2个以止血安胎。

十诊：2013年7月25日。现孕4^+月，宫内双胎妊娠，不规则宫缩2日，今晨5时破水+血性分泌物伴宫缩。

辅助检查：B超示胎儿1：子宫左下方，胎盘位于前壁距宫颈内口25mm，胎儿2：子宫右上方，胎盘位于后壁，位置正常。

医嘱：守自拟安胎方10剂。

十一诊：2013年8月4日。现孕4个多月，阴道少量渗出液，无宫缩。

住院保胎中。

辅助检查: 2014 年 8 月 1 日查 B 超示宫内双活胎,双胎盘位置正常。

医嘱: 予自拟安胎方 14 剂加减辅以安胎煲 3 个。

十二诊: 2013 年 8 月 11 日。 现孕 4^+ 月,阴道出血 3 天伴宫缩,色鲜红,二便正常。当地医院已予以硫酸镁、酚磺乙胺、头孢口服对症治疗(具体不详)。

医嘱: 予自拟安胎方 10 剂辅以安胎煲 2 个。

十三诊: 2013 年 8 月 25 日。 目前孕 20^+ 周,8 月 14 日阴道出血量多伴宫缩,8 月 20 日 B 超示 1 个胎儿羊水明显减少,1 个胎儿正常。于湖南省妇幼保健院住院。

医嘱: 守自拟安胎方 5 剂。

十四诊: 2013 年 9 月 24 日。 已于 8 月 29 日自然流产,病理检查示:①双胎膜炎性浸润;②胎盘实质绒毛欠成熟;③胎盘有血栓形成。

医嘱: ①予内炎方 21 剂加减;②辅以乌鸡白凤片 5 盒以祛湿化瘀、散结消肿、清灵胞脉。

十五诊: 2013 年 12 月 12 日。 LMP: 2013 年 11 月 7 日。量色正常,无腹痛。白带正常。纳眠可,二便调。BBT 监测双相,确定避孕。辅助检查:(经前)2013 年 12 月 2 日彩超示子宫大小约 50mm×40mm×48mm,内膜厚 4mm,左卵巢大小约 41mm×23mm,右卵巢大小约 45mm×28mm,最大卵泡约 12mm×12mm,右输卵管增粗约 30mm×13mm×13mm。

医嘱: ①忌食发物、测体温;②严格避孕;③守内炎方 21 剂加减辅以外敷包。

十六诊: 2014 年 1 月 9 日。 LMP: 2013 年 11 月 7 日。BBT 监测双相,确定避孕。

辅助检查: 2014 年 1 月 8 日 B 超示子宫大小约 50mm×43mm×59mm,内膜厚 1.5mm,左卵巢大小约 31mm×19mm,右卵巢大小约 43mm×25mm。子宫直肠陷凹探及 14mm 不规则无回声区。

医嘱: 予自拟助卵汤14剂辅以金凤丸1瓶以促进卵泡生长。

十七诊:2014年2月23日。 LMP:2014年1月12日。量色可,余(-)。白带多,水样。平素小腹胀痛,伴肛门掣痛,纳可,夜眠欠佳。时有便秘,小便可。确定避孕。

辅助检查: 2014年2月22日(周期第30天)B超示子宫大小约56mm×44mm×53mm,内膜厚13.6mm,另探及26mm×19mm×28mm、47mm×18mm×22mm无回声区,左卵巢大小约36mm×23mm,探及几个小卵泡,最大约8mm×8mm,右卵巢大小约45mm×26mm,探及23mm×16mm×25mm无回声团。子宫直肠陷凹探及21mm不规则无回声区。

医嘱: 予内炎方21剂辅以外敷包4个。

十八诊:2014年4月1日。 LMP:2014年3月4日。经量色可。平素双下腹隐痛。白带可。纳眠可,大便结,小便可。经净后未同房。

辅助检查: 2014年3月31日(周期第27天)B超示子宫大小约51mm×44mm×52mm,内膜厚10mm,左卵巢大小约38mm×21mm,左输卵管增粗约26mm×16mm×17mm,右卵巢大小约29mm×22mm,右输卵管增粗约44mm×13mm×13mm。子宫直肠陷凹探及21mm不规则无回声区,左髂7mm,右髂8mm。

医嘱: ①严格避孕;②内炎方14剂辅以外敷包3个。

十九诊:2014年6月15日。 LMP:2014年6月11日。月经第1~3天量多,色鲜红,夹小血块,经前下腹隐痛、坠胀,无乳房胀痛,伴腰酸。口疮,纳可,眠差。大便秘结,小便正常。确定避孕,欲下月移植囊胚。于2014年4月23日行腹腔镜下双侧输卵管结扎术+双侧卵管造口+盆腔粘连松解术+双输卵管泡状附件摘除术+宫腔镜检查术,腹腔镜示:①双侧输卵管扭曲,末端均膨大直径3mm、3mm的泡状附件两个。右输卵管靠近伞端的壶腹部系膜见直径5mm的泡状附件一个;②右卵巢可见较多囊泡,刺破囊泡为清亮液体溢出;③双侧卵巢与同侧阔韧带后叶少许膜样粘连。病理检查:(双输卵管)泡状附件。

辅助检查: 2014 年 4 月 22 日查 B 超示子宫大小约 50mm×39mm×51mm, 内膜厚 8mm, 左卵巢大小约 29mm×14mm, 左输卵管增粗约 21mm×10mm×17mm, 右卵巢大小约 32mm×15mm, 另探及 12mm×9mm 无回声团, 右输卵管增粗 49mm×13mm×20mm。子宫直肠陷凹探及 14mm 不规则无回声区。2014 年 4 月 25 日 B 超示: 子宫大小约 54mm×35mm×50mm, 内膜厚 3.5mm, 左卵巢大小约 27mm×14mm, 右卵巢大小约 30mm×15mm, 另探及 24mm×10mm×10mm 不规则回声团, 内壁毛糙。子宫直肠陷凹探及 24mm 不规则无回声区。2014 年 5 月 28 日查 B 超示子宫大小约 54mm×52mm×48mm, 内膜厚 14mm, 左卵巢大小约 36mm×35mm, 另探及 30mm×13mm×13mm 不规则无回声团, 壁毛糙, 透声欠佳。右卵巢大小约 34mm×18mm, 另探及 45mm×17mm×16mm 不规则回声团。子宫直肠陷凹探及 21mm 不规则无回声区。

医嘱: ①忌食发物; ②内炎方 21 剂加减辅以暖巢煲 3 个。

二十诊: 2014 年 7 月 24 日。 LMP: 2014 年 7 月 21 日。辅助检查: 2014 年 7 月 18 日查 B 超示子宫大小约 54mm×53mm×39mm, 内膜厚 9mm, 左卵巢大小 35mm×20mm, 右卵巢大小约 41mm×24mm。

医嘱: 予自拟助卵汤 21 付辅以暖巢煲 3 个。

二十一诊: 2014 年 12 月 25 日。 服用炔雌醇环丙孕酮片后撤退性出血, LMP: 2014 年 12 月 8 日。欲囊胚移植。

医嘱: ①予着床方 10 剂加减; ②辅以着床煲 2 个以健脾滋肾, 聚精助膜, 为移植做准备。

二十二诊: 2015 年 1 月 5 日。 囊胚移植后 10 天。

医嘱: 予安胎方 10 剂加减辅以安胎煲 2 个。

二十三诊: 2015 年 4 月 6 日。 (其夫代诉) 囊胚移植后 16 周。宫缩每日 2~3 次, 现住院保胎。

医嘱: 守自拟安胎方 10 剂加减辅以安胎煲 2 个。

二十四诊: 2015 年 4 月 20 日。 (其母代诉) 囊胚移植后 19 周。宫缩伴炎症,未住院。

医嘱: 守自拟安胎方 10 剂。

二十五诊:2015 年 5 月 3 日。 现孕 21 周。孕 12 周至今宫缩。孕 16 周感冒后予口服头孢西丁。肝功能示蛋白升高,纳眠可,二便调。

医嘱: 守自拟安胎方 10 剂。

二十六诊:2015 年 10 月 12 日。 于本院剖产 1 女,现恶露淋漓不尽,正口服炔雌醇环丙孕酮片中。

医嘱: ①记录月经情况;②四维彩超、忌食发物、严格避孕;③予内炎方 14 剂加减。

按: 该患者不孕多年,加之痼疾,其输卵管积水、盆腔粘连、子宫多发肌瘤,影响精子正常运动、受精、胚胎着床及胚胎移植。同时存在多囊卵巢综合征,卵巢过度刺激综合征(OHSS),多发卵巢囊肿。取卵数量多,但卵泡大小不一,卵子质量差、配胚数量少,导致妊娠成功率低;冻胚养囊失败率高、冻胚解冻崩解率高、生化妊娠率高、稽留流产率高、活胎率低等问题。尤昭玲教授认为,输卵管积水相当于中医学的"肠覃""胞脉闭阻",先定其病位,再定其病性。其病机是瘀水互结,阻塞胞脉。因"久病入络",本病属于本虚标实之证,其本在脾肾亏虚,其标为痰、湿、瘀等病理产物阻滞络脉。《灵枢·水胀》中记载:"肠覃如何……客于肠外,与卫气相搏,气不得荣,因有所系,瘀而内著,恶气乃起,肉乃生。"尤昭玲教授认为输卵管积水位于下腹部,乃肠外之物,因邪入正虚,脏腑功能失常,导致气血精液失于调顺,而生水湿、痰湿、瘀积等有形之物。治疗上须攻补兼施,以益气健脾扶正为主,燥湿消肿散结为辅,同时非经期使用自制外敷包,以期获得最大疗效,最迅速治愈本病,后行试管助孕。尤昭玲教授常用自创内炎方、输卵管积水方,用以祛湿化瘀、散结消肿、清宁胞脉。辅以食疗补肾暖巢增液,以助卵巢功能,提高卵子质量。

尤昭玲教授结合患者既往血激素及 B 超结果判断其为多囊卵巢综合征(PCOS)合并 POI 即"2P"患者,常加以自制暖巢煲暖巢填精,护卵养泡。由于多囊卵巢综合征是流产的高危因素，虽现代医学其机制尚不明确，从中医角度言应补肾以固系胎元，防止胎气外泄。移植后常加以自制安胎煲健脾补肾、养血安胎。该患者第一次行 IVF-ET 时，原发痼疾未得改善，故造成宫缩频繁、阴道出血，最终移植双胎自然流产。行第二次 IVF-ET 前，患者调治原发痼疾时间久，并行腹腔镜下双输卵管结扎，辅以食疗及中药外敷法，使痼疾得以控制，胚胎着床环境较前良好，卵巢功能较前改善，移植后早安胎，故移植囊胚后足月剖宫产 1 女。充分体现了 IVF-ET 中医药辅助治疗中终获妊娠。

助孕医案 06

医案概要：40 岁伍女士，因 POR 拟行 ART 助孕，欲中药辅治。诊断为：①继发性不孕；②卵巢低反应；③盆腔炎（子宫内膜炎）；④男方弱精子症；⑤ ART 助孕前。经中医辅助生殖技术路径及方案辨病辨证论治，药食共调，结合 ART 助孕，胚胎移植后成功着床。

伍某，女，40 岁，G_1P_1。初诊：2015 年 3 月 30 日。

主诉：未避孕未孕 2 年余，发现 POR 1 月余，拟行 ART。

现病史：患者同一性伴侣，有正常性生活，未避孕未孕 2 年多，拟行 ART 助孕，LMP：2015 年 3 月 13 日，月经量少，色正常，余未见异常。白带正常，外阴未见异常，纳眠可，二便调。

既往史：无。

月经及婚育史：患者平素月经规律，13 岁月经初潮，月经经期 3 天，周期 28~30 天。未避孕，G_1P_1。

辅助检查：女方 2015 年 2 月 25 日阴道彩超示子宫大小 51mm × 41mm × 48mm，内膜厚 9.3mm，欠清，左卵巢大小约 29mm × 18mm × 26mm，可探及 6 个卵泡，右卵巢大小 27mm × 18mm × 25mm，可探及 5 个卵泡。男方精液常规示前向运动精子（a+b 级精子）=43%<50%。

中医诊断：不孕症。

中医证型：肾虚证。

西医诊断：①继发性不孕；② POR；③盆腔炎（子宫内膜炎）；④男方弱精子症；⑤ ART 助孕前。

不孕及 ART 失败原因分析：①卵巢储备功能减退（年龄大、卵巢储备功能下降）；②子宫环境不良（子宫内膜炎）；③配偶精液异常（弱精子症）。

妊娠率初步评估：自孕率<10%，试管孕率 15%~25%。

诊疗核心：①改善卵巢功能；②改善着床环境。

诊疗思路：①调理期间如怀孕排除异位妊娠后保胎，如未孕建议 ART；②经期改善着床环境、月经后调整卵巢功能；③建议配偶专科治疗。

医嘱：①患者就诊时为排卵期，嘱患者忌食发物，BBT 监测；②先予自拟助卵汤加减温补肾阳、调经固冲，促进黄体发育；③辅以养巢糕助卵养巢，养泡煲填精增液，助卵养泡。

二诊：2015 年 11 月 27 日。LMP：2015 年 11 月 15 日。既往 2015 年 8 月 31 日于中信湘雅生殖与遗传专科医院采用长效长方案取卵 10 枚，4 枚受精，余受精失败，移植鲜胚 2 枚，余冻胚囊胚 0 枚，结局均未着床。

辅助检查：2015 年 11 月 17 日基础性激素示 FSH 6.15mIU/ml，LH 5.58mIU/ml，E_2 61.11pmol/L，T 0.02nmol/L，PRL 15.55μg/L，P 0.4nmol/L。2015 年 11 月 19 日血清性激素示 LH 2.41mIU/ml，E_2 477.2pmol/L，P 0.4nmol/L。2015 年 11 月 23 日血清性激素示 LH 5.94mIU/ml，E_2 1 642pmol/L，P 0.86nmol/L。2015 年 11 月 24 日孕酮 1.23nmol/L。2015 年 11 月 20 日阴道彩超示内膜 6.2mm（双层）。患者于 2015 年 11 月 17 日进周，2015 年 11 月 26 日取卵 8 枚。

医嘱：①养胎方加减 12 剂补肾健脾、养血安胎；②配合着床煲 2 个护卵养膜、助胚着床。

三诊：2015 年 12 月 17 日。LMP：2015 年 11 月 15 日。既往 2015 年

11月26日于中信湘雅生殖与遗传专科医院采用拮抗剂方案取卵8枚，4枚受精，余受精失败，移植鲜胚2枚，余囊胚2枚，结局均未着床（本周期内膜厚11.3mm）。

医嘱：①嘱患者严格避孕，忌发物，测体温；②先予内炎方加减6剂引血归经、和血调气；③后予自拟助卵汤加减14剂配合暖巢煲3个。

四诊：2016年2月5日。LMP：2016年1月16日。月经量少，二便调。拟本月自然周期移植囊胚进周。

医嘱：①忌发物、监测体温；②经后卵泡期予以自拟助卵汤加减14剂，配合暖巢煲2个；③经期予以内炎方加减4剂，配合养膜糕1个。

五诊：2016年2月25日。LMP：2016年2月14日。患者诉右下腹隐痛，未避孕。

辅助检查：2016年2月25日阴道彩超示子宫大小48mm×41mm×46mm，内膜厚8.1mm，子宫内膜血流分级Ⅲ级（欠清），左卵巢大小约32mm×23mm×27mm，可探及7个卵泡，最大卵泡约16mm×14mm，右卵巢大小31mm×20mm×25mm，可探及10个卵泡，最大卵泡约20mm×10mm。

医嘱：①测体温、忌食发物；②予以着床方加减12剂，配合着床煲2个。

六诊：2016年3月14日。LMP：2016年2月14日。移植后10天，其友代诉：尿妊娠试验阳性。

医嘱：①予以安胎方加减10剂；②配合安胎煲2个以健脾补肾，养血安胎。

七诊：2016年3月17日。移植囊胚后第13天，hCG偏低。

医嘱：安胎煲2个健脾补肾、养血安胎。

八诊：2016年5月27日。患者诉月经量少。

辅助检查：2016年5月25日阴道彩超示（C11）：子宫大小54mm×44mm×51mm，内膜厚12.2mm、欠清，左卵巢大小约30mm×18mm×

27mm，可探及7个卵泡，右卵巢大小35mm×23mm×30mm，可探及7个卵泡。既往2016年3月于中信湘雅生殖与遗传专科医院采用自然周期方案移植2枚囊胚，移植后45天稽留流产，于4月20日胎停育清宫，术后严格避孕。

医嘱：①测体温、忌食发物；②嘱患者严格避孕；③予以内膜炎方14剂，配合养膜糕1盒。

九诊：2016年10月14日。患者诉移植2枚囊胚，确定避孕，要求开移植的药物。

辅助检查：2016年10月12日阴道彩超示子宫大小51mm×40mm×50mm，内膜厚6.0mm、不清晰，左卵巢大小约29mm×18mm×28mm，可探及5个卵泡，右卵巢大小32mm×25mm×28mm，可探及5个卵泡。既往2016年9月22日于中信湘雅生殖与遗传专科医院采用自然周期方案取卵4枚，3枚受精，暂未移植，余囊胚3枚。

医嘱：①测体温、忌食发物；②嘱患者严格避孕；③予内膜炎方14剂，配合养膜糕1盒、暖巢煲2个；④予着床方加减10剂，配合着床煲2个。

十诊：2016年11月17日。LMP：2016年10月5日。11月移植2枚囊胚，剩余1枚囊胚，结局均未着床。未测体温。

辅助检查：2016年11月14日阴道彩超示子宫大小52mm×51mm×45mm，内膜厚约10mm(单)，宫内探及1个大小约6mm×4mm稍弱回声团，左卵巢大小约34mm×27mm×28mm，探及一21mm×20mm结节，右卵巢大小约39mm×11mm×25mm。

医嘱：予以自拟助卵汤加减10剂。

十一诊：2018年6月26日。LMP：2018年5月1日。第一次试孕。

医嘱：①测体温；②经期予内炎方6剂，配合养巢糕1盒；③平时自拟助卵汤加减10剂，配合暖巢煲1个、着床煲1个。

按：该患者高龄，肾主生殖，“胞络者，系于肾”，肾气渐虚(女方高龄、卵巢低反应、男方弱精子症)，冲任虚衰，不能摄精成孕(继发性不孕)。卵巢低反应是患者不孕的主要原因，卵巢低反应的主要病因病机是脾肾两虚，冲任瘀阻。母体胚胎时期形成原始卵泡，为先天之精，父亲精子和母亲卵子相结合才能形成胚胎。卵巢低反应患者一般募集到的卵泡数目少，甚则无卵可取，表明肾精不足，肾气渐衰。脾为后天之本，肾为先天之本，脾气健运，化生精微，有赖于肾中精气的资助；肾中精气也需借助脾的运化、水谷精微的充养；即先天充养后天，后天滋养先天。原始卵泡进一步发育至成熟，需要肾蒸腾气化启动发育及脾运化精微物质充养培育，才能发育为窦卵泡、排卵前卵泡。

尤昭玲教授辅助治疗 IVF-ET 卵巢低反应，在进 IVF-ET 周期前，索源求因辨治，依据高龄、其他疾病累及者：如卵巢发育不良、盆腔炎等予以中医辨治，来改善着床内外环境、辨治相关病证及调理卵巢功能。进周后，在补肾益精时，辅以健脾益气药物，后天生化有源，为卵泡生长供给足够的精微物质。胚胎移植后应及时健脾助膜长养，固肾安胎，以防止早孕流产，提高胚胎的着床率、活产率。

助孕医案 07

医案概要：29 岁李女士，因未避孕未孕 2 年多，发现多囊卵巢综合征 4 年多，2013 年输卵管造影检查示左侧输卵管通而不畅、增粗，右侧输卵管增粗，盆腔炎（盆腔粘连可能），诊断为：①原发性不孕；②多囊卵巢综合征；③双侧输卵管通而不畅；④男方弱精子症；⑤ ART 助孕前。拟 2 月后行 IVF 助孕，助孕前要求中医辅助治疗。经中医辅助生殖技术路径及方案辨病辨证论治，药食共调，结合 ART 助孕，胚胎移植后成功着床。

李某，女，29 岁，G_0P_0。初诊：2014 年 2 月 22 日。

主诉：未避孕未孕 2 年多，拟 IVF 前中医辅助治疗。

现病史：结婚未避孕未孕 2 年多，于 2013 年行输卵管造影检查示左侧输卵管通而不畅，增粗，右侧输卵管增粗，盆腔炎（盆腔粘连可能），发现多囊卵巢综合征4年多，于2013年8月3日查基础性激素示FSH 5.94mIU/ml，LH 13.86mIU/ml，E_2 39.41pg/ml，T 63ng/ml，PRL 12.71ng/ml，P 0.77nmol/L。拟2月余后行IVF助孕，助孕前要求中医辅助治疗。LMP：2014年1月12日。既往月经量正常，经色淡红，无血块，无痛经，伴乳房胀痛，现月经未来潮40天，纳差，自觉手脚冰冷，舌淡，脉软。

辅助检查：2013年8月3日基础性激素示FSH 5.94mIU/ml，LH 13.86mIU/ml，E_2 39.41pg/ml，T 63ng/ml，PRL 12.71ng/ml，P 0.77nmol/L。2013年输卵管造影检查示左侧输卵管通而不畅，增粗，右侧输卵管增粗，盆腔炎（盆腔粘连可能）。男方于2013年8月2日查精液常规示前向运动精子（a+b级精子）=32%。

中医诊断：①不孕症；②月经先后不定期。

中医证型：肾虚血瘀证。

西医诊断：①原发性不孕；②多囊卵巢综合征；③双侧输卵管通而不畅；④男方弱精子症；⑤ART助孕前。

不孕及ART失败原因分析：①多囊卵巢综合征病史（卵泡生长速度慢）；②输卵管因素；③盆腔内环境差（盆腔粘连）。

医嘱：①先予自拟助卵汤加减以益肾健脾，助泡养膜；②辅以暖巢煲暖巢填精，护卵养泡。

二诊：2014年4月22日。LMP：2014年4月13日。2014年4月6日打第一针降调，未诉不适。

医嘱：①降调期调肝健脾，清心安神、调和阴阳、抚卵静养，同步以降调煲；②5天后予以促排方加减8剂以滋肾益精，助巢醒泡；③促排煲1个以滋肾益精，助巢醒泡。

三诊：2014年6月5日。今日患者诉4月于中信湘雅生殖与遗传专科医院采用超长方案，取卵17枚，获6枚可移植胚胎，今日移植2枚鲜胚，剩下4枚冷冻，未诉不适。

医嘱：①移植后予以着床方以健脾益肾，养胎系胎；②辅以着床煲2

个以助卵养膜,纳胚着床。

四诊:2014年6月19日。胚胎移植后第15日,其夫代诉,已检测尿妊娠试样阳性无不适。

医嘱:①继续予养胎方以健脾益肾,养胎系胎;②辅以着床煲以助卵养膜,纳胚着床。

五诊:2014年7月15日。盆腔大量积液,无不适(6月27日因"右侧输卵管妊娠"行腹腔镜下右侧输卵管切除术+左侧输卵管结扎术)。

医嘱:内炎方加减及金凤丸以益气化瘀,清热泄毒,调治炎症。

六诊:2014年8月26日。LMP:2014年6月28日。

医嘱:①内炎方加减以益气化瘀,清热泄毒;②辅以暖巢煲暖巢助孕。

七诊:2014年9月11日。昨日开始肌肉注射降调针剂。

医嘱:①予以降调煲调肝健脾,清心安神、调和阴阳、抚卵静养;②内炎方加减以益气化瘀,清热泄毒;③自拟助卵汤养巢调泡,理膜助孕。

八诊:2014年10月19日。

医嘱:①予着床方以健脾益肾,养胎系胎;②辅以着床煲以助卵养膜,纳胚着床本月移植2枚冻胚均未着床。

九诊:2014年11月13日。LMP:2014年11月5日。

医嘱:①内膜炎方加减以益气化瘀,清热泄毒;②辅以暖巢煲暖宫助孕。

十诊:2014年12月9日。LMP:2014年11月5日。BBT监测单相,二便正常。

医嘱:①继续予内炎方加减以益气化瘀,清热泄毒;②辅以暖巢煲暖宫助孕。

十一诊:2015年3月2日。LMP:2015年1月30日。拟明日超长方案进周促排卵。

医嘱:①予以促排方6剂加减以滋肾益精,助巢醒泡;②养胎方5剂健脾益肾,养胎系胎;③自制安胎煲以健脾补肾,养血安胎,辅以着床煲助卵养膜，纳胚着床。

十二诊：2015年4月2日。今日患者诉3月于中信湘雅生殖与遗传专科医院采用超长方案，取卵17枚，获10枚可移植胚胎，今日为移植2枚新鲜胚胎术后第13天，剩下8枚冷冻，已测尿妊娠试验阳性。

医嘱：①予以安胎方健脾益肾，养胎系胎；②自制安胎煲以健脾补肾，养血安胎。

按：患者服药1月左右开始IVF第一个周期，采用超长方案，取卵17枚，获6枚可移植胚胎，移植2枚鲜胚，出现右侧输卵管妊娠，于2014年6月27日腹腔镜下右侧输卵管切除术+左侧输卵管结扎术，并且此次因取卵过多而出现了迟发型OHSS，中药辨证论治后，盆腔积液消失。一年后患者再次IVF第二个周期，采用超长方案，取卵17枚，获10枚可移植胚胎，移植2枚后喜获成功妊娠。

尤昭玲教授认为多囊卵巢综合征的IVF-ET的3个过程降调期、促排卵期、移植后期中医药均进行介入，环环相扣，互为基础。降调期勿动、清心静候、抚卵静养；促排卵期多泡型敛泡固泡，少泡型益肾增泡，且调泡不忘调膜；移植后期，健脾助膜，益肾固胎，安胎前移；并辅以食疗，临证切勿使用活血化瘀、辛温燥热、凉巢寒宫、滑肠通便、伤胎碍胎之品和治方。

助孕医案 08

医案概要：35岁周女士，已剖宫产1女，欲孕二胎，但因右侧输卵管妊娠行腹腔镜下右侧输卵管切除术后7年，未避孕未孕3年，行辅助检查结果示其卵巢储备功能下降（AMH：0.957ng/ml），男方精液常规检查示：弱精（PR+NP：34.2%），拟行ART前中医药调理助孕。诊断为：①继发不孕；②卵巢储备功能减退；③右侧输卵管切除术后；④男方弱精子症；⑤ART助孕前。在顺应现代辅助生殖技术的医疗程序的前提下，结合患者病史，经中医辅助生殖技术路径及方案辨证论治，“因人而药”最终胚胎移植后着床成功。

周某，女，35岁，$G_3P_1^{+2}$。初诊：2017年3月29日。

主诉：右侧异位妊娠输卵管切除术后7年，未避孕未孕3年，拟再行ART。

现病史：患者同一性伴侣，有正常性生活，未避孕未孕3年，欲孕二胎，拟行ART助孕，LMP：2017年3月3日。今为月经经期第27天，量色正常，夹小血块，无痛经，伴经前乳房胀痛，余未见异常。白带正常，外阴未见异常，纳眠可，二便调。

既往史：曾因右侧输卵管妊娠，在腹腔镜下行右侧输卵管切除术。2013年孕足月行剖腹产1女。

月经及婚育史：患者平素月经规律，13岁月经初潮，月经经期7天，周期25~35天。未避孕，$G_3P_1^{+2}$，1次完全自然流产，1次右侧输卵管妊娠（腹腔镜下右输卵管已切除），1次剖宫产术（产一女孩，现4岁）。

家族史：父亲有高血压病史。否认其他家族遗传病史。

中医诊断：不孕症。

中医证型：肾虚气滞血瘀证。

西医诊断：①继发不孕；②右侧输卵管妊娠切除术后；③ART助孕前。

不孕及ART失败原因分析：①输卵管条件不良（左侧输卵管堵塞，右侧输卵管切除术后）；②患者已到"五七"之年，卵巢功能较前下降，卵子数量及质量均下降。

妊娠率初步评估：自孕率<5%，试管孕率30%~35%。

诊疗核心：①改善卵巢功能（提高卵子数量与质量）；②改善输卵管条件；③改善着床环境。

诊疗思路：①调理期间如怀孕排除异位妊娠后保胎，如中药调理3月仍未孕建议ART；②月经期改善着床环境、月经后调整卵巢功能；③建议配偶精液分析检查。

医嘱:①忌食发物,BBT 监测;②嘱患者月经干净后开始服用自拟助卵汤加减 14 剂;③配以暖巢煲 2 个益肾健脾,暖巢养泡;④建议患者复查基础性激素、AMH、阴道彩超,建议男方精液分析检查。

二诊:2018 年 4 月 9 日。今月经周期第 17 天,LMP:2018 年 3 月 24 日。7 天净,月经量色可,有少许血块,无经行腹痛,余未见异常。现无明显不适,纳眠可,二便调。

辅助检查:2017 年 10 月 24 日 AMH 0.957ng/ml;2017 年 10 月 24 日甲状腺功能检测示 FT_3 4.56pg/ml,FT_4 17.49ng/dl,TSH 1.73μIU/ml。男方于 2017 年 10 月 24 日查精液常规检查:前向运动精子(a+b 级精子)=34.2%。

医嘱:① BBT 监测,忌食发物;②患者现为排卵期,守自拟助卵汤加减 14 剂;③配以暖巢煲 3 个暖巢填精,护卵养泡;④内炎方加减 6 剂下次月经来潮时服用调经行气,活血化瘀,改善输卵管条件。

三诊:2018 年 5 月 7 日。今为月经周期第 43 天,经未来潮。LMP:2018 年 3 月 24 日。量偏少,色可,夹小血块,伴腰酸,乳房胀痛。纳眠可,二便调。患者诉经净后未避孕。

医嘱:① BBT 监测,忌食发物;②自拟助卵汤加减 14 剂配以养泡煲 2 个、养巢糕 1 个;③内炎方加减 4 剂。

四诊:2018 年 6 月 11 日。于 6 月 8 日开始打第一支降调针,LMP:2018 年 6 月 8 日。现为月经周期第 4 天,量色可,夹小血块,余(–)。无其他明显不适,纳眠可,二便正常。

医嘱:①促排卵期予以促排方加减 8 剂(自促排的第 1 天始服);②配以促排煲 2 个暖巢填精,助卵养泡,同时亦为防卵泡过多而致卵巢过度刺激综合征以募集更多优质卵泡。

于 2018 年 6 月 9 日中信湘雅生殖与遗传专科医院采取 GnRH-a 短方案取卵 2 枚,正常受精 2 枚,移植鲜胚 2 枚,已着床。

医嘱:①移植后予着床方加减 12 剂;②配合着床煲 2 个(于移植后第 2、7 天分别服用)以加速取卵后子宫内膜的长养,增强子宫内膜容受性,使其与移植后的胚胎发育同步，稳固胚胎着床。

五诊：2018 年 7 月 5 日。LMP：2018 年 6 月 8 日。现为移植后第 12 天。近 5 天腰骶酸痛，腹胀，偶有头晕，纳可，无恶心呕吐，眠欠佳，二便正常。

辅助检查：2018 年 7 月 5 日（胚胎移植后第 12 天）查早孕检查：hCG 493.2mIU/ml，P >60ng/ml，E_2 228.4pg/ml。考虑双胎。

医嘱：①禁止四个动作：勿攀爬、勿举重、勿弯腰、勿急刹车；②定期抽血检查血 hCG；③守安胎方加减 10 剂；④配以安胎煲 2 个益气养血、固肾安胎。

按：患者已产 1 女，欲二胎，输卵管条件不良（右侧已切，左侧堵塞），考虑患者“五七”之龄，肾精虚衰，而“肾为冲任之本”、“肾为气血之根”，又因妇人以血为本，阳明经为多气多血之经，然《黄帝内经》曰此期“阳明脉衰”，又“冲脉隶于阳明”，气血亏虚，冲任胞宫失于濡养，故难有子；结合相关辅助检查结果显示，患者卵巢储备功能已呈下降趋势，加之配偶精液分析检查提示弱精子症，故不孕。

尤昭玲教授在临床中医辅治不孕症主要根据患者病史病因，结合其临床症状，因人而异选择不同中医辅治助孕的方案。本病案治疗核心主要为改善患者卵巢功能，提高患者卵泡数量及质量，改善子宫内环境，同时建议配偶男科同时治疗，以提高患者 IVF-ET 胚胎着床率。具体根据月经周期节律，结合患者 ART 不同的施术方案及不同分期，选内炎方加减经行服用因势利导调经治病，自拟助卵汤加减经后期服用以补益脾肾、暖巢养泡，促排方加减经间期（促排卵期）服用以益肾助卵，温阳通络助卵排出，移植后服用养胎方加减益气养血，固摄胚胎，同时每期均配以自制食疗煲药食同调，培补后天脾胃以化生精气，气血阴阳平和，共促卵泡成熟排出、内膜长养，胚胎着床。

助孕医案 09

医案概要：30 岁的吴女士，未避孕未孕 4 年，拟行 IVF 助孕，欲中药辅治。患者既往行“子宫输卵管造影”与腹腔镜下“输卵管探查术”，结果提示双侧输卵管通而不畅伴有积水，盆腹腔积液。男方精液常规检查提示弱精。诊断为：①原发性不孕；②子宫输卵管造影及输卵管钳夹术后（双侧输卵管通而不畅伴有积水）；③盆腔炎（子宫内膜炎、盆腔积液）；④男方弱精子症；⑤ ART 助孕前。经中医辅助生殖技术路径及方案辨病辨证论治，药食共调，结合 ART 助孕，胚胎移植后成功着床。

吴某，女，30 岁，G_0P_0。初诊：2012 年 5 月 4 日。

主诉：未避孕未孕 4 年，拟行 ART。

现病史：患者同一性伴侣，有正常性生活，未避孕未孕 4 年，拟行 ART 助孕，LMP：2012 年 4 月 8 日。量色正常，无血块，轻度痛经，伴头痛，乳房胀痛，小腹坠胀，余未见异常。既往盆腹腔积液，念珠菌性阴道炎反复发作。轻度外阴瘙痒、性欲减退、阴器干涩、腰膝酸软，多毛，鱼际正常，五轮：中度青斑、充血、泪水、轮晕、瞳无神，舌紫暗苔薄白，纳眠可，二便调。

既往史：于 2010 年行子宫输卵管造影提示子宫正常，双侧输卵管通而不畅伴有积水。后行腹腔镜下输卵管积水探查术后 1 年。

月经及婚育史：患者平素月经规律，偶见经期延长。13 岁月经来潮，月经经期 7~10 天，周期 30~32 天。未避孕，G_0P_0。

辅助检查：女方于 2011 年 3 月 25 日基础性激素示 FSH 5.61IU/L，LH 5.83IU/L，E_2 149.8pmol/L，T 0.75nmol/L，PRL 351.90mIU/L。2011 年 5 月 24 日基础性激素六项示 FSH 6.17IU/L，LH 6.64IU/L，E_2 65.88pmol/L，T 0.32nmol/L，PRL 367.80mIU/L，P 0.83nmol/L。甲状腺功能示均正常。2012 年 5 月 4 日 B 超示内膜 8mm。男方查精液常规：前向运动精子（a+b 级精子）48%，提示弱精。

中医诊断：不孕症。

中医证型：肾虚血瘀证。

西医诊断：①原发性不孕；②子宫输卵管造影及输卵管积水钳夹术后（双侧输卵管通而不畅伴有积水）；③盆腔炎（子宫内膜炎、盆腔积液）；④男方弱精子症；⑤ ART 助孕前。

不孕及 ART 失败原因分析：①输卵管因素（双侧输卵管通而不畅伴有积水）；②盆腔内环境差（积液）；③配偶精液异常（弱精子症）。

妊娠率初步评估：自孕率 15%~20%，试管孕率 25%~30%。

诊疗核心：①调节卵巢功能；②改善着床环境；③改善输卵管条件。

诊疗思路：①调理期间如怀孕排除异位妊娠后保胎，如未孕建议 ART；②月经期改善着床环境、月经后调整卵巢功能；③建议配偶专科治疗。

医嘱：①患者就诊时为经前期，嘱患者忌食发物、BBT 监测、查阴道彩超；②带内分泌检查结果来；月经期先予内炎方加减 6 剂以活血利水、扶元固本；③后继续予自拟助卵汤加减 10 剂以益肾健脾，助膜长养；④予月经周期第十天监测排卵，第 12~15 天排卵之日起肌内注射 hCG 2 000u 隔日一次；⑤予自拟外敷包 2 个，盆炎丸 1 瓶以行气益气、活血化瘀、清热解毒。

二诊：2012 年 6 月 6 日。LMP：2012 年 6 月 6 日。上月监测排卵未见成熟卵泡，今为月经第 1 天，伴腰酸，下腹坠胀感。外阴瘙痒，有白色皮屑。纳眠可，二便调。

医嘱：①忌食发物，BBT 监测；②予输卵管积水方加减 6 剂以活血化瘀、散结消肿；③予月经周期第 10 天监测排卵；④予盆炎丸 1 瓶行气益气、活血化瘀、清热解毒；⑤予自拟助卵汤加减 10 剂自月经第 7 天起，连服 10 剂继续调服，并辅以暖巢煲 2 个暖巢填精，护卵养泡。

三诊：2012 年 7 月 6 日。LMP：2012 年 7 月 5 日。今为月经第 2 天，月经量偏少，白带色黄，眠欠佳，多梦，小便调，大便稀。

医嘱：①忌食发物，BBT 监测；②先予输卵管积水方加减 4 剂以活血化瘀、散结消肿；③予自拟助卵汤加减12剂自月经第7天起，连服12剂继续调服，并辅以暖巢煲2个暖巢填精，护卵养泡；④查hCG及监测排卵。

四诊：2012年8月26日。LMP：2012年8月4日。月经量色正常，伴经前乳房胀痛，余无特殊，纳眠可，小便调，腹泻。

医嘱：①忌食发物，BBT监测；②予自拟助卵汤加减14剂以养巢调泡，理膜助孕；③月经期予输卵管积水方加减6剂以活血化瘀、散结消肿。

五诊：2012年10月17日。LMP：2012年10月9日，今为月经第9天，月经量可，色暗红，夹血块，乳房胀痛，腰酸，伴少腹痛，白带少，下阴瘙痒，鱼际正常，五轮：中度青斑、充血，轻度泪水、轮晕、瞳无神，舌淡暗苔薄白，脉弦细，纳眠可，小便可，腹泻。

医嘱：①忌食发物，BBT监测；②予自拟助卵汤加减12剂以养巢调泡，理膜助孕；③监测排卵；④自备2支2 000单位注射用hCG予月经周期第12~15天排卵之日起隔日促排一次；⑤予养泡煲2个以填精增液，助卵养泡。

六诊：2012年12月2日。月经未潮，LMP：2012年10月30日。未避孕，便稀，外阴痒。

医嘱：①月经期先予内炎方加减6剂以益气化瘀，清热泄毒，后继续予自拟助卵汤加减12剂养巢调泡，理膜助孕；②如12月份月经来潮则监测排卵；③予暖巢煲2个以暖巢填精，护卵养泡；④自备2支2 000单位注射用hCG予月经周期第12~15天排卵之日起隔日促排一次。

七诊：2013年1月6日。LMP：2013年1月4日。今为月经第3天，月经量色可，夹血块，轻度痛经，腰痛，白带可，纳眠可，小便频，大便稀。

辅助检查：2012年12月16日查B超（月经周期第11天）：子宫大小41mm×34mm×46mm，内膜厚度7mm，左侧卵巢大小约28mm×17mm，卵泡大小6mm×5mm，右侧卵巢囊性包块36mm×22mm。2012年12月20日复查B超（月经周期第15天）：子宫大小47mm×34mm×45mm，内膜厚度9mm，左侧卵巢大小21mm×17mm，卵泡大小8mm×7mm，右侧卵巢囊性包块 21mm×18mm。

医嘱：①忌食发物、BBT 监测；②予暖巢煲 2 个以暖巢填精，护卵养泡；③监测排卵并发短信回复情况；④予自拟助卵汤加减 12 剂以养巢调泡，理膜助孕。

八诊：2013 年 8 月 21 日。LMP：2013 年 8 月 20 日。今为月经第 2 天，月经量较多，色可，伴腰酸，下肢乏力。纳眠可，易腹泻，小便调。2013 年 8 月中信湘雅生殖与遗传专科医院采取短效长方案取卵 14 个，正常受精 8 个，余受精失败，移植鲜胚 2 枚，余 6 枚受精卵冷冻，结局均未着床。预备 2013 年 10 月移植冻胚。

医嘱：①忌食发物，BBT 监测；②月经期先予内膜炎方加减 6 剂以活血散结、利水排毒、扶元固本；③后继续予自拟助卵汤加减 14 剂以养巢调泡，理膜助孕；④予自制盆炎外敷包 2 个温经行气、化瘀消积。

九诊：2013 年 9 月 22 日。月经未潮，LMP：2013 年 8 月 20 日。欲 2013 年 10 月冻融胚胎移植（FET）。

医嘱：①忌食发物、BBT 监测、严格避孕；②月经期予外敷包 2 个温经行气、化瘀消积并予内炎方加减 6 剂以活血散结、利水排毒、扶元固本；③后继续予自拟助卵汤加减 21 剂以养巢调泡，理膜助孕。

十诊：2013 年 11 月 8 日。LMP：2013 年 11 月 6 日。今为月经第 3 天，月经推后，月经量可，色红，少许血块，第一天痛经，伴腰酸，经期腹泻。PMP：2013 年 9 月 25 日。白带未见异常，纳眠佳，二便调；BBT 监测双相，未避孕。欲 2013 年 11 月于中信湘雅生殖与遗传专科医院采取冻融胚胎移植（FET）方案。

医嘱：①忌食发物、BBT 监测；②予暖巢煲 2 个以暖巢填精，护卵养泡；③自备着床煲 2 个护卵养膜，助胚着床；④予养胎方加减 12 剂以健脾益肾，养血安胎。

十一诊：2014 年 9 月 28 日。胚胎移植后（ET）第 14 天，测尿 hCG 阳性，考虑已孕。

医嘱：予安胎煲 2 个，自拟安胎方加减 10 剂以健脾益肾，养血安胎。

十二诊：2018 年 1 月 5 日。LMP：2017 年 12 月 15 日。月经经期 7~10 天，周期 35 天，量偏少，色暗红，少量血块，轻微痛经，伴头痛。产后头痛明显，记忆力差，双侧输卵管已结扎，现欲二胎，计划调理身体后行 IVF-ET 术。于 2015 年 5 月行剖宫产术，一活女婴。

医嘱：①忌食发物、BBT 监测；②予内炎方加减 14 剂以活血散结、利水排毒、扶元固本；③予养膜糕 1 个以调膜养膜。

按：该患者不孕多年，肾精不健(同时男方精液异常)，输卵管积水属中医"肠覃"范畴，"诸湿肿满，皆属于脾"，脾虚致水湿运化失司，瘀阻湿停而致病，妇人经行产后，气血虚损，血室大开，湿热毒邪趁虚内侵，邪与血结，阻滞气机，瘀毒阻滞经络所致，留滞于体内，瘀血阻滞胞脉、冲任日久渐成癥瘕(盆腔炎)与肠覃(双侧输卵管通而不畅伴有积水)，则会影响精卵结合，加重不孕。尤昭玲教授认为此患者病机为脾肾两虚，瘀、毒、湿互结。

尤昭玲教授中医辅助 ART 根据不同阶段的生理特点，以"攻补兼施"为治疗原则，通过药食互补、药针结合、内外合治的综合治疗方法，达到改善患者卵巢状态，提高卵子、胚胎的数量与质量，帮助胚胎着床，改善 ART 不良状况，提高 ART 成功率的目的。故在中医药介入 IVF-ET 以清热利湿、活血散结、利水排毒为主，扶元固本为辅。经期方用输卵管阻塞方与外敷包活血化瘀、散结消肿；盆炎丸益气活血、清热解毒治疗原发痼疾。IVF 进周后应用三期三法，体现药食同源，中药治疗法配合食疗煲汤法，定位心、肝、肾，共同改善卵巢功能、着床环境及输卵管条件，终获妊娠。以上充分体现了 IVF-ET 中医药助孕的优势。

助孕医案 10

医案概要：27 岁邱女士，因 1 次辅助生殖技术(ART)失败，拟再次冻胚移植助孕，欲中药辅治。患者既往因左侧异位妊娠行腹腔镜下"左侧输卵管开窗取胚术”，自诉输卵管双侧通畅、男方精液常规检查正常。诊断为：①继发性不孕；②左侧输卵管开窗取胚术术后；③盆腔炎性疾病后遗症＋包裹性积液；④右侧卵巢巧克力囊肿；⑤多囊卵巢综合征。经中医辅助生殖技术路径及方案辨病辨证论治，药食共调，结合 ART 助孕，胚胎移植后成功着床。

邱某，女，27 岁，$G_3P_1^{+2}$。初诊：2018 年 3 月 4 日。

主诉：左侧输卵管妊娠行左侧输卵管开窗取胚术后 1 年，胚胎移植生化妊娠后 1 月余，拟行 FET。

现病史：患者同一性伴侣，有正常性生活，于 2009 年剖宫产育有一女，欲二胎。1 个多月前患者首次试管失败（生化妊娠），拟再次行 FET 助孕。LMP：2018 年 2 月 7 日，量色正常，夹小血块，无痛经，余未见异常。白带量多，外阴未见异常，纳可，眠欠佳，二便调。

既往史：地中海贫血病史；2017 年 3 月 8 日因左侧输卵管妊娠行左侧输卵管开窗取胚术手术。

月经及婚育史：患者平素月经规律，13 岁月经初潮，月经经期 7 天，周期 31~34 天。未避孕，$G_3P_1^{+2}$，1 次 ART 助孕失败。2018 年 1 月 26 日于清远市人民医院采用短方案，取卵 26 枚，受精 17 枚，移植 1 枚鲜胚，剩余 6 枚冷冻，结局生化妊娠。

辅助检查：女方 2018 年 3 月 3 日行四维彩超（月经周期第 24 天）示子宫大小 57mm×41mm×43mm（欠佳），内膜厚度 9.2mm，子宫内膜容受超声提示，子宫内膜血流评级Ⅰ级、内膜双向蠕动、左侧子宫动脉血流缺失、右侧子宫动脉血流阻力大；左卵巢大小约 33mm×23mm×28mm，左下、下段、邻近活动差；卵巢多囊样改变，约 20 个卵泡，左侧输卵管积水约 25mm×16mm；右卵巢大小约 42mm×31mm×36mm，右侧、宫颈、邻近活动欠佳，卵巢多囊样改变，卵泡约 15 个，右侧卵巢黄体大约 41mm×29mm，右侧卵巢巧克力囊肿大小约 20mm×18mm，右侧输卵管积水约 30mm×11mm。盆腔积液：50mm×20mm。

中医诊断：不孕症。

中医证型：肾虚血瘀证。

西医诊断：①继发性不孕；②左侧输卵管开窗取胚术后；③盆腔炎性疾病后遗症：包裹性积液；④右侧卵巢巧克力囊肿；⑤多囊卵巢综合；⑥地中海贫血；⑦FET助孕前。

不孕及ART失败原因分析：①输卵管功能障碍（左侧输卵管开窗取胚术术后）；②盆腔环境不良（盆腔炎性疾病后遗症：包裹性积液）；③卵巢功能不佳（多囊卵巢综合征+右侧卵巢巧克力囊肿）；④内膜容受性差（I级）。

妊娠率初步评估：自孕率15%，试管孕率30%~40%。

诊疗核心：改善着床环境。

诊疗思路：①调理期间如怀孕排除异位妊娠后保胎，如未孕建议ART；②月经期改善着床环境、月经后调整卵巢功能。

医嘱：①患者就诊时为卵泡期，嘱患者忌食发物，BBT监测；②先予自拟助卵汤加减14剂以益肾健脾，助泡养膜；③再予以内炎方加减6剂调治痼疾；辅以养膜膏1个助泡养膜；④暖巢煲2个暖巢填精，护卵养泡。

二诊：2018年4月8日。LMP：2018年3月14日。月经量色较以前好转，有血块，无痛经，纳眠可，二便调，医嘱同前。

三诊：2018年4月15日。月经未潮，LMP：2018年3月14日。白带可，鼻塞流涕，咳黄痰，纳眠可，二便调。

医嘱：①忌食发物，测体温；②自拟助卵汤加减14剂，暖巢煲3个。

四诊：2018年5月9日。LMP：2018年4月17日。经量可，色暗，有血块，余无特殊，白带可，纳眠可，二便调。未避孕。

辅助检查：2018年5月4日四维彩超示子宫大小57mm×41mm×43mm（欠佳），剖宫产瘢痕憩室15mm×8mm，距浆膜层4.4mm，子宫内膜厚度约11.1mm，内膜欠清、血流2级、双向蠕动；左侧卵巢大小约33mm×26mm×28mm，左下、体下、邻近、活动差，约10个卵泡，较大约 18mm × 16mm，左侧输卵管积水约 23mm × 14mm；右侧卵巢大小约 42mm × 22mm × 36mm，右侧、宫体、邻近、活动欠佳，右侧卵巢呈多囊样改变，卵泡约 20 个，右侧卵巢囊肿大小约 15mm × 14mm，右侧输卵管积水约 26mm × 11mm。盆腔积液：50mm × 21mm。

医嘱：①忌食发物，测体温；②自拟助卵汤加减 14 剂；③内炎方加减 6 剂；④养膜膏 2 个加速内膜长养；⑤着床方加减 10 剂、着床煲 2 个促进胚胎着床和生长。

五诊：2018 年 6 月 28 日。其父代诉 6 月 18 日胚胎移植已着床，其余无不适。

辅助检查：2018 年 6 月 27 日查早孕检查：hCG 70.2IU/L，P 42.83ng/ml，E2 211ng/ml。

医嘱：①建议复查 hCG 及 P；②禁止四个动作：勿攀爬、勿举重、勿弯腰、勿急刹车；③予以安胎方加减 10 剂，安胎煲 3 个健脾补肾，养血安胎。

按：此病案特点为该患者目前已有冻胚，准备复苏冻胚移植。肾精亏虚，则卵子难以成熟，肾阳亏虚，则气血运行无力，无法排卵（多囊卵巢综合征）；患者经孕产乳数伤于血，血行迟滞不畅，结为血瘀。瘀血既成，阻于胞脉胞络，下焦气化不利，水液代谢失调，日久生湿化浊，聚而生热成毒又可化热生毒，邪毒煎熬营血，与瘀血胶结而成瘀毒，瘀毒互结，终成血瘀（巧克力囊肿）。脾者，后天之本，气血生化之源，脾气虚则气血无以生化（地中海贫血）；脾者喜燥恶湿，脾虚则易被湿困，水湿内停，本虚标实（盆腔炎性疾病后遗症）。禀赋虚弱，气血不足，无力敛伤，以致久病腔成（子宫切口憩室）。剖宫产手术金刃损伤胞宫胞脉是剖宫产术后子宫瘢痕憩室形成的基本病因。热瘀互结、气血虚弱则是次要病因。气血不足不能荣养伤口而致疮口愈合困难，或剖宫产术后子宫瘢痕憩室形成以后长期的出血导致或加重气血两虚的状况。

治疗方案重点在子宫内膜环境的改善，患者有剖宫产瘢痕憩室病史，故尤昭玲教授治疗该病在进周前一方面以“通涩并用”“清补同行”原则使疮口收敛,剖宫产瘢痕憩室渐愈,另一方面改善内膜容受性为主,补肾健脾,暖胞养膜,同时以补肾化瘀,调治痼疾之法防治内膜炎症,改善宫内环境。移植后运用益气纳胎、补肾固胎、宁心安胎、调肝养胎的治疗方法促进子宫内膜长养与种植,同时配合食疗,充分发挥了 IVF-ET 中医药辅助的重要作用,终获妊娠。

助孕医案 11

医案概要:33 岁吴女士,1 次辅助生殖技术(ART)失败后,现欲中医药治疗以助自然怀孕并同步移植前调理。患者既往 3 次行中耳炎手术,既往行输卵管造影检查提示宫腔正常,左侧输卵管梗阻 + 积水,右侧输卵管通而不畅;男方精液常规检查提示:弱精;遗传学检查提示:夫妻正常;非供精。诊断为:①原发性不孕;②盆腔炎;③男方弱精子症;④ ART 助孕前。经中医辅助生殖技术路径及方案辨病辨证论治,药食共调,结合 ART 助孕,胚胎移植后成功着床。

吴某,女,33 岁,G_0P_0。初诊:2014 年 9 月 14 日。

主诉:未避孕未孕 2 年,末次试管失败后 2 月余,拟自然怀孕,并 ART 前调治。

现病史:患者同一性伴侣,有正常性生活,未避孕未孕 2 年,2 个多月前患者末次试管失败(因左侧输卵管积水未行移植,剩余 2 枚冻胚),欲自孕并同步移植前调理,LMP:2014 年 8 月 17 日,量色正常,夹小血块。中度痛经,性质呈经期小腹胀痛,伴乳房胀痛,腰骶酸痛,余未见异常。白带正常,外阴未见异常,纳眠可,二便调。

既往史:于 2001 年、2003 年、2005 年因中耳炎分别开颅行手术治疗。2014 年 1 月 17 日行 HSG 检查提示子宫正常,左侧输卵管梗阻 + 积水,右侧输卵管通而不畅。

月经及婚育史:患者平素月经规律,13 岁月经初潮,月经经期 3~6 天,周期 30~37 天。未避孕,G_0P_0。1 次 ART 助孕失败。2014 年 6 月于中信湘雅生殖与遗传专科医院采用短方案，取卵16枚，2枚受精，余受精失败，因左侧输卵管积水未行移植，剩余2枚冻胚，结局未移植，ART助孕失败。

辅助检查：女方于2012年7月25日白带检测示未见异常、液基薄层细胞学检查（thin-prep cytology test，TCT）未见异常。2014年1月17日HSG检查示子宫正常，左侧输卵管梗阻＋积水，右侧输卵管通而不畅。2014年7月23日行阴道彩超示：子宫大小38mm×28mm×39mm，内膜厚5.7mm，左卵巢大小约34mm×24mm×30mm，可探及13枚卵泡，最大者达12mm×9mm，左侧输卵管探及16mm×6mm的液性暗区（输卵管积水），右卵巢大小33mm×20mm×27mm，可探及9个卵泡；甲状腺功能检查：正常。男方2012年7月11日精液常规：前向运动精子（a+b级精子）9.283%，NP 1.266%，精液3ml，浓度40.337（10^6/ml），液化30min，酸碱度7.5。2014年复查，述前向运动精子（a+b级精子）=55%。遗传学检查：夫妻正常。

中医诊断：不孕症。

中医证型：气滞血瘀湿阻证。

西医诊断：①原发性不孕；②盆腔炎；③男方弱精子症；④ART助孕前。

不孕及ART失败原因分析：①卵巢功能不全（卵泡长速慢）；②子宫环境不良（子宫内膜炎）；③输卵管条件不良（左侧阻＋积水，右侧不畅）；④配偶精液异常（弱精）。

妊娠率初步评估：自孕率10%~15%，试管孕率30%~35%，异位妊娠率：30%~35%。

诊疗核心：①改善着床环境；②改善卵巢功能；③改善输卵管环境，保证输卵管的通畅性。

诊疗思路：①调理期间如怀孕排除异位妊娠后保胎，如未孕建议ART；②月经期本着“瘀血不去，新血不生”的原则，祛瘀生新，改善着床环境和输卵管环境、月经后调整卵巢功能；③建议配偶专科治疗。

医嘱：①患者就诊时为月经前期，嘱患者避风寒，调情志，慎起居，忌食发物，禁食生冷油腻煎炸等物，BBT监测；②予自拟助卵汤加减，共10剂以益肾健脾，助泡养膜；③辅以内炎方加减共6剂配合外敷包2个以清除盆腔瘀热邪毒。

二诊：2014年10月9日。LMP：2014年9月14日，月经正常，无其他明显不适，未避孕，卵泡生长速度较慢，纳眠可，二便调。舌淡暗，苔白腻，脉弦滑。

医嘱：①忌食发物；②继予自拟助卵汤14剂（月经第7天起服），内炎方6剂（月经来潮后始服）配合暖巢煲2个以暖巢增液，去瘀生新。

三诊：2014年11月9日。LMP：2014年10月14日。月经量可，色红，夹有血块，无痛经。白带可，纳眠可，二便调。舌淡暗，苔薄白，脉弦。未避孕。BBT监测双相。

医嘱：①忌食发物，测体温；②内膜炎方6剂，自拟助卵汤14剂，暖巢煲2个。

四诊：2015年2月2日。2015年1月31日移植2枚冻胚，今为胚胎移植后第3天，未诉明显不适。

医嘱：①予以着床方10剂；②着床煲2个以调子宫内膜长养，冀予胚胎发育同步，增强子宫内膜容受性，促进胚胎着床和生长。

五诊：2015年2月12日。已检测尿妊娠试验阳性，考虑已着床。

医嘱：①自拟安胎方10剂辅以安胎煲3个以健脾补肾，养血安胎；②调畅情志，不宜过度紧张，清淡饮食，忌大温、大燥和有毒之品。

六诊：2018年2月14日。患者此次就诊，述经上述治疗后，已顺产一男孩。并分别于2017年10月、2018年1月因两次异位妊娠已切除双侧输卵管，此次因“急性盆腔炎”就诊，症见持续性下腹疼痛不适，阴道分泌物增多，色稍黄，无口感口苦，无恶寒发热，纳眠可，二便调。舌淡红，苔薄黄，脉弦滑。

医嘱：①测体温、忌食发物；②予以内炎方14剂，养巢糕1盒调服。

按：该患者不孕2年，一次ART失败后，导致家庭、社会压力较大，肝气不舒，气机郁滞，不通则痛，故患者出现经期小腹胀痛，乳房胀痛；气机不畅则无力推动血行，血流缓慢，滞留成瘀，瘀血阻滞胞宫，则出现经血夹少许血块，瘀血久留不去则影响胞宫内环境，导致胚胎着床障碍，血瘀又可加剧气滞状态，若不及时处理，二者恶性循环，致久而不孕；女子以血为养，“瘀血不去，则新血不生”，渐致血虚，出现虚实夹杂的证候。肝木乘土，土爰稼穑，致脾虚生湿，湿邪阻滞胞宫子管，湿瘀互结，致子管堵塞，胞宫功能不良，致女子不孕。

尤昭玲教授针对此患者在进周前注重“索源论治”“未病先防”的观点，通过“攻补兼施”原则以内膜炎方配合外敷清除胞宫瘀毒，为胚胎着床创造良好环境，进周后应用“四期三法”，以自拟助卵汤调和阴阳，助卵长养，协同GnRH-a募集多个卵泡，并使卵泡生长同步化有利于获取较多的高质量卵细胞，以暖巢煲暖巢增液，移植后运用益气纳胎、补肾固胎、宁心安胎、调肝养胎的方药促进子宫内膜长养与种植，同时每次均配合食疗，确定胚胎着床后以安胎方健脾补肾，养血安胎，终获疗效。

助孕医案 12

医案概要：30岁莫女士因输卵管功能障碍，拟行辅助生殖技术(ART)，欲中药+西药辅治。既往自然受孕药物流产+清宫术，腹腔镜下行“右侧输卵管妊娠切开取胚术”。诊断为：①继发性不孕；② PID(子宫内膜炎、左侧输卵管阻塞+异位妊娠右侧输卵管切除术+盆腔粘连松解术)。经中医辅助生殖技术路径及方案辨病辨证论治，药食共调，结合ART助孕，胚胎移植后成功着床。

莫某，女性，30岁，$G2P_0^{+2}$。初诊：2012年10月14日。

主诉：未避孕未孕4年多，右侧输卵管妊娠开窗取胚术后4年余。

现病史：患者同一性伴侣，有正常性生活，患者于2008年右侧输卵管妊娠切开取胚术后，未避孕未孕4年多。LMP：2012年9月28日，量中，色暗红，少许血块，伴经期腹泻，余未见异常。白带量多、色黄，外阴未见异常，阴道干涩，纳眠可，二便调。

既往史：于 2008 年 8 月行腹腔镜下右侧输卵管妊娠开窗取胚术；既往有乳腺小叶增生病史。

月经及婚育史：患者平素月经规律，13 岁月经初潮，月经经期 4 天，周期 28 天。未避孕，$G_2P_0^{+2}$，2002 年自然受孕药物流产＋清宫术 1 次，2008 年 8 月右侧输卵管妊娠 1 次。

辅助检查：女方于 2011 年 9 月输卵管造影示左侧输卵管不通，右侧输卵管通而不畅。2012 年 9 月 15 日阴道彩超示：子宫大小约 53mm×53mm×32mm，内膜厚约 6mm（双），左卵巢大小约 32mm×25mm×30mm，可探及 9 个卵泡，右卵巢大小 27mm×27mm×30mm，可探及 15 个卵泡，子宫直肠凹陷见液性暗区深及 21mm。白带常规示清洁度Ⅲ度、细菌（+）、白细胞（+）；解脲支原体：（+）。宫颈液基细胞学示轻度炎症。基础性激素 示 FSH 4.67mIU/ml，LH 7.18mIU/ml，E_2 55.51pmol/L，T 15.45ng/dL，PRL 11.68μg/L，P 2.28nmol/L。甲状腺功能检查示 T_3 4.76nmol/L，T_4 15.41μg/dL，TSH 0.475mU/L。

中医诊断：不孕症。

中医证型：肾虚血瘀证。

西医诊断：①继发性不孕；② PID（子宫内膜炎、右侧输卵管妊娠＋手术、盆腔粘连、盆腔积水）。

不孕及 ART 失败原因分析：①输卵管因素（异位妊娠右侧输卵管切除术术后）；②卵巢储备功能减退（卵泡生长速度慢）；③宫腔环境欠佳（内膜薄、子宫内膜炎）；④盆腔内环境差（手术史、盆腔粘连、盆腔积水）；⑤卵巢低反应（手术史）。

妊娠率初步评估：自孕率<10%，试管孕率 30%~35%。

诊疗核心：①改善着床环境；②改善卵巢功能（提高卵子数量和质量）。

诊疗思路：①调理期间如怀孕排除异位妊娠后保胎，如未孕建议

ART；②月经期改善着床环境、月经后调整卵巢功能；③适时 IVF-ET。

医嘱：①患者就诊时为排卵期，嘱患者忌发物，BBT 监测；②先予自拟助卵汤以益肾健脾，助泡养膜；③辅以暖巢煲暖巢填精，护卵养泡；④经期予以内膜炎方活血散结、利水排毒、扶元固本。

二诊：2013 年 4 月 1 日。患者于 3 月 9 日腹腔镜下行左侧输卵管切除术 + 右侧输卵管结扎术，至今月经未来潮。

医嘱：①内炎方加减 21 剂，配合暖巢煲 3 个；②建议避孕 2 个月。

三诊：2013 年 5 月 5 日。LMP：2013 年 4 月 10 日。经量少，色暗红，痛经，欲呕，余无特殊。白带量多、色黄、有异味、外阴偶瘙痒。

医嘱：①自拟助卵汤加减 14 剂；②内炎方加减 6 剂（经期服用）；③配以暖巢煲 3 个。

四诊：2013 年 5 月 23 日。LMP：2013 年 5 月 7 日。月经量较上月增多，色暗红，无痛经，细菌性阴道炎好转，纳眠可，二便调。拟 3 日后进行试管助孕。

医嘱：①自拟助卵汤加减 14 剂；②内炎方 6 剂（经期服用），配以妇科外敷包 4 个温经行气、化瘀消积（非经期外用）。

五诊：2013 年 7 月 7 日。LMP：2013 年 6 月 30 日。月经量可，色暗红，夹血块，白带可，有异味，纳眠可，二便调。拟行短效长方案，今日促排卵第一天。

医嘱：①先予护卵汤加减 7 剂补益肝肾、活血化瘀，改善子宫内膜容受性；②配合促排煲 1 个暖巢填精、助卵养泡；③后予养胎方加减 12 剂补气养血、固肾安胎；④配合着床煲 2 个护卵养膜、助胚着床。

六诊：2013 年 7 月 28 日。LMP：2013 年 6 月 30 日。白带多，色黄，大便干结，余无特殊不适。本周期取卵 20 枚，受精 11 枚，剩余冻胚 11 枚，因 OHSS 取消胚胎移植，欲 9 月份移植胚胎。

医嘱：①嘱患者严格避孕；②予以内炎方加减 12 剂，配合金凤丸 2 瓶。

七诊：2013年11月12日。胚胎移植后第12天，自测尿hCG阳性，考虑已着床。移植后12天查血hCG 368mIU/ml，P 16nmol/L。

医嘱：①予以自拟安胎方10剂；②配合安胎煲2个健脾补肾、养血安胎。

八诊：2016年1月28日。患者于2014年6月剖腹产一男孩，现欲二胎。

医嘱：①予以内膜炎方加减21剂；②配合养膜糕1盒。

九诊：2016年4月8日。患者拟短效长方案于今日移植胚胎。

医嘱：①予以着床方加减12剂；②配合着床煲2个。

十诊：2016年4月22日。LMP：2016年3月17日。4月8日胚胎移植后未着床。

医嘱：①嘱患者严格避孕、忌食发物；②内膜炎方加减14剂，配合养膜糕1盒。

十一诊：2016年5月23日。LMP：2016年5月16日。月经量可，色暗，无血块，腰痛。纳眠可，二便正常。

医嘱：①监测体温、忌食发物；②内炎方加减14剂，配合养膜糕1个。

十二诊：2017年2月2日。LMP：2017年1月13日。患者诉月经量少，准备移植。

医嘱：①监测体温、忌食发物；②内膜炎方加减14剂，配合养膜糕1个。

十三诊：2017年3月22日。LMP：2017年3月18日。现月经第5天，月经量色可，无血块及痛经，纳寐可，二便正常。

辅助检查：2017年3月14日阴道彩超示：子宫大小76mm×49mm×61mm，内膜厚8.1mm（C型），左卵巢大小约22mm×29mm×30mm，可探及3~4个卵泡，右卵巢大小19mm×14mm×14mm，可探及4~6个卵泡。

医嘱：予以自拟助卵汤加减21剂，配合养巢糕1盒、暖巢煲3个、中成药慈航片 1 盒。

十四诊：2018 年 1 月 5 日。LMP：2017 年 12 月 23 日。本次月经量不多，色可，无血块。经前无不适。纳可，眠一般，二便调。2018 年 2 月自然周期进周，胚胎移植失败两次。

辅助检查：2018 年 1 月 2 日行宫腔镜检查，术中见①宫颈管桶状；②宫腔形态基本正常，可见宫腔积血；③内膜偏薄，双宫角及双管开口可见。

医嘱：①监测体温、忌食发物；②完善四维彩超；③内炎方加减 21 剂，配合养膜糕 1 个。

十五诊：2018 年 2 月 4 日。LMP：2018 年 1 月 22 日。月经量好转，色正常，无血块及痛经，余无不适，纳眠可，二便调。

辅助检查：2018 年 2 月 3 日四维彩超示（月经周期第 13 天）：子宫大小 57mm×36mm×57mm，前壁 6mm×5mm 稍强回声团，距内膜 8.7mm，内膜厚薄不均 3.3~4.6mm，欠清，多发瘀血 5mm×4mm，子宫内膜 I 级，微蠕动，双侧动脉缺失，左卵巢大小约 34mm×28mm×30mm，可探及 10 个卵泡，右卵巢大小 34mm×24mm×30mm，可探及 18 个卵泡。

医嘱：①监测体温、忌食发物；②予以自拟助卵汤加减 21 剂，配合养膜糕 1 盒，暖巢煲 2 个。

按：中医认为男精壮，女经调，胞络通，真机时，阴阳和，胚胎结，任何一个环节异常，便可导致不孕。由于经行及宫腔操作后湿热毒邪乘虚内侵，停聚于冲任及胞宫脉络，与气血相搏结，久之湿热瘀毒内结于冲任胞宫而致病（盆腔炎），甚则胞脉、胞络不畅，而导致异位妊娠的发生。该患者不孕多年，输卵管因素占主要原因，加之反复流产损伤肾气，肾气虚衰（卵泡长速慢、子宫内膜薄），难以摄精成孕。

尤昭玲教授认为此患者 IVF-ET 为其受孕方式最佳选择，发挥中医药特色辅助 IVF-ET，进周后攻补兼施，进周后应用中医辅治的三期三法，降调期、促排卵期和移植后期，配合相应中药内服，同时配合耳穴埋豆及药膳饮食疗法，以改善着床环境，调整卵巢功能，提高临床妊娠率。

助孕医案 13

医案概要：31岁唐女士。因1次辅助生殖技术（ART）失败，要求自然怀孕，欲中药辅治。患者既往行宫腔镜下“子宫内膜息肉电切术”，后行子宫输卵管造影提示子宫正常，左侧输卵管梗阻，右侧输卵管通而不畅，双侧输卵管炎。男方既往前列腺炎，手心脚心出汗，轻度勃起功能障碍，尿频，精液常规检查提示：弱精、畸精。诊断为：①继发性不孕；②宫腔镜术后（子宫内膜息肉电切术）；③盆腔炎（内膜炎、双侧输卵管炎）；④男方弱畸精子症。经中医辅助生殖技术路径及方案辨病辨证论治，药食共调助孕，胚胎自然着床。

唐某，女，31岁，$G_1P_0^{+1}$。初诊：2011年12月19日。

主诉：末次试管失败后3月余，要求自然怀孕。

现病史：患者同一性伴侣，有正常性生活，3个多月前患者末次试管稽留流产清宫术后，要求自然怀孕，LMP：2011年12月7日。今为月经经期第13天，量少，色暗红，无血块，无痛经，伴乳房胀痛，下腹坠胀，余未见异常。白带量多，外阴未见异常，怕冷，手脚心出汗，性欲减低，精神疲倦，纳可，眠差，多梦，二便调，舌质暗，苔白腻，脉细弦。

既往史：2011年3月行宫腔镜下子宫内膜息肉电切术。2011年4月23日子宫输卵管造影示左侧输卵管梗阻，右侧输卵管通而不畅，双侧输卵管炎。

月经及婚育史：患者平素月经规律，13岁月经初潮，月经经期3~5天，周期26~28天。避孕，$G_1P_0^{+1}$，1次ART助孕失败：2011年11月8日于省妇幼医院采用短方案，取卵9枚，5枚异常受精，为Ⅱ、Ⅲ级胚胎，余受精失败，移植2枚新鲜胚胎，剩余3枚冷冻，结局：稽留流产。

辅助检查：男方精液常规前向运动精子（a+b级精子）=30%，综合畸形率91.6%。

中医诊断：不孕症。

中医证型：肾虚血瘀证。

西医诊断：①继发性不孕；②宫腔镜术后（子宫内膜息肉电切术）；③盆腔炎（内膜炎、双侧输卵管炎）；④男方弱畸精子症。

不孕及ART失败原因分析：①宫腔内环境差（内膜炎、息肉、手术史）；②卵巢储备功能减退（卵泡生长速度慢）；③配偶精液异常（弱精、畸精）；④输卵管因素（左侧阻塞，右侧不畅、双侧输卵管炎）。

妊娠率初步评估：自孕率10%~15%，异位妊娠率：45%~50%，试孕率：30%~35%。

诊疗核心：①改善着床环境；②改善卵巢功能（促进卵子生长）；③改善输卵管功能。

诊疗思路：①调理期间如怀孕排除异位妊娠后保胎，如未孕建议ART；②月经期改善着床环境、月经后调整卵巢功能；③建议配偶专科治疗。

医嘱：①患者就诊时为排卵期，嘱患者忌发物，BBT监测；②先予自拟助卵汤加减14剂以益肾健脾，助泡养膜；③月经量少方7剂（经潮后服）调经助孕；④辅以暖巢煲2个暖巢填精，护卵养泡。

二诊：2012年1月31日。LMP：2012年1月6日。卵泡生长速度慢，未避孕。月经量少，色暗红，经期及经净后下腹隐痛，同房时下腹胀痛，怕冷，纳可、眠欠佳，二便调。考虑盆腔炎急发，予口服妇炎康复片（1日3次，1次2片，每片0.35g）、百康片（对乙酰氨基酚，1日1次，一次2片，每片0.5g）、左氧氟沙星片（1日2次，每次2片，每片0.2g）治疗。

医嘱：①请严格避孕；②予内炎方14剂（经潮后服）以调经及治疗痼疾。③辅以暖巢煲2个调整卵巢功能。

三诊：2012年3月14日。LMP：2012年3月14日。月经量少，伴腰腹酸胀。白带正常，仍怕冷，睡眠较前改善，二便调。

医嘱：①严格避孕；②予自拟助卵汤14剂加减。

四诊：2012年4月19日。LMP：2012年3月29日。量少，色好转，鲜红色，有小血块，下腹隐痛。白带正常。眠差，余无不适。舌淡，苔薄白。欲下月移植冻胚。

医嘱：守自拟助卵汤加减14剂配以暖巢煲2个调养卵巢。

五诊：2012年6月1日。LMP：2012年5月27日。量少，色暗黑，有血块，小腹胀痛。白带量稍多，易疲劳，眠差，二便调。欲本月移植。

医嘱：①自拟护卵汤6剂（月经周期第3天开始服用）；②养胎方12剂（胚胎移植当天始服）；③辅以安胎煲2个（分别于移植第2、7天服）以加速子宫内膜的长养，冀予移植胚胎发育同步，增强子宫内膜容受性，促进胚胎着床和生长。

六诊：2012年7月15日。诉自然怀孕，现停经48天，因孕酮低住院保胎中。

医嘱：①予以安胎方加减12剂；②辅以安胎煲8个健脾补肾，养血安胎。

按：该患者不孕多年，肾主生殖，胞胎系于肾，肾精不健（男方精液异常），两精相合，结胎不实（异常受精），胚胎陨堕；加之脾为后天之本，五行属土，孕育万物，脾虚生湿，湿性重浊，阻滞胞宫，湿瘀互结，日久渐成癥瘕（子宫内膜息肉），孕后脾土之不健，亦会导致堕胎。

尤昭玲教授在调治中以防治原发疾病为主，补肾健脾、暖巢增液，以助卵巢功能，提高卵子质量，防治内膜炎症。通过半年时间，对原发痼疾的处理，胚胎着床环境改善明显，子宫内膜容受性提高，故患者自然受孕。同时每次均配合食疗，充分体现了IVF-ET中医药辅助治疗终获妊娠。

助孕医案 14

医案概要：34岁周女士，因2次辅助生殖技术（ART）失败，拟中药辅治半年后第3次行二代试管婴儿技术及种植前基因诊断（ICSI+PGD）。患者既往彩超检查发现子宫内膜中段 9mm×4mm 息肉，行宫腔镜下“子宫内膜息肉摘除术”，第 1 次 IVF 受精失败，第 2 次 IVF 胚胎移植后未着床后行宫腔镜下“内膜活检术”，结果提示双侧输卵管通而不畅。男方精液常规检查提示：弱精。诊断为：①原发性不孕；②宫腔镜术后（内膜活检术＋子宫内膜息肉摘除术）；③念珠菌阴道炎；④男方弱精子症；⑤ ART 助孕前。经中医辅助生殖技术路径及方案辨病辨证论治，药食共调，结合 ART 助孕，胚胎成功移植。

周某，女，34 岁，G_0P_0。初诊：2017 年 12 月 14 日。

主诉：未避孕未孕 3 年余，2 次 IVF 失败，末次失败后 14 天，拟于 2018 年 6 月再行 ART。

现病史：患者同一性伴侣，有正常性生活，未避孕未孕 3 年多，15 天前患者末次试管失败（未着床），拟中药调理半年后再次行 ART 助孕，LMP：2017 年 11 月 29 日。今为月经周期第 16 天。诉可见豆腐渣样白带，外阴未见异常，纳、眠可，二便调。

既往史：2017 年 6 月行宫腔镜下子宫内膜息肉摘除术。

月经及婚育史：患者平素月经规律，13 岁月经初潮，月经经期 5 天，周期 26 天，量色正常，夹少血块，伴下腹坠胀，余未见异常。现避孕中，G_0P_0，2 次 ART 助孕失败：2017 年 6 月于中信湘雅生殖与遗传专科医院采用长效长方案，取卵 3 枚，均受精失败；2017 年 11 月于中信湘雅生殖与遗传专科医院采用拮抗剂方案取卵 3 枚，受精 1 枚，移植新鲜胚胎 1 枚，结局未着床。

辅助检查：女方于 2017 年 4 月 3 日阴道彩超示子宫大小 46mm×39mm×43mm，内膜 9.5mm，分级Ⅲ-2，内膜中段探及 9mm×4mm 高回声团，左卵巢大小约 31mm×22mm×28mm，可探及 3 个卵泡，最大 18mm×15mm，右卵巢大小 28mm×16mm×10mm，可探及 4 个卵泡。2017 年 6 月 26 日术后阴道彩超示子宫大小 46mm×37mm×44mm，内膜 9.1mm，盆腔积液 14mm×3.7mm，左卵巢大小约 43mm×37mm×40mm，可探及

3 个卵泡，右卵巢大小 24mm×15mm×22mm，可探及 4 个卵泡，右卵巢黄体 28mm×27mm。男方精液常规检查提示：前向运动精子（a+b 级精子）= 31%<50%。

中医诊断：不孕症。

中医证型：脾肾两虚证。

西医诊断：①原发性不孕；②宫腔镜下子宫内膜息肉摘除术后；③念珠菌性阴道炎；④男方弱精子症；⑤ ART 助孕前。

不孕及 ART 失败原因分析：①子宫内膜容受性差（子宫内膜息肉摘除术后）；②卵巢储备功能减退（DOR）；③ PID（盆腔炎 + 输卵管积水）；④输卵管功能异常（通而不畅）；⑤配偶精液异常（弱精子症）。

诊疗核心：①改善着床环境；②改善卵巢功能（提高卵子数量与质量）。

诊疗思路：①调理期间如怀孕排除异位妊娠后保胎，如未孕建议 ART；②月经期改善着床环境、月经后调整卵巢功能；③建议配偶专科治疗。

医嘱：①患者就诊时为黄体期，嘱患者忌发物，BBT 监测；②先予自拟助卵汤加减 21 剂以益肾健脾、养巢调膜；③辅以补血消癥中成药（慈航片）1 盒、养巢糕 1 个修复内膜、养巢调泡，养泡煲 2 个护卵养泡。

二诊：2018 年 1 月 12 日。LMP：2017 年 12 月 26 日。量色可，经期后小腹隐痛，纳眠可，二便调。

辅助检查：2018 年 1 月 4 日 AMH 111ng/ml。2018 年 1 月 6 日阴道彩超示：子宫大小 51mm×33mm×50mm，内膜 10.2mm，分级Ⅲ- 欠清，左卵巢大小约 33mm×23mm×29mm，可探及 3 个卵泡，位置可，最大 21mm×18mm，右卵巢大小 20mm×18mm×24mm，可探及 4 个卵泡，位置可，右输卵管增粗 27mm×12mm。

医嘱：①忌食发物，BBT 监测；②自拟助卵汤加减 21 剂配合养巢膏 1 个，养巢调泡。

三诊：2018 年 2 月 5 日。LMP：2018 年 1 月 21 日。经量可，色鲜红，

少许血块，经后腹痛缓解，余无特殊，纳、眠可，二便调。未避孕，BBT 监测双相。

辅助检查：2018 年 2 月 1 日阴道彩超示子宫大小 40mm × 35mm × 45mm，内膜 8.4mm，欠清，左卵巢大小约 25mm × 15mm × 20mm，可探及 5 个卵泡，位置欠佳，左输卵管增粗 12mm × 9mm，右卵巢大小 20mm × 36mm × 16mm，可探及 3 个卵泡，位置差，右输卵管增粗 35mm × 14mm，盆腔积液 12mm × 6mm。

医嘱：①忌食发物，BBT 监测；②守自拟助卵汤加减 14 剂，养巢膏 1 个，养泡煲 2 个养巢调膜、护卵养泡。

四诊：2018 年 3 月 19 日。纳眠可，二便调。患者诉已进周。

医嘱：①忌食发物，BBT 监测；②促排卵期予以促排方加减 6 剂（促排的第 1 天始服），促排煲 2 个以防卵泡过多而致卵巢过度刺激综合征以募集更多优质卵泡。

五诊：2018 年 5 月 17 日。LMP：2018 年 5 月 4 日。经量可，色鲜红，少许血块，经后腹痛缓解，余无特殊，纳眠可，二便调。2018 年 3 月中信湘雅生殖与遗传专科医院采取 GnRH-a 拮抗剂方案取卵 6 枚，正常受精 6 枚，6 枚受精卵冷冻。

辅助检查：2018 年 5 月 15 日行宫腔镜下内膜活检术：双侧输卵管通而不畅。

医嘱：①忌食发物，BBT 监测；②先予内炎方加减 4 剂清邪解毒，改善盆腔环境；③再予自拟助卵汤加减 18 剂养巢调膜，配合养巢糕 1 盒养巢调泡，养膜糕 1 盒修复内膜。

六诊：2018 年 7 月 5 日。胚胎移植后第 22 天，纳眠可，二便调，无特殊不适。查早孕检查：hCG 8 286IU/L，P 66.58nmol/L，E_2 1 053pg/ml。甲状腺功能：TSH 5.04μIU/ml，FT_3 4.07pg/ml，FT_4 21.64ng/dl。

医嘱：①予以自拟安胎方加减 10 剂，配合安胎煲 2 个健脾补肾，养血安胎；②禁止四个动作：勿攀爬、勿举重、勿弯腰、勿急刹车。

按：脾属土，主统摄，为气血生化之源，能固胎养胎；肾属水，主蛰，封藏之本，能系胎载胎。IVF 移植后，胚胎赖精微物质以长养，赖脾气之固摄、肾气之封藏而不堕。患者脾肾两虚，先后天均不足，加之男方弱精，男精不壮，故多年不孕。脾为后天之本，脾虚湿滞胞宫，湿邪阻滞，气血不畅，湿瘀互结，日久而成癥瘕（子宫内膜息肉），更加加重病情。脾虚不能固摄，肾虚失于封藏，故多次 IVF 失败。

尤昭玲教授针对此患者在进入施术周期前的调治中以补肾健脾为主，提高卵子质量，改善着床环境，健脾利湿消除盆腔炎症，并嘱男方专科治疗。进 IVF 周期后，卵泡募集期，补益肾精、助卵长养，协同 Gn 募集多个卵泡，并使卵泡生长同步化有利于获取较多的高质量卵细胞用于体外受精，治疗重在肾、脾；取卵期，通过中医药益肾助卵、温阳通络作用，协同绒毛膜促性腺激素（hCG）促进优势卵泡发育，以利于顺利取卵；移植后运用益气纳胎、补肾固胎的治疗方法促进子宫内膜长养与胚胎种植，同时配合食疗，充分体现了 IVF-ET 中医药辅助治疗中的三期三法终获妊娠。

助孕医案 15

病案概要：34 岁黎女士，因自初潮后月经量少，未避孕未孕 3 年，自诉既往阴道彩超发现多发子宫肌瘤，既往查输卵管造影检查提示左侧输卵管近端阻塞，右侧输卵管通而极不畅，远端迂曲、缠绕伴有积水，盆腔粘连。造影术后行宫腔镜检查下“内膜活检术”，术中见子宫形态稍异常，双管开口深，宫底宽，稍内凸，双管开口距宫底 6mm，双侧壁内聚，宫腔呈桶状，容积稍偏小。男方精液常规检查示精液量 1.5mL，前向运动精子（a+b 级精子）=65%，精液常规示 PR 25.2%，NP 3.7%，PR+NP 28.9%。诊断为：①原发不孕；②宫腔镜术后；③子宫肌瘤；④薄型子宫内膜；⑤男方少精子症；⑥ ART 助孕前。经中医辅助生殖技术路径及方案辨病辨证论治，药食共调，结合 ART 助孕，移植 1 枚囊胚，成功着床。

黎某,女,34岁,已婚,$G_2P_0^{+2}$。初诊:2013年6月18日。

主诉: 自月经初潮后月经量少,未避孕未孕3年,发现子宫肌瘤1年,欲孕前调理。

现病史: 患者自初潮后月经量少,LMP:2013年6月1日。量少,色暗红,经前乳房胀痛,余未见异常。今为月经周期第18天,白带少,外阴正常,眠差,多梦,纳可,偶有左侧小腹痛,烦躁易怒,面部长痘,二便调。

既往史: B超发现子宫肌瘤、子宫内膜薄、乳腺增生。

月经及婚育史: 患者平素月经规律,13岁月经初潮,月经经期3~4天,周期26~28天,未避孕,LMP:2013年6月1日。量少,色暗红,经前乳房胀痛,余(-),月经干净后无性生活,$G_2P_0^{+2}$,1次人工流产,1次药物流产+清宫术,末次妊娠2002年。

中医诊断: ①不孕症;②月经过少;③癥瘕。

中医证型: 肾虚血瘀证。

西医诊断: ①原发不孕;②宫腔镜术后;③子宫肌瘤;④薄型子宫内膜;⑤男方少精子症;⑥ART助孕前。

不孕及ART失败原因分析: ①宫腔环境欠佳(多发子宫肌瘤、子宫内膜薄);②宫腔内胚胎着床环境差。

诊疗核心: ①改善着床环境;②改善卵巢功能(提高卵子数量与质量)。

诊疗思路: ①严格避孕治疗3个月,调理期间如怀孕排除异位妊娠后保胎,如未孕建议ART;②月经期改善着床环境、月经后调整卵巢功能。

医嘱: ①患者就诊时处于排卵期,嘱患者忌发物,BBT监测,严格避孕;②月经周期第2~5天测血清性激素六项和月经干净后2~3天行阴道彩超检查;③内膜炎方加减10剂调经及治疗痼疾。

二诊:2015年8月12日。 未避孕未孕5年余。LMP:2015年7月27日。2天净,经量少,经前乳房胀痛,现为周期第17天。纳可眠欠佳,二便调,未避孕,欲下月试孕。

辅助检查: 2015年8月12日行阴道彩超示:子宫大小约为70mm×

41mm×61mm，宫内膜9.7mm，宫底部探及2个约21mm×18mm×20mm、31mm×26mm×29mm稍弱回声团，后壁探及2个大小约9mm×9mm、8.6mm×8.8mm稍弱回声团，宫颈探及多个稍弱回声，左卵巢大小约32mm×18mm，右卵巢大小约31mm×21mm。

医嘱：①忌食发物；②确定经净后无性生活，严格避孕；③内炎方加减14剂调经及治疗癥瘕，辅以暖巢煲2个暖巢填精，护卵养泡及盆炎丸2个改善盆腔环境。

三诊：2015年9月14日。LMP：2015年8月23日。3天净，量少，色暗，余无不适，现为月经周期第23天，BBT监测双相，未避孕，白带少，时有外阴瘙痒，纳眠可，诉晚餐后易腹胀，二便调。

医嘱：①自拟助卵汤加减自月经第7天起，连服10剂以益肾健脾，助泡养膜；②内炎方加减6剂继续调经及治疗癥瘕；③辅以暖巢煲1个暖巢填精，护卵养泡及着床煲1个加速子宫内膜的长养，提高子宫内膜容受性，为促进胚胎着床和生长做好准备。

四诊：2015年11月2日。LMP：2015年10月18日。量少，色红褐，无血块，无腹痛、腰酸，经前乳胀，现为月经周期第16天，纳眠欠佳，多梦，二便正常，未避孕，BBT监测双相。

辅助检查：女方于2015年10月1日行阴道彩超示子宫大小约为65mm×38mm×53mm，宫内膜厚6mm，宫底部探及一大小约37mm×31mm稍弱回声团，向外，宫颈处探及一大小约9mm×5mm稍弱回声，并可见少量积液，左卵巢大小约32mm×20mm×24mm，右卵巢大小40mm×20mm×26mm，可探及一大小约19mm×13mm卵泡。男方于2015年10月1日行精液常规检查示精液量2ml，前向运动精子（a+b级精子）=65%。

医嘱：①自拟助卵汤加减连服8剂起以益肾健脾，助泡养膜；②暖巢煲1个暖巢填精，护卵养泡；③着床煲1个提高子宫内膜容受性。

五诊：2015年11月30日。LMP：2015年11月18日。量少，色红褐，无血块，无腹痛、腰酸，经前乳房胀痛，现为月经周期第13天，纳眠欠佳,多梦,二便正常,未避孕。

辅助检查: 女方2015年11月30日行阴道彩超示子宫大小约为62mm×33mm×51mm,宫内膜厚8mm,子宫底部探及多个稍弱回声团,最大约31mm×36mm,宫颈处探及多个稍弱回声,最大约12mm×9mm,左卵巢大小约27mm×16mm×21mm,右卵巢大小约34mm× 24mm×26mm,可见一大小约12mm×7mm卵泡。

医嘱: ①自拟助卵汤加减连服8剂起以益肾健脾,助泡养膜;②暖巢煲1个暖巢填精,护卵养泡;③辅以着床煲1个继续增强子宫内膜容受性。

六诊:2016年1月1日。LMP:2015年12月14日。月经量偏少,余无明显不适,白带少,现为月经周期第19天,纳可,夜眠欠佳,小便调,大便时稀,BBT监测双相,未同房。

医嘱: ①自拟助卵汤加减连服10剂起(月经第7天始服)以益肾健脾,助泡养膜;②内膜炎方加减6剂继续调经及治疗痼疾;③辅以暖巢煲1个暖巢填精,护卵养泡及着床煲1个改善子宫内膜容受性。

七诊:2016年3月16日。LMP:2016年3月4日。月经量偏少,经前乳房胀痛,色暗,睡眠多梦,未避孕,现为月经周期13天。

辅助检查: 2016年1月20日阴道彩超示子宫大小约68mm×35mm×47mm,宫内膜7mm,子宫底部探及多个稍弱回声团,最大约为36mm×31mm,左卵巢大小约为32mm×22mm×25mm,可见一大小约19mm×14mm卵泡,右卵巢大小约30mm×15mm×17mm。2016年3月15日行阴道彩超示子宫大小约为65mm×37mm×52mm,宫内膜约6mm,子宫底部探及多个稍弱回声团,最大约42mm×29mm,左卵巢大小约39mm×21mm×28mm,可见一大小约18mm×16mm卵泡,右卵巢大小约31mm×16mm×26mm。

医嘱: ①继予自拟助卵汤加减10剂起以益肾健脾,助泡养膜;②着床煲2个提高子宫内膜容受性;③辅以养膜糕1盒滋养内膜,改善着床环境;④内膜炎方加减6剂继续调经及治疗痼疾。

八诊：2016年11月3日。LMP：2016年10月8日。月经量偏少，经前乳房胀痛，色暗，睡眠多梦，未避孕，现为月经周期27天。

辅助检查：2016年11月2日基础性激素示FSH 3.58mIU/ml，LH 0.98mIU/ml，E_2 192.04pg/ml，T 29.86ng/ml，PRL 12.78ng/ml，P 18.08nmol/L。2016年11月2日阴道彩超示子宫大小约54mm×42mm×54mm，内膜约7.8mm，子宫底部探及多个稍弱回声团，最大约43mm×28mm（外凸），宫颈探及多个稍弱回声，最大约12mm×9mm，左卵巢大小约29mm×26mm×25mm，可见一大小约19mm×18mm卵泡，右卵巢大小约28mm×16mm×18mm。

医嘱：① 继予自拟助卵汤加减10剂起以益肾健脾，助泡养膜；②内膜炎方加减6剂调经及治疗痼疾；③五子方6剂滋补肝肾，健脾养血；④暖巢煲2个暖巢填精，护卵养泡辅以着床煲1个提高内膜容受性。

九诊：2017年1月13日。LMP：2017年1月4日。4天净，月经量偏少，色暗，无血块，轻微腹胀，纳可，多梦，二便调，现为月经周期第10天，偶有左下腹胀痛，未避孕。BBT监测双相。

辅助检查：2016年11月22日阴道彩超示子宫大小约68mm×51mm×30mm，宫内膜为7mm，可见一大小约7mm×4mm强光斑，宫底部探及多个稍弱回声，最大约49mm×43mm×30mm、14mm×14mm×9mm、10mm×11mm×7mm；右侧卵巢可见一大小约18mm×19mm×14mm卵泡。

医嘱：①测基础体温、忌食发物；②自拟助卵汤加减8剂益肾健脾，助泡养膜；③养膜糕1盒调养内膜，改善着床环境辅以着床煲1个增强子宫内膜容受性。

十诊：2017年5月23日。LMP：2017年4月27日。4天净，月经量偏少，色暗，无血块，纳可，眠浅多梦，大便成形，小便频，现为月经周期第27天，偶有左下腹胀痛，未避孕。

辅助检查：女方2017年5月4日HSG示①左侧输卵管近端阻塞；②右侧输卵管通而极不畅，远端迂曲、缠绕，伴有积水；③盆腔粘连。2017

年 4 月 23 日血清性激素示 FSH 8.99mIU/ml，LH 1.53mIU/ml，E_2 45pg/ml，T 0.24ng/ml，PRL 19.92ng/ml。2017 年 4 月 29 日复查 TSH 1.355μIU/ml。2017 年 5 月 4 日行阴道彩超示：子宫大小约 59mm×55mm×34mm，内膜约 5mm，子宫底部探及多处稍弱回声，最大约 31mm×32mm×34mm（外凸）、子宫肌壁间 23mm×22mm×21mm、15mm×17mm×11mm，宫颈处发现一大小约 11mm×5mm 稍弱回声。2017 年 5 月 15 日行阴道彩超示子宫大小约 73mm×39mm×60mm，内膜约 12mm，呈 C 型，子宫底部探及多处稍弱回声，最大约 31mm×32mm×33mm（外凸），左卵巢大小约 35mm×24mm×25mm，可见 4 个卵泡，右卵巢大小约 26mm×22mm×21mm，可见 5 个卵泡。2017 年 5 月 15 日查 AMH 3.542ng/ml。2017 年 5 月 19 日查腹部 CT 示多发子宫肌瘤（+），TCT 未见异常、HPV 未见异常。男方于 2017 年 5 月 16 日精液常规示 PR 25.2%，NP 3.7%，PR+NP 28.9%。

医嘱：①严格避孕；②内炎方加减 21 剂调经及治疗癥疾；③养膜糕 1 盒调养内膜，改善着床环境；④辅以暖巢煲 2 个暖肾益精，养泡护卵；⑤补血消癥中成药（慈航片）1 盒活血通络，逐瘀生新。

十一诊：2017 年 6 月 30 日。LMP：2017 年 6 月 22 日。4 天净，月经量稍增多，色红，无血块，轻微腹胀，今为月经周期第 9 天。纳可，多梦情况好转，二便调。已避孕。

辅助检查：2017 年 6 月 30 日行阴道彩超示子宫大小约为 64mm×52mm×58mm，T 型子宫不排除，内膜厚约为 5.4mm，底部探及多个稍弱回声区，最大约为 37mm×36mm、25mm×24mm、16mm×14mm，肌壁间探及多个稍弱回声区，最大约为 8mm×7mm、10mm×9mm，左卵巢直径为 4~8mm，可见 5 个卵泡，左侧输卵管大小约为 20mm×10mm，稍有增粗，右卵巢大小约为 18mm×16mm，可见 4 个卵泡。

医嘱：①自拟助卵汤加减 21 剂益肾健脾，助泡养膜；②养巢糕 1 盒滋养卵巢，养泡护卵辅以养泡煲 3 个滋养卵泡；③补血消癥中成药（慈航片）

1 盒活血通络，逐瘀生新（自备）。

十二诊：2017 年 10 月 26 日。LMP：2017 年 10 月 11 日。4 天净，经量少，色可，无血块及痛经，今为月经周期第 16 天。纳可，多梦，易醒，二便调，未避孕。

辅助检查：2017 年 9 月 18 日血清性激素示 FSH 4.73mIU/ml，LH 1.43mIU/ml，E_2 55pg/ml。2017 年 9 月 18 日甲状腺功能示 T_3/FT_3 2.52，T_4/FT_4 0.87。肿瘤标志物示糖类抗原 125 25.8U/L。2017 年 10 月 23 日阴道彩超示子宫大小约为 60mm×40mm×55mm，内膜厚约 8.2mm，Ⅲ级（稍欠清），可见一稍强回声团，大小约为 5mm×4mm，内膜呈 T 型分布，宫底部探及多个稍弱回声区，最大约为 36mm×35mm、24mm×23mm、9mm×8mm、15mm×14mm、10mm×9mm、9mm×8mm，近距内膜 2.2mm，远距 10.8mm，左卵巢大小约为 33mm×22mm×30mm，可见 6 个卵泡，最大约为 20mm×19mm，系膜约为 7mm×6mm，右卵巢大小约为 29mm×20mm×26mm，可见 7 个卵泡，右侧输卵管增粗 25mm×12mm、系膜 4mm×3mm。

医嘱：①测体温、忌食发物；②自拟助卵汤加减 14 剂益肾健脾，助泡养膜；③补血消癥中成药（慈航片）1 盒活血通络，逐瘀生新；④辅以暖巢煲 2 个暖肾益精，养泡护卵。

十三诊：2018 年 4 月 12 日。LMP：2018 年 3 月 12 日。4 天净，经量少，色可，无血块及痛经，今为宫腔镜检查＋内膜活检术后 25 天，第三代试管胚胎移植后第 14 天。纳可，眠浅易醒，多梦，二便调。

既往史：2018 年 3 月 19 日在全身麻醉下行宫腔镜检查＋内膜活检术，术中见：①子宫形态稍异常，双管开口深，宫底宽，稍内凸，双管开口距宫底 6mm；②双侧壁内聚，宫腔呈桶状，容积稍偏小。2018 年 3 月 30 日于中信湘雅生殖与遗传专科医院行第三代试管长方案，取卵 21 枚，其中 3 枚受精，移植 1 枚囊胚，已着床。

辅助检查：2018 年 4 月 8 日尿 hCG 示弱阳性。考虑已孕。2018 年 4

月 10 日血清性激素示 P 40.22nmol/L，E_2 310.1pg/ml，PRL 65.29ng/ml，hCG 79.48IU/L。2018 年 4 月 12 日早孕检查示 hCG 186.83IU/L。

医嘱：①禁止四个动作：勿攀爬、勿举重、勿弯腰、勿急刹车，3 个月内忌房事；②安胎方加减 10 剂健脾补肾，养血安胎；③辅以安胎煲 3 个养血安胎。

十四诊：2018 年 5 月 3 日。纳可，眠浅易醒，多梦，二便调，现为第三代试管胚胎移植后第 36 天。

辅助检查：2018 年 4 月 20 日（胚胎移植后第 22 天）测早孕检查：hCG 2 536.82IU/L。2018 年 4 月 20 日（移植后第 22 天）行腹部彩超示子宫大小约为 66mm × 54mm × 65mm，可见一大小约为 8mm × 4mm 孕囊，内可见卵黄囊，大小约 2.7mm，未见胎芽。2018 年 4 月 27 日（移植后第 29 天）行腹部彩超示：子宫大小约为 74mm × 54mm × 69mm，可探及一大小约为 14mm × 7mm 孕囊，其内可见一大小约为 5mm 卵黄囊，探及胎芽 6.7mm。

医嘱：①禁止四个动作：勿攀爬、勿举重、勿弯腰、勿急刹车；②安胎方加减 10 剂补肾安胎；③辅以安胎煲 3 个益气养血安胎。

按：肾主生殖，胞宫司月经，肾与胞宫相系。肾为先天，先天不足故子宫内膜偏薄。冲任劳损，则诸病由生，冲为血海，任主胞胎，患者肾气不足，胞络失养，冲任虚损，故月经量少。配偶弱精、少精，两精相合受阻或异常受精，故经久不孕。肝主疏泄，主藏血，患者经久不孕，精神压力使得肝失疏泄，肝气郁结，气不行则血滞；脾为气血生化之源，后天之本，五行属土，孕育万物，长养先天之精，化生气血，素体脾虚，气血生化不足，给养先天不足，以致肾施化天癸、主司月经、主生殖等失常，导致天癸早竭、月经异常或者久病不孕。脾喜燥恶湿，脾虚生湿，湿性重浊，阻滞冲任胞宫，湿瘀互结，日久渐成癥瘕（多发子宫肌瘤，T 型子宫）。故云“病在冲任二脉，责之肾、肝、脾。”

尤昭玲教授考虑患者子宫内膜偏薄，故中医辨证论治应以补先天、养后天为主，同时治疗原发疾病，加以滋养内膜，暖肾益精，养护卵泡，提高卵子质量，防治子宫内膜炎症，提高子宫内膜容受性，为着床提供优质环境，行宫腔镜探查术提示宫腔内膜环境修复可，遂行 IVF-ET，着床后运用益气养血安胎、补肾健脾固胎等治疗方法促进子宫内膜长养与种植，并滋养胚胎发育，同时配合食疗，充分体现了 IVF-ET 中医药辅助治疗中的分期调治方法，最终妊娠成功。

助孕医案 16

医案概要：25 岁唐女士，因 3 次人工授精（AI）失败，拟行冷冻胚胎移植（FET），欲中药辅治。患者既往因“孕 40 余天胎停”行宫腔镜检查 + 清宫术，宫腔镜提示肌瘤形态欠规则，双侧宫角深；既往行宫腹腔镜联合下“盆腔、肠粘连分解 + 子宫内膜息肉切除 + 诊断性刮宫术 + 右侧卵巢囊肿切除术 + 左侧卵巢赘生物切除术 + 子宫肌瘤切除术”，术中见内膜厚，多发息肉，双口可见，左侧结肠 + 侧壁广泛伸缩粘连、子宫前壁约 30mm × 30mm × 20mm 肌瘤外凸；子宫后壁与肠管致密粘连；右侧卵巢巧克力囊肿约 30mm × 30mm × 20mm，同侧输卵管及盆壁粘连；左侧卵巢及左侧输卵管伸缩粘连。自诉男方精液常规检查提示：抗精子抗体阳性、精液不液化。诊断为：①继发性不孕；②宫、腹腔镜术后；③卵巢储备功能减退；④子宫腺肌症、子宫肌瘤；⑤盆腔炎性疾病后遗症；⑥ ART 助孕前。经中医辅助生殖技术路径及方案辨病辨证论治，药食共调，结合 ART 助孕，胚胎移植后成功着床。

唐某，女，25 岁，$G_2P_0^{+2}$。初诊：2017 年 2 月 22 日。

主诉：未避孕未孕 1 年，3 次人工授精失败，末次失败后 6 月余，拟行 ART。

现病史：患者有正常性生活，未避孕未孕 1 年，1 次 IVF 取消移植后 6 月余，拟行 FET 助孕，LMP：2017 年 2 月 18 日。今日为月经周期第 5 天，量色正常，无血块，无痛经，经前乳胀，余未见异常。白带正常，外阴未见异常，纳眠可，偶有腰痛，二便调。

既往史： 2016 年 3 月 25 日因"孕 40 多天胎停"行宫腔镜检查 + 清宫术，宫腔镜提示肌瘤形态欠规则，双侧宫角深。2017 年 3 月 29 日行宫腹腔镜联合检查 + 盆腔、肠粘连分解术 + 子宫内膜息肉切除 + 诊断性刮宫术 + 右侧卵巢囊肿切除术 + 左侧卵巢赘生物切除术 + 子宫肌瘤切除术，术中见子宫内膜厚，多发息肉，输卵管双侧开口可见，左侧结肠及侧壁广泛伸缩粘连、子宫前壁见约 30mm × 30mm × 20mm 肌瘤凸向盆腔；盆腔后壁与肠管致密粘连；右侧卵巢见约 30mm × 30mm × 20mm 巧克力囊肿及同侧输卵管与盆腔侧壁粘连；左侧卵巢与左侧输卵管伸缩粘连。术后打第 1 次降调针后月经来潮（4 月 13 日），现已打 3 次降调针抑制异位子宫内膜的发展，目前月经未至。现欲调理，预选择短方案于 9 月移植。

月经及婚育史： 患者平素月经规律，13 岁月经初潮，月经经期 5 天，周期 28 天。未避孕，$G_2P_0^{+2}$，既往 1 次胎停清宫史，3 次人工授精失败。

辅助检查： 女方 2016 年 3 月 30 日阴道彩超示子宫腺肌瘤大小约 57mm × 48mm × 61mm，内膜厚 5mm，左卵巢巧克力囊肿大小约 30mm × 13mm，右卵巢巧克力囊肿大小 36mm × 16mm。男方自诉精液常规示抗精子抗体阳性、精液不液化。

中医诊断： ①不孕症；②癥瘕。

中医证型： 肾虚血瘀证。

西医诊断： ①继发性不孕；②宫、腹腔镜术后；③卵巢储备功能减退；④子宫腺肌症、子宫肌瘤；⑤盆腔炎性疾病后遗症；⑥ ART 助孕前。

不孕及 ART 失败原因分析： ①子宫环境不良；②配偶精液异常（抗精子抗体阳性、精液不液化）。

妊娠率初步评估： 自孕率 <15%，试管孕率 25%。

诊疗核心： ①改善着床环境；②必要时行输卵管造影检查；③提高卵巢功能；④完善相关检查，寻找胎停原因；⑤男方男科治疗。

诊疗思路： ①调理期间如怀孕排除异位妊娠后保胎，如未孕建议 ART；②月经期改善着床环境；③建议配偶专科治疗。

医嘱:①患者就诊时为卵泡期，嘱患者忌发物，BBT 监测；②予以自拟助卵汤加紫河车、阿胶 14 剂，益肾健脾，助泡养膜；③辅以暖巢煲 2 个暖巢填精，护卵养泡；④在排卵后第 5、6 天各服着床煲 1 个，助卵养膜，纳胚着床；⑤男方予以五子衍宗丸补肾益精，提高精子质量。

二诊：2017 年 7 月 14 日。LMP：2017 年 4 月 13 日。平时易出汗、发热，食欲可，夜眠安，二便调。

医嘱:①忌食发物，BBT 监测；②予自拟助卵汤加减 14 剂(月经第 7 天起始服)继续调服；③予暖巢煲月经周期第 5、11 天各服 1 个，调理卵巢功能，促进优势卵泡生长，改善内膜血流。

三诊：2018 年 2 月 12 日。LMP：2018 年 1 月 31 日。2017 年 9 月于株洲市妇幼医院采取短方案取卵 16 枚，正常受精 11 枚，余受精失败，因子宫内膜异位症取消胚胎移植，余 11 枚受精卵冷冻。2018 年 1 月 14 日株洲市妇幼医院移植冷冻胚胎 2 枚，未着床，余胚胎养囊失败。预选择长方案于 3 月进周。2 月 1 日打降调针第 1 针。

医嘱:①忌食发物，测体温；②完善 AMH、内分泌检查以及阴道 B 超；③ IVF 施术前予内炎方 14 剂以益气清热，泄毒化瘀，改善盆腔内环境。降调期间予降调煲 2 个以养心安神，护卵安泡。

四诊：2018 年 3 月 5 日。患者诉已促排，余无特殊。

医嘱:①促排卵期予以促排方加减 8 剂(促排的第 1 天始服)；②辅以促排煲暖巢填精，助卵养泡。

2018 年 3 月 19 日于株洲市妇幼保健院采取 GnRH-a 长方案取卵 15 枚，正常受精 8 枚，余受精失败，移植囊胚 2 枚，余 5 枚受精卵冷冻。

医嘱:①移植后期予以着床方加减 12 剂；②着床煲 2 个促进胚胎着床和生长。

五诊：2018 年 3 月 30 日。其父代诉胚胎移植后 11 天，无明显不适，纳、眠可，二便调。3 月 28 日查早孕检查：hCG 235IU/L。

医嘱:①抽血复查早孕检查 hCG 和孕酮；②予以养胎方加减 10 剂，自制安胎煲3个健脾补肾、养血安胎。

按:此医案特点为患者3次人工授精失败,且男方精液异常。并且患者卵巢功能、子宫环境、输卵管条件、盆腔内环境等多方面不良因素共同导致患者生殖轴受损而不孕。患者3次人工授精失败,肾精不健(女方卵巢储备功能减退,男方抗精子抗体阳性、精液不液化),无法成孕。患者卵巢储备功能减退(卵巢巧克力囊肿切除术后)一般募集到的卵泡数目少,甚则无卵可取,都说明肾精不足,肾气已经开始虚衰。双侧输卵管通而不畅或上端不能拾卵,经脉不利,水道不通,导致水湿不运,胞脉受阻,卵子通行受阻,不能与精子结合成孕卵,故而不能成孕。盆腔手术史累及肠粘连分解、息肉切除、右卵巢囊肿切除、左卵巢赘生物切除、子宫肌瘤切除等腹腔镜手术,均可不同程度破坏卵巢组织或影响卵巢血供,使卵巢功能受阻。胞中有结块,多因正气不足、外邪内侵、七情所伤,脏腑功能失调,气机阻滞,从而形成瘀血、湿浊、痰饮,停聚于小腹,日久而成,则需先治疗癥瘕,后借助辅助生殖技术,从而增加受孕机会。

尤昭玲教授基于"卵-膜论",认为在改善患者配子质量的同时应注重改善子宫内环境,帮助胚胎着床,且建议配偶同期治疗。尤昭玲教授主张修复内膜重"脾"勿忘"肾",宫腔环境改善,受孕机率便会提高。在顺应IVF-ET程序的前提下,发挥中医综合治疗优势,多种途径治疗。运用"四期三法"的原理,根据不同病因选择不同辨证治疗。四期分期,期期对应,三法同施,药食互补。尤昭玲教授尤善运用"食疗煲",以改善卵巢状态,帮助胚胎着床,提高ART成功率。

助孕医案 17

医案概要:32岁李女士,因2次辅助生殖技术(ART)失败,拟第3次行二代试管婴儿技术及种植前基因诊断(ICSI+PGD),欲中药辅治。患者既往行宫腔镜下"阴道不完全纵隔切除术+多发子宫内膜息肉切除术",宫腔镜提示子宫浅纵隔,未处理,后行彩超检查发现子宫内膜息肉复发，自诉染色体检查示染色体倒置，男方精液常规检查提示：弱精，冻精培养2次出现大肠杆菌。诊断为：①原发性不孕；②宫腔镜术后（阴道纵隔切除术+子宫内膜息肉切除术）；③盆腔炎（子宫内膜炎）；④男方弱精子症；⑤染色体倒置；⑥ ART助孕前。经中医辅助生殖技术路径及方案辨病辨证论治，药食共调，结合ART助孕，胚胎移植后成功着床。

李某，女，32岁，$G_1P_0^{+1}$。初诊：2014年1月11日。

主诉：未避孕未孕5年，末次试管失败后1月余，拟再行ART。

现病史：患者同一性伴侣，有正常性生活，未避孕未孕5年，1个多月前患者末次试管失败（未着床），拟再次行ART助孕，LMP：2014年1月7日。今为月经经期第五天，量色正常，夹小血块，轻度痛经，伴左下腹疼痛，余未见异常。白带正常，外阴未见异常，头痛，手脚冰凉，纳可，眠差，多梦，二便调。

既往史：2013年4月20日行宫腔镜下不全阴道纵隔（20mm×40mm）切除术+多发子宫内膜息肉切除术，术中发现子宫浅纵隔，未处理；患者自诉既往染色体检查发现染色体倒置。

月经及婚育史：患者平素月经规律，13岁月经初潮，月经经期6~7天，周期28~30天。未避孕，$G_1P_0^{+1}$，2次ART助孕失败：2013年7月于中信湘雅生殖与遗传专科医院采用短方案，取卵13枚，受精3枚，余受精失败，移植2枚新鲜胚胎，剩余1枚胚胎冷冻，结局为生化妊娠。2013年12月于中信湘雅生殖与遗传专科医院采用超长方案取卵12枚，受精1枚，余受精失败，分别移植新鲜胚胎1枚、冷冻胚胎1枚，结局：均未着床。

辅助检查：女方2013年9月17日阴道彩超示子宫大小49mm×35mm×49mm，宫内探及2个大小约9.8mm和9.0mm稍弱回声团，宫腔内探及深约5.3mm纵隔，左卵巢大小约37mm×24mm×30mm，可探及9个卵泡，右卵巢大小37mm×20mm×30mm，可探及15个卵泡。男方2013年8月8日精液常规：前向运动精子（a+b级精子）13.2%，综合畸形率 35.305%，酸碱度 7.2；冻精培养 2 次出现大肠杆菌。

中医诊断：不孕症。

中医证型：肾虚血瘀证。

西医诊断：①原发性不孕；②宫腔镜术后（阴道纵隔切除术 + 子宫内膜息肉切除术）；③盆腔炎（子宫内膜炎）；④男方弱精子症；⑤染色体倒置；⑥ ART 助孕前。

不孕及 ART 失败原因分析：①子宫环境不良（多发性子宫内膜息肉、子宫浅纵隔）；②自身染色体异常（染色体倒置）；③卵子质量欠佳（上两次超促排卵分别获得 12、13 枚卵子，分别获得 1、3 枚受精卵，受精率低且异常受精）；④配偶精液异常（弱精子症）。

妊娠率初步评估：自孕率 <10%，试管孕率 30%~35%。

诊疗核心：①改善着床环境；②改善卵巢功能（提高卵子数量与质量）。

诊疗思路：①避孕治疗 3 个月、试孕 3~6 个月，不孕 / 试孕 / 调理期间如怀孕排除异位妊娠后保胎，如未孕建议 ART；②月经期改善着床环境、月经后调整卵巢功能，如左 / 右侧卵巢有优势卵泡严格避孕；③适时接受 IVF-ET；④兼顾配偶治疗，建议配偶专科治疗。

医嘱：①忌食发物，BBT 监测；②先予自拟助卵汤加减 14 剂以益肾健脾，助泡养膜；③辅以暖巢煲 2 个暖巢填精，护卵养泡。

二诊：2014 年 2 月 8 日。月经未潮，LMP：2014 年 1 月 7 日。月经周期第 32 天，卵泡生长速度慢，纳可，二便正常。预选择拮抗剂方案于 4 月进周。

医嘱：①忌食发物；②内炎方加减 6 剂配合鸡血藤膏 1 剂调经及治疗痼疾；③自拟助卵汤加减 14 剂（月经第 7 天起始服）继续调服，并辅以养泡煲 3 个促进卵泡生长。

三诊：2014 年 3 月 14 日。月经未潮，LMP：2014 年 2 月 13 日。经量可，色鲜红，余无特殊，月经周期第 30 天，白带可，纳、寐可，二便调。未避孕，欲进试管周期。

医嘱：①忌食发物，测体温；②守自拟助卵汤加减14剂，暖巢煲3个。

四诊：2014年4月22日。LMP：2014年4月15日。今为月经第8天，现量少，色暗红，无血块，无痛经，纳眠可，二便调。上月测得BBT监测双相，拟下个月经周期拮抗剂方案进周。

医嘱：①忌食发物，自拟守助卵汤加减14剂；②配以暖巢煲2个调养卵巢。

五诊：2014年6月12日。LMP：2014年5月14日。患者诉已进周，辅助检查：2014年4月25日复查B超示子宫大小50mm×37mm×49mm，宫内探及两个大小约9.1mm及6.4mm稍弱回声团，宫内探及深度约6.4mm纵隔，左卵巢大小约33mm×17mm×26mm，可探及9个卵泡，右侧卵巢大小37mm×26mm×30mm，可探及9个卵泡，最大约19mm×15mm。

医嘱：①促排卵期予以促排方加减8剂（促排的第1天始服）；②促排煲2个以募集更多优质卵泡，同时防卵泡过多而致卵巢过度刺激综合征。

六诊：2014年6月25日。中信湘雅生殖与遗传专科医院采取拮抗剂方案取卵15个，正常受精3个，余受精失败，移植新鲜胚胎2枚，余1枚受精卵冷冻。

医嘱：①移植后期予以着床方加减12剂；②着床煲2个以加速取卵后子宫内膜的长养，冀与移植的胚胎发育同步，增强子宫内膜容受性，促进胚胎着床和生长。

七诊：2014年8月7日。已测尿hCG阳性，考虑已着床。

医嘱：①予以安胎方加减10剂；②自制安胎煲8个健脾补肾，养血安胎。

按：该患者不孕多年，肾主生殖，胞胎系于肾，两精不健（女方染色体倒置，男方精液异常）、结胎不实（异常受精）、胚胎陨堕；加之脾为后天之本，五行属土，孕育万物，脾虚生湿，湿性重浊，阻滞胞宫，湿瘀互结，日久渐成癥瘕（多发性子宫内膜息肉），孕后脾土不健，亦会导致堕胎。不孕患者，多次辅助生殖技术失败，身负家庭及社会压力，肝气不舒，心神不宁。而心藏神，为人体生命活动的中心，《饮膳正要·序》有云："心为身之主宰，万事之根本"；《灵枢·邪客》亦有云："心者，五脏六腑之大主也，精神之所舍也"。

尤昭玲教授进入施术周期前的调治中以防治原发疾病为主，以补肾健脾、暖巢增液，以助卵巢功能、提高卵子质量、防治内膜炎症。进 IVF 周期后，卵泡募集期，通过调和阴阳的方法，助卵长养，协同 Gn 募集多个卵泡，并使卵泡生长同步化有利于获取较多的高质量卵细胞用于体外受精，治疗重在肾、脾，兼肝、心。取卵期，通过中医药益肾助卵，温阳通络的作用，协同绒毛膜促性腺激素（hCG）促进优势卵泡发育，以利于顺利取卵；移植后运用益气纳胎、补肾固胎、宁心安胎、调肝养胎的治疗方法促进子宫内膜长养与种植，同时每次均配合食疗，充分体现了 IVF-ET 中医药辅助治疗中的三期三法终获妊娠。

助孕医案 18

病情概要：31 岁邱女士，因双侧输卵管梗阻、积液及双侧输卵结扎，子宫肌瘤，卵巢囊肿，2 次辅助生殖技术（ART）失败，拟第 3 次行试管婴儿技术，欲中药辅治。既往因"双侧输卵管梗阻积水"行腹腔镜下"双侧输卵管结扎术"。胚胎移植前 B 超发现子宫肌瘤（11mm × 10mm），左卵巢囊肿（47mm × 19mm），右卵巢囊肿（32mm × 9mm），未做处理。自诉封闭抗体阳性、配偶精液常规正常。诊断为：①继发性不孕（免疫性）；②腹腔镜术后（双侧输卵管结扎）；③盆腔炎（子宫内膜炎）；④子宫肌瘤；⑤双侧卵巢囊肿；⑥ ART 助孕前。经中医辅助生殖技术路径及方案辨病辨证论治，药食共调，结合 ART 助孕，胚胎移植后成功着床。

邱某，女，31岁，$G_3P_0^{+3}$（再婚）。初诊：2012年10月7日。

主诉：未避孕未孕3年，因左侧输卵管积水行腹腔镜下双侧输卵管结扎术后10月余，2次不良妊娠史，2次IVF失败，末次试管失败后1月余，拟再行ART。

现病史：患者再婚后同一性伴侣，有正常性生活，未避孕未孕3年，1个多月前患者末次试管失败（移植2枚冷冻胚胎未着床），拟再次行ART助孕，LMP：2012年9月17日。7天净，量色正常，夹小血块，伴下腹坠胀疼痛、腰骶部酸痛，疲倦无力，余未见异常。白带正常，外阴正常，纳眠可，二便调，鱼际轻度青紫，五轮中度瘀斑，舌暗红，苔薄白，脉弦。

既往史：2010年行宫腔镜下双侧输卵管复通术；2011年因双侧输卵管积水行腹腔镜下双侧输卵管结扎术，患者自诉既往发现封闭抗体阳性，乳腺增生病史。

月经及婚育史：患者平素月经规律，13岁月经初潮，月经经期6~7天，周期30天。未避孕，$G_3P_0^{+3}$，人工流产1次，自然流产1次，生化妊娠1次，2次ART助孕失败：2012年3月第一次于中信湘雅生殖与遗传专科医院采用短效长方案，取卵5枚，受精3枚，余受精失败，移植2枚新鲜胚胎，结局为生化妊娠，无冻胚。2012年8月于中信湘雅生殖与遗传专科医院采用短效长方案取卵5枚，受精4枚，余受精失败，移植2枚新鲜胚胎，结局均未着床，剩余2枚冷冻胚胎。

辅助检查：女方2012年8月21日基础性激素示FSH 4.74mIU/ml，LH 1.43mIU/ml，E_2 5pmol/ml，T 0.13nmol/ml，PRL 21.02μg/ml，P 0.4nmol/ml。2012年8月6日阴道彩超示：子宫大小49mm×40mm×47mm，内膜厚度9.5mm，Ⅲ级，宫内探及一大小约11mm×10mm稍弱回声团，左卵巢大小约28mm×20mm×23mm，可探及一约49mm×19mm的囊性占位，可探及一最大约17mm×16mm的卵泡，右卵巢大小27mm×19mm×22mm，可探及一约32mm×9mm的囊性占位，可探及一最大约15mm×14mm的卵泡。

中医诊断：不孕症。

中医证型：肾虚肝郁血瘀证。

西医诊断：①继发性不孕（免疫性）；②腹腔镜术后（双侧输卵管结扎）；③盆腔炎（子宫内膜炎）；④子宫肌瘤；⑤双侧卵巢囊肿；⑥ ART 助孕前。

不孕及 ART 失败原因分析：①子宫环境不良（子宫内膜炎、子宫肌瘤）；②卵巢储备功能减退（盆腔手术史、基础性激素异常）；③卵巢低反应（既往两次超促排卵获卵<5 枚，且受精率低下）；④免疫性因素（封闭抗体阳性）；⑤输卵管因素（双侧积水＋双侧结扎）；⑥盆腔内环境差（手术史、粘连、积水）。

妊娠率初步评估：自孕率 0%，试管孕率 25%~30%。

诊疗核心：①改善着床环境，改善盆腔及宫内环境；②改善卵巢功能（增加卵巢反应性，提高卵子数量与质量）；③改善相关免疫功能。

诊疗思路：①患者双侧输卵管结扎，自孕率低，建议中药调理后行 ART 助孕；②月经期改善着床环境；③月经后调整卵巢功能，适时 IVF-ET；④改善免疫功能。

医嘱：①忌食发物、测体温；②自拟助卵汤加减 14 剂（未孕服）补肾健脾，暖巢养膜，宣散脉络，内炎方加减 6 剂（经潮后服用）配合金凤丸 2 剂调经治疗痼疾。

二诊：2012 年 11 月 4 日。LMP：2012 年 10 月 20 日。6 天净，经量色质可，有较多大血块，白带可，纳眠可，二便调。

辅助检查：血清性激素检查示 T 0.25nmol/ml，PRL 16.57μg/ml；血清促甲状腺激素示 TSH 2.41μIU/ml。肿瘤标志物：糖类抗原 125 5.61U/ml。

医嘱：①忌发物，测体温；②内炎方加减 21 剂继续调经及治疗痼疾；③暖巢煲 2 个暖巢养膜。

三诊：2012 年 11 月 25 日。LMP：2012 年 11 月 16 日。6 天净，经量可，色暗红，有血块，无痛经，腰酸胀，白带可，纳眠可，二便调，未避孕。

医嘱：①忌食发物，测体温；②守自拟助卵汤加减 14 剂，暖巢煲 2 个，下次月经经潮后内膜炎方加减6剂。

四诊：2012年12月23日。LMP：2012年12月15日。6天净，经量可，色鲜红，夹血块，痛经服药好转，腰酸腹胀，白带可，纳眠可，二便调，未避孕。双侧输卵管已结扎。

医嘱：①忌食发物，测体温；②内炎方加减21剂配以暖巢煲3个调养卵巢。

五诊：2013年1月20日。LMP：2013年1月8日。5天净，月经提前1周左右，量色质同前，病情分析为黄体期短。

医嘱：①忌食发物，测体温；②自拟助卵汤加减21剂配以暖巢煲3个调养卵巢，益母草膏2剂。

六诊：2013年2月17日。LMP：2013年2月7日。6天净，量色可，少量血块，月经第1天腰酸痛，余无不适，预计3月份进周。

医嘱：①忌食发物，测体温，复查阴道彩超；②予自拟助卵汤14剂益肾健脾，助泡养膜，辅以暖巢煲2个暖巢填精，护卵养泡。

七诊：2013年3月2日。LMP：2013年2月7日。6天净，量色可，少量血块，月经第一天腰酸痛，余无不适，预计本月移植，现自觉两侧小腹隐痛。2013年2月18日复查彩超示子宫大小53mm×39mm×48mm，内膜厚度6.4mm，C级，宫内探及两个大小约11mm×10mm、7mm×5mm稍强回声团，左卵巢大小约35mm×25mm×31mm，可探及两大小约42mm×21mm、26mm×25mm的囊性占位，卵泡未探及，右卵巢大小31mm×20mm×27mm，可探及一约22mm×9mm的囊性占位，可探及一最大约15mm×14mm的卵泡。

医嘱：①内膜薄方加减10剂养膜，促进内膜增长；②内膜炎方加减6剂；③暖巢煲1个暖巢养泡。

八诊：2013年3月24日。LMP：2013年3月10日。6天净，月经量色可，腹痛，夹小血块，白带可，纳寐可，二便调。预计26日行胚胎冷冻及复苏移植（FET）。2013年3月21日复查彩超示子宫大小53mm×43mm×49mm，内膜厚度9.9mm欠均匀，子宫体部靠后壁探及两个大小约11mm×10mm、5mm×4mm稍强回声团，左卵巢大小约30mm×21mm×27mm，可探及两大小约40mm×22mm、26mm×25mm的囊性占位，探及一大小约19mm×17mm卵泡，右卵巢大小30mm×22mm×28mm，可探及一约15mm×6mm的囊性占位，未探及卵泡。

医嘱：①予以着床方加减12剂（移植后连续服用12日）；②着床煲2个以促进胚胎着床和生长。

九诊：2013年4月9日。移植后14天，测血hCG阴性未着床，移植失败，分析未着床原因：子宫环境不良（内膜炎、肌瘤）。

医嘱：①忌食发物；②肌瘤方加减14剂活血化瘀消癥以改善着床环境。

十诊：2017年3月28日。此前患者2年多未再复诊，今日复于门诊调理。

邱某，女，已婚，36岁，$G_3P_0^{+3}$，LMP：2017年3月5日。患者诉2014年8月10日行腔镜下左输卵管修复术＋左卵巢囊肿部分切除术后，术后发现左侧输卵管积水。2017年3月18日中信湘雅生殖与遗传专科医院四维彩超示：子宫大小60mm×54mm×57mm，宫内探及两个大小约33mm×27mm、26mm×23mm稍强回声团，左卵巢大小约26mm×29mm×24mm，可探及一大小约25mm×7mm的囊性占位，右卵巢大小37mm×26mm×30mm，可探及两个约24mm×19mm、25mm×6mm的囊性占位。左侧乳房前后各探及约41mm×16mm和39mm×16mm结节。

医嘱：①建议患者中药调理后再次促排取卵；②予以自拟助卵汤加减21剂配合养巢糕1盒以益肾健脾，助泡养膜（腹腔镜术后损伤卵巢功能，导致卵巢反应低下）；③补血消癥中成药（慈航片）1瓶，养泡煲2个。

十一诊：2017年5月16日。LMP：2017年4月27日。预计8月26日拮抗剂方案进周。

医嘱:①养巢糕1个配合养泡煲3个填精增液,助卵养泡;②在促排卵期予以促排方加减8剂合促排煲2个益肾助卵,温阳通络,以帮助卵泡尽快成熟。

十二诊:2017年8月25日。2018年8月16日查血清性激素示FSH 11.14mIU/ml,LH 5.2mIU/ml,E_2 28.84pmol/ml,T 0.21nmol/ml,PRL 27.91μg/ml,P 0.49nmol/ml。

医嘱:①现患者卵巢功能减退,建议患者储备卵泡,再次行结扎术;②患者近几年子宫肌瘤有增大趋势,建议患者降调3针,缩小子宫肌瘤;③目前患者自孕率低,建议调理后冻胚复苏移植;④中药予以内膜炎方加减配合养膜糕1个调养内膜,改善子宫内环境,以利于胚胎着床。

十三诊:2017年9月26日。2017年8月26日患者再次于中信湘雅生殖与遗传专科医院拮抗剂方案取卵1枚,受精1枚,未移植,冷冻1枚。

医嘱:①予养巢糕1个,养泡煲3个;②促排方加减8剂,养胎方12剂,着床煲2个调理。

十四诊:2017年11月7日。LMP:2017年10月29日。于10月30日注射降调针第一针,拟11月27日注射降调针第二针,预计选用降调加人工周期方案。

医嘱:①予降调煲3个养心安神,护卵养泡;②内膜炎方加减21剂调痼疾病,和血调气。

十五诊:2018年1月12日。患者于2018年1月3日移植2枚冷冻胚胎,今日患者丈夫代诉,已着床,阴道少许出血。

医嘱:①予养胎方10剂配合安胎煲2个健脾补肾,养血安胎;②禁止双手上举,弯腰搬运。

按:在多年的临床实践中,有很多不孕患者进行ART,但因胚胎未着床以失败而告终。治病求因,分析失败可能的原因,针对失败原因,综合评价卵泡、卵巢、子宫内膜、输卵管功能状态,构思个体化的辅治调理。而此患者两次ART失败，分析原因：①肾虚为根本病机，肾藏精，主生殖，胞络系于肾，该患者后天房劳多产，损伤肾气，从而影响卵巢功能(卵巢功能不全)而致不孕；②肝心脾为重要因素，脾主运化及统摄，脾的功能失调可影响冲任胞宫的功能及水湿气运化，妇人忧思过度损伤脾胃，气血生化不足，冲任血虚故致月经量少、后期，脾虚又致水湿运化失司，瘀阻水湿停聚于胞宫络脉(盆腹腔积液，双输卵管积水)，致胞络不通，精卵不能相合而致不孕；③瘀为核心，患者多次盆腔操作史，多次卵巢手术史，术后胞脉、胞络受损，损伤必有瘀血阻滞，瘀久化热，瘀热互结，闭阻胞宫(盆腔粘连，内膜炎)，或瘀积日久成癥(子宫肌瘤)而致不孕。

尤昭玲教授针对此患者从心、脾、肾三脏入手论治，采用三期三法治疗方案。降调期低激素状态，卵泡发育处于相对静止，此期诊断治疗以调肝健脾、清心安神，调和阴阳，抚卵静养。促排卵期运用大量外源性促性腺激素使处于原始卵泡阶段的卵细胞同时发育，以便取得更多、更均衡的优质卵泡，此期诊断治疗以益肾助卵，温阳通络，促进优质卵泡生长同步化、快速发育和长养，以利于顺利取卵。移植后期是关系孕育成功的关键，是人工辅助生殖技术成功的瓶颈，受多种因素的制约。其中，在新鲜周期，由于受大量促性腺激素的刺激，加之取卵过程颗粒细胞的丢失，黄体功能不足，子宫内膜容受性受到影响，很难与自然周期的着床环境一致，无疑会影响胚胎着床，此期诊断治疗以通过健脾滋肾，聚精助膜，益气摄胎，加速取卵后子宫内膜的长养，尽可能与ET胚胎发育同步，增强子宫内膜黏附能力，促进胚胎种植和生长，使患者最终获得理想妊娠。

助孕医案 19

医案概要：32岁钟女士，未避孕未孕7年，因2次IVF-ET失败后，拟再行ART助孕，中医药辅治。患者既往行腹腔镜下“右侧卵巢巧克力囊肿切除术＋双侧输卵管结扎术(右侧输卵管积水)＋盆腔粘连松解术＋宫腔镜检查术＋子宫内膜活检术”，术中发现子宫后壁多发肌瘤，术后病检示右侧卵巢巧克力囊肿。既往患甲状腺功能亢进症（甲状腺双侧叶结节，口服中成药治疗，现已治愈），风疹病毒抗体（RV-IgM）、巨细胞病毒 IgM 抗体阳性（具体治疗不详），自诉遗传学检查及男方精液常规检查：弱精、畸精。诊断为：①原发性不孕；②多发子宫肌瘤；③宫腹腔镜联合术后；④男方弱畸精子症；⑤ IVF-ET 失败后；⑥ ART 助孕前。经中医辅助生殖技术路径及方案辨病辨证论治，药食共调，结合 ART 助孕，胚胎移植后成功着床并成功妊娠，活产 1 男孩。

钟某，女，32 岁，已婚，G_0P_0。初诊：2015 年 11 月 2 日。

主诉：未避孕未孕 7 年，宫腹腔镜联合术后 6 月余，2 次 IVF-ET 失败，末次失败后 1 月，拟再行 ART。

现病史：患者同一性伴侣，有正常性生活，未避孕未孕 7 年，宫腹腔镜联合术后 6 个多月，2 次 IVF-ET 失败，末次失败（未着床）后 1 月，拟再次行 ART 助孕，LMP：2015 年 10 月 19 日。量中，色暗红，夹块，经行腹胀痛，乳房胀痛伴腰骶酸痛，今为月经周期第 15 天，白带正常，外阴轻度瘙痒，饮食正常，睡眠欠佳，二便正常。

月经及婚育史：患者平素月经规律，13 岁月经初潮，月经经期 8~9 天，月经周期 26 天，G_0P_0，已避孕，LMP：2015 年 10 月 19 日。量中，色暗红，夹块，经行腹胀痛。

既往史：患脂肪肝 5 年，乳腺增生 2 年。2015 年 4 月 29 日在全身麻醉下行腹腔镜右侧卵巢巧克力囊肿剥除术＋双侧输卵管结扎（右侧输卵管积水）＋盆腔粘连松解术＋宫腔镜检查术＋子宫内膜活检术，术中见：①双侧附件与子宫后壁、大网膜可见多处粘连带，子宫下段后壁与直肠前壁致密粘连；②右侧卵巢稍大，可见一 15mm×15mm 大小囊性包块，外观暗褐色；③右侧输卵管增大约 3mm×2mm×2mm，扭曲，伞端闭锁。术后病检示右侧卵巢巧克力囊肿。2015 年 6 月 28 日于中信湘雅生殖与遗传专科医院采用超长方案，取卵 4 枚，受精 2 枚，移植 2 枚新鲜胚胎，结局示未着床。2015 年 9 月 30 日于中信湘雅生殖与遗传专科医院采用拮抗剂方案，取卵 8 枚，受精 4 枚，移植 2 枚新鲜胚胎，余 2 枚养囊，结局示未着床。

辅助检查：女方于 2015 年 6 月 4 日 TCT 示中度炎症。2015 年 6 月 4 日 AMH 0.965ng/ml。2015 年 9 月 28 日血清性激素示 FSH 17.45mIU/ml，LH 0.52mIU/ml，E_2 233.5pg/ml，P 0.42ng/ml，T 0.22ng/ml，PRL 51.51ng/ml。2015 年 4 月 1 日阴道彩超示子宫大小约为 48mm×36mm×44mm，宫内膜 7.2mm，Ⅲ - 欠清，子宫体后壁探及多个弱回声区，最大约为 17mm×11mm、18mm×14mm、7mm×5mm，左卵巢大小约 31mm×22mm×28mm，内可见 3 个卵泡，位置稍困难，右卵巢大小约为 33mm×20mm×27mm，内可见 4 个卵泡，位置可，最大约为 17mm×6mm，另发现一大小约 15mm×12mm 的液性暗区，有包膜，暗区内可见絮状回声。既往白带常规、HPV、阴道镜、肿瘤标志物、甲状腺功能、凝血功能均未见异常。男方于 2015 年 4 月 10 日精液常规示精子顶体酶活性：40.40。2015 年 6 月 8 日精液常规示前向运动 35.8%，非前向运动 10.1%，精子活力 45.9%，正常率 4.6%，精液量 4.1ml，精浆锌定量 17.31mmol/L。

中医诊断：①不孕症；②癥瘕。

中医证型：肾虚血瘀证。

西医诊断：①原发性不孕；②多发性子宫肌瘤；③宫腹腔镜联合术后；④男方弱畸精子症；⑤ IVF-ET 失败后；⑥ ART 助孕前。

不孕及 ART 失败原因分析：①卵巢功能不全（卵巢巧克力囊肿切除术后）；②卵巢储备功能减退（AMH 低、FSH/LH 比例过高）；③输卵管功能障碍（双侧积水 + 双侧结扎）；④宫腔内着床环境差（多发性子宫肌瘤）；⑤盆腔内环境不良（宫腹腔镜术联合后，盆腔粘连松解术后）；⑥配偶功能不良（弱畸精子症）；⑦卵子质量欠佳（既往 ART 取卵数少，受精率低，均未着床）。

妊娠率初步评估：试孕率为 15%~20%。

诊疗核心：①改善卵巢功能；②改善着床环境；③改善相关内分泌

功能。

诊疗思路：①避孕治疗3个月，避孕调理期间如怀孕排除异位妊娠保胎，如未孕建议ART；②月经期改善着床环境、月经后调整卵巢功能，如左/右侧卵巢有优势卵泡严格避孕，适时行IVF/FET/人工授精；③改善相关内分泌功能；④建议配偶专科治疗。

医嘱：①患者就诊时为排卵期，故忌食发物、BBT监测，严格避孕；②自拟助卵汤加减自月经第7天起，连服14剂以益肾健脾，助泡养膜，辅以养泡煲2个养护卵泡及养巢糕1盒滋养卵巢。

二诊：2015年12月3日。LMP：2015年11月13日。量中，色暗红，夹块，经行腹胀痛，经净后确定无性生活，今为月经周期第21天。饮食正常，睡眠欠佳，二便正常。

辅助检查：女方于2015年11月30日甲状腺功能示FT_3 3.15pg/ml，FT_4 1.14ng/dl。2015年11月30日阴道彩超示子宫大小约为45mm×32mm×42mm，宫颈处探及一大小约为11.3mm稍强回声团，不清晰，子宫底部探及多个稍弱回声团，最大约为6mm×4mm、18mm×16mm（外凸）、12mm×7mm、7mm×6mm、13mm×13mm（外凸），左卵巢大小约为27mm×24mm×26mm，可见8个卵泡，最大约为14mm×11mm，右卵巢大小约为27mm×18mm×24mm，可见6个卵泡。

医嘱：①严格避孕，BBT监测；②内膜炎方加减14剂调经及治疗瘤疾，辅以暖巢煲2个暖巢填精，护卵养泡。

三诊：2015年12月18日。LMP：2015年12月14日。今为月经周期第5天，量中，色暗红，夹少量血块，经行腹胀痛，经前稍乳胀，饮食正常，睡眠欠佳，二便正常。

医嘱：继续予暖巢煲2个暖巢填精，护卵养泡。

四诊：2016年1月3日。LMP：2015年12月14日。淋漓不尽16天，量中偏少，色红，夹少量血块，经行第1~3天下腹隐痛，可忍受，感冒咳嗽伴咽痛4天。

医嘱：①患者月经期间感受风寒，忌发物，注意休息；②外感愈合予内膜炎方加减14剂调经及治疗痼疾。

五诊：2016年3月28日。LMP：2016年1月10日。量中，色暗红，夹少量血块，经行腹胀痛，经前稍乳胀，现月经停闭2个多月，白带量中，质稠，浅绿色，外阴无瘙痒。睡眠欠佳，多梦易醒，口干，情绪可，大便成形，小便黄。

医嘱：① BBT监测、忌食发物；②自拟助卵汤加减连服14剂以益肾健脾，暖巢增液，宣散脉络，助泡养膜，辅以养巢糕1个滋养卵巢。

六诊：2016年4月14日。LMP：2016年1月10日。量中，色暗红，夹少块，经行腹胀痛，经前稍乳胀，月经至今未潮，现月经停闭3个多月，白带量多，拉丝样，无异味，偶有外阴瘙痒，睡眠浅，多梦易醒，纳可，二便调。

辅助检查：女方于2016年4月13日甲状腺功能示FT_3 5.19pg/ml，FT_4 15.87ng/dl，TRAb 0.89IU/L。

医嘱：①测体温、忌食发物；②继续予自拟助卵汤加减连服14剂以益肾健脾、暖巢增液，宣散脉络，助泡养膜，辅以养巢糕1个滋养卵巢。

七诊：2016年4月28日。LMP：2016年4月26日。量中，色暗红，夹少量血块，经行腹胀痛，睡眠浅，多梦易醒，纳可，二便调，今为月经周期第3天，腰骶部酸胀疼痛。

医嘱：①内炎方加减3剂调经及治疗痼疾；②自拟助卵汤加减自月经第7天，连服14剂起以益肾健脾，助泡养膜，辅以暖巢煲1个暖巢填精，护卵养泡。

八诊：2016年5月29日。LMP：2016年5月22日。量中，色暗红，夹少量血块，经行腹胀痛，经前稍乳胀，今为月经周期第8天。

辅助检查：女方于2016年5月11日甲状腺功能示FT_3 5.17pg/ml，FT_4 16.21ng/dl，TRAb 1.12IU/L。2016年5月12日阴道彩超示子宫大小约为45mm×32mm×42mm，宫内膜厚约9mm，宫底部发现多个稍弱回声团，最大约为20mm×16mm。

医嘱：①自拟助卵汤加减连服14剂起以益肾健脾，助泡养膜；②辅以养膜糕1个滋养内膜，改善着床环境。

九诊：2016年6月12日。LMP：2016年5月22日。月经淋漓不尽15天，量中，色暗红，夹少量血块，经行腹胀痛，经前稍乳胀，今为月经周期第22天。1周前外感风寒，咳嗽，发热，最高温度为38.2℃，已静脉滴注美洛西林，目前口服罗红霉素、右美沙芬、岩白菜素片。精神疲倦，眠差，多梦，纳少，二便可。

辅助检查：2016年6月3日阴道彩超示子宫大小约为48mm×35mm×45mm，宫内膜厚约9.3mm，Ⅲ-2，子宫体前后壁见多个稍弱回声团，最大约为19mm×7mm、15mm×10mm、19mm×16mm，较小约为7mm×6mm、7mm×7mm，左卵巢大小约为33mm×22mm×28mm，内可见5个卵泡，最大约为17mm×14mm，位置可，右卵巢大小约为29mm×18mm×25mm，内可见5个卵泡，位置可。

医嘱：①测体温、忌食发物；②养胎方加减12剂补肾健脾，益气养血；③辅以着床煲2个加速子宫内膜的长养，提高子宫内膜容受性，为促进胚胎着床和生长做好准备；④暖巢煲3个暖巢填精，护卵养泡。

十诊：2016年8月28日。LMP：2016年7月15日。月经淋漓不尽14天，量中偏少，色红，夹少许血块，偶有乳胀，纳眠可，二便调。2016年8月于中信湘雅生殖与遗传专科医院行FET方案，因甲状腺功能亢进症（甲亢）复发取消进周。建议甲亢治愈后行人工周期，医嘱同前。2016年9月7日于中信湘雅生殖与遗传专科医院行人工周期，移植2枚冻胚，结局示已着床。

十一诊：2016年9月19日。LMP：2016年9月7日。移植，已检测尿妊娠试验阳性，今为移植后13天。

辅助检查：2016年9月16日（胚胎移植后第10天）早孕检查示hCG 87.76IU/L，P 19.41nmol/L，E_2 159pg/ml。2016年9月18日（胚胎移植后第12天）早孕检查示hCG 248.8IU/L，P 64.86nmol/L，E_2 187.5pg/ml。

医嘱: ①安胎方加减10剂益气养血安胎;②辅以安胎煲2个补肾健脾安胎。

十二诊: 2016年9月29日。今为移植后第23天,其丈夫代诉现无不适,纳眠可,二便调。

辅助检查: 2016年9月20日(胚胎移植后第14天)早孕检查示hCG 559.6IU/L,P 166.6nmol/L,E_2 195.6pg/ml。2016年9月23日(胚胎移植后第17天)早孕检查:hCG 2 507IU/L,P 88.79nmol/L,E_2 359.4pg/ml。2016年9月24日(胚胎移植后第18天)早孕检查:hCG 5 212IU/L,P 27.94nmol/L,E_2 125.9pg/ml,TSH 2.05mU/L。2016年9月26日(胚胎移植后第20天)早孕检查:hCG 10 005IU/L,P 53.12nmol/L,E_2 148.2pg/ml。2016年9月28日(胚胎移植后第22天)早孕检查:hCG 16 427IU/L,P 43.14nmol/L,E_2 498pg/ml。

医嘱: ①安胎方加减10剂调理冲任,滋肾育胎;②安胎煲3个补肾健脾安胎。

十三诊: 2016年10月13日。今为移植后第37天,其丈夫代诉每日补充黄体酮、注射肝素,诉心悸不安,心跳沉重,眠浅易醒,多梦,肝功能异常,大便干,2~3日1次,小便不通畅。辅助检查:2016年10月12日腹部彩超示子宫大小约为65mm×53mm×63mm,子宫前壁探及多个弱回声团,最大约为11mm×9mm,后壁探及一大小约为16mm×8mm弱回声团,宫腔内探及一大小约31mm×20mm×43mm孕囊,可见胎芽11.3mm,其内有血流信号,胎盘低置。2016年9月30日(胚胎移植后第24天)早孕检查:hCG 21 304IU/L,P 52.06nmol/L,E_2 844.8pg/ml。2016年10月12日(胚胎移植后第36天)早孕检查:hCG 89 697IU/L,P 45.14nmol/L,E_2 752.4pg/ml。

医嘱: ①安胎方加减10剂调理冲任,滋肾育胎;②辅以安胎煲3个益气养血安胎。

十四诊: 2016年10月31日。今为胚胎移植后第55天,其丈夫代诉现服雌二醇片/雌二醇地屈孕酮片、戊酸雌二醇片、地屈孕酮、甲泼尼龙。每日补充黄体酮、注射肝素。诉容易出汗,手掌、脚底发热,睡醒后心跳加速，腹泻，夜尿频。

辅助检查：2016 年 10 月 31 日腹部彩超示子宫如孕 9 周大小，宫腔内探及一孕囊大小约为 63mm×45mm，胎儿头臀长约 35mm，可见胎心搏动。同型半胱氨酸偏高、抗核抗体弱阳性、促甲状腺素（TSH）偏低。早期唐氏筛查示低风险。

医嘱：安胎煲 4 个以益气健脾，固冲安胎。

十五诊：2018 年 3 月 19 日。诉 2017 年 5 月 13 日患者剖宫产 1 健康男孩。LMP：2018 年 3 月 17 日。满月后来月经，量色正常，全身浮肿，已断奶 3 个月，白带多，经期外阴瘙痒，确定已避孕。

医嘱：①测体温、忌食发物；②内膜炎方加减 14 剂调经及治疗痼疾；③辅以暖巢煲 2 个暖巢填精，护卵养泡；④克林霉唑栓剂外用消炎止痒。

按：患者多年未孕，2 次 IVF-ET 失败，多发子宫肌瘤、输卵管积水结扎、巧克力囊肿切除术后，血清性激素检测提示卵巢功能减退、卵子质量欠佳。卵子属生殖之精，其发育、成熟取决于肾精的充盛。肾精亏虚、天癸乏源，则卵子无法发育成熟；加之男方精液常规提示弱精、畸精，两精难以相合，冲任胞宫失养则不能摄纳胞胎，故而不孕。患者病久不孕，肝气郁结，疏泄失常，冲任胞宫阻滞，气滞血瘀；肝郁克伐脾土，脾虚运化失职，痰浊内生，痰瘀互结，日久积聚成癥，导致多发性子宫肌瘤、卵巢巧克力囊肿和输卵管积水等，更加重不孕。因此本病治疗方案重点为补肾健脾、理气除湿、化瘀消癥以助孕。

在进周前，调治以防治原发疾病为主，补肾健脾、暖巢增液、行气活血化瘀，以助修复卵巢功能，提高卵子质量，防治内膜炎症；进周后，调和阴阳、益肾健脾、疏肝理气、助泡养膜，有利于获取较多高质量卵细胞；取卵期，益肾健脾、温阳通络以助卵，协同绒毛膜促性腺激素促进优势卵泡发育，以利于顺利取卵；移植期，补肾健脾益气，改善子宫内膜容受性以摄纳胞胎；移植后，补肾健脾、养血安胎，并配合食疗，充分体现了 IVF-ET 中医药辅助治疗的“三期三法”，帮助患者成功妊娠。

助孕医案 20

医案概要：40 岁的陈女士，因剖宫产后未避孕未孕 3 年，1 次 IVF-ET（未着床）失败后，欲再行 ART 助孕，中药辅治。自诉男方精液常规检查正常。既往阴道彩超发现多发子宫肌瘤，双侧输卵管增粗伴混合性包块，诊断为：①继发性不孕；②子宫肌瘤；③ IVF-ET 失败后；④剖宫产瘢痕憩室；⑤ ART 助孕前。经中医辅助生殖技术路径及方案辨病辨证论治，药食共调，结合 ART 助孕，行第三代试管筛选一胚胎养囊，后行人工周期移植 1 枚囊胚，成功着床。

陈某，女，40 岁，已婚，$G_4P_1^{+3}$。初诊：2017 年 1 月 11 日。

主诉：剖宫产后未避孕未孕 3 年，发现子宫肌瘤 2 月余，1 次 IVF-ET 失败后 10 天，欲再行 ART。

现病史：患者同一性伴侣，有正常性生活，剖宫产后未避孕未孕 3 年，1 次 IVF-ET 失败（未着床）后 10 天，拟再次行 ART 助孕。LMP：2016 年 12 月 18 日。量偏多，色红，乳房胀痛，下腹坠胀，腰骶酸痛，余未见异常。今为月经周期第 25 天，白带正常，外阴正常，眠差，多梦，纳可，偶有左侧小腹痛，烦躁易怒，面部长痘，二便调，自诉既往 B 超发现子宫剖宫产瘢痕憩室。

月经及婚育史：患者平素月经规律，13 岁月经初潮，月经经期 5 天，月经周期 26~27 天，LMP：2016 年 12 月 18 日。量偏多，色红，乳房胀痛，下腹坠胀，腰骶酸痛，余未见异常，$G_4P_1^{+3}$，剖宫产 1 女，1 次人工流产，1 次自然流产未清宫，1 次药物流产。

既往史：2017 年 1 月 1 日于中信湘雅生殖与遗传专科医院行微刺激方案，取卵 3 枚，受精 2 枚，移植新鲜胚胎 2 枚，结局示未着床。

辅助检查：女方于 2016 年 5 月 27 日血清性激素测定示 FSH 6.16mIU/ml，LH 6.91mIU/ml，T 385.80ng/ml，PRL 11.73ng/ml。2016 年 10

月15日阴道彩超示子宫大小约为55mm×48mm×52mm,子宫后壁探及一大小约为18mm×17mm稍弱回声,肌壁间探及一大小约为11.2mm稍弱回声,左卵巢探及一大小约18mm×15mm椭圆形液性暗区,周边未见明显血流信号,另探及3个卵泡,约为4~9mm大小,左侧输卵管略增粗,探及一质地不均稍弱回声,大小约为20mm×10mm,右卵巢可见4个卵泡,约为4~9mm大小。自诉既往TORCH、男方精液常规检查正常。

中医诊断:①不孕症;②癥瘕。

中医证型:肾虚血瘀证。

西医诊断:①继发性不孕;②子宫肌瘤;③IVF-ET失败后;④剖宫产瘢痕憩室;⑤ART助孕前。

不孕及ART失败原因分析:①子宫环境欠佳(多发子宫肌瘤);②宫腔内着床环境差(剖宫产瘢痕憩室);③输卵管功能不良(双侧输卵管增粗伴混合性包块)。

诊疗核心:①改善着床环境;②改善卵巢功能(提高卵子数量与质量);③改善相关内分泌功能。

诊疗思路:①避孕治疗3个月,调理期间如怀孕排除异位妊娠后保胎,如未孕建议ART;②月经期改善着床环境、月经后调整卵巢功能。

医嘱:①忌食发物;②自拟助卵汤加减自月经第7天起,连服14剂以益肾健脾,助泡养膜;③辅以养泡煲4个养护卵泡,促进卵泡生长;④内膜炎方加减6剂继续调经及肌瘤专方6剂治疗痼疾。

二诊:2017年2月4日。LMP:2017年1月12日。量偏多,色红,乳房胀痛,下腹坠胀,腰骶酸痛,今为月经周期第24天,确定月经干净后无性生活,纳可,眠浅易醒,二便可,BBT监测单相。

医嘱:①测体温、忌食发物;②自拟助卵汤加减10剂助泡养膜,促泡速长;③配合养泡煲3个养护卵泡,养巢糕1个滋养卵巢。

三诊:2017年2月10日。LMP:2017年1月12日。量偏多,色红,乳房胀痛,下腹坠胀,腰骶酸痛,今为月经周期第30天,睡眠差,眠浅多梦,稍有口干，纳可，二便调。辅助检查：2017年2月10日阴道彩超示：子宫大小约为50mm×47mm×54mm，宫内膜厚约9.7mm，回声不均匀，子宫后壁探及一大小约为25mm×17mm×22mm稍弱回声。左卵巢大小约为29mm×16mm，右卵巢大小约为22mm×10mm，盆腔探及液性暗区，深约5ml。

医嘱：①忌食发物、测体温；②促排卵期予以自拟助卵汤加减8剂（促排的第1天始服）促进卵泡生长；③配以促排煲2个以防卵泡过多而致卵巢过度刺激综合征以募集更多优质卵泡，辅以养泡煲1个养护卵泡。

2017年8月于中信湘雅生殖与遗传专科医院行第三代试管，取卵3枚，受精3枚，剩余1枚胚胎，结局示养囊1枚。2018年2月20日于中信湘雅生殖与遗传专科医院行人工周期方案移植1枚囊胚，结局示已着床。

四诊：2018年3月30日。LMP：2018年2月28日。今为胚胎移植后第11天，今晨已检测尿妊娠试验阳性。眠欠佳，夜间潮热，无汗，手掌心热。偶有恶心，余无不适。纳可，二便调。

医嘱：①禁止四个动作（勿做双手上举、弯腰搬运等动作，乘车避免紧急刹车，忌房事3月）；②安胎方10剂补肾安胎，辅以安胎煲2个补肾健脾，固冲安胎。

按：《格致余论·受胎论》："男不可为父，得阳道之亏者也；女不可为母，得阴道之塞者也。"肾藏精，肾主生殖，胞胎系于肾，《女科正宗·广嗣总论》："男精壮，女经调，有子之道也。"该患者因多次流产行宫腔操作手术损伤冲任、胞宫，《素问·骨空论》："任脉为病，男子内结七疝，女子带下瘕聚。"肾为先天之本，妇人以血为本，气血之根在于肾，后天伤肾，肾虚则气血瘀滞而为肾虚血瘀，阻滞胞宫，多次阴道彩超发现双侧输卵管功能不良（双侧输卵管增粗伴混合性包块），卵管为两精相和、输精运卵的通道，卵管功能不良严重影响受精，患者多次流产史导致不孕，加上辅助生殖技术失败，承受巨大压力，肝气郁结，气不行则血不行，久病致气血瘀滞，脾为后天之本,为气血生化之源,脾虚生湿,湿性下趋,湿瘀互结,阻滞胞宫,日久渐成癥瘕(多发子宫肌瘤),故宫腔内着床环境差。

尤昭玲教授针对此患者在进入施术周期前的调治中以“消法”控制癥瘕,以补肾健脾、暖巢增液,以助卵巢功能,提高卵子质量,同时中药调治内膜炎症。进 IVF 周期后,卵泡募集期在 COH 时,通过中医滋肾调肝、清心安神,调和阴阳方法,助卵长养,协同 GnRH-a 募集多个卵泡,并使卵泡生长同步化,有利于获取较多的高质量卵细胞用于 IVF。治疗重在肝、肾、心;取卵期通过中医药益肾助卵,温阳通络作用,协同 hCG 促进优势卵泡发育,以利于顺利取卵。同时健脾益气,交通心肾,助膜同步长养。治疗多重视肾、脾、心;移植后期通过中医滋补肾精,助膜长养功效,以加速子宫内膜长养,尽可能与种植胚胎发育同步,以提高胚胎种植率,此期中医从脾、肾、心论治,同时每次均配合食疗,最终成功妊娠,可见 IVF-ET 中医药辅助治疗的疗效显著。

助孕医案 21

医案概要:27 岁阳女士,因 3 次不良妊娠史(1 次自然流产、1 次胚胎停育、1 次右侧输卵管妊娠),1 次辅助生殖技术(ART)失败,现余 2 枚冻胚,拟移植前中药辅助治疗。患者曾行宫腹腔镜下“肠粘连松解术 + 盆腔子宫内膜异位病灶电灼术 + 美蓝通液术 + 双侧卵巢穿刺 + 双侧泡状附件切除术 + 宫腔镜检查 + 左侧输卵管介入治疗术”,后因右输卵管壶腹部妊娠腹腔镜下行“右侧输卵管切除术”,既往多囊卵巢综合征、子宫内膜异位症、乳腺增生等病史。诊断为:①继发不孕;②宫腹腔镜联合术后;③右侧输卵管妊娠切除术后;④多囊卵巢综合征;⑤子宫内膜异位症;⑥ PID;⑦乳腺增生史;⑧ ART 助孕前。经中医辅助生殖技术路径及方案采取辨病辨证结合,临床上遵循月经周期节律,予以药食同调,结合 ART 助孕,胚胎移植后成功着床。

阳某，女，27岁，$G_3P_0^{+3}$。初诊：2013年8月26日。

主诉：初潮后月经周期推后伴月经量少14年，末次异位妊娠腹腔镜下右侧输卵管切除术后未避孕未孕1年，末次试管失败后4月，拟中药调理后再行移植。

现病史：患者诉婚后不良妊娠史3次，末次1年前因右侧输卵管壶腹部妊娠腹腔镜下行右侧输卵管切除术后未避孕未孕1年，4月前试管失败1次，现剩余2枚冷冻胚胎，拟中药调理后移植。既往月经周期推后，LMP：2013年8月14日。今为月经经期第13天，量偏少，色暗红，夹小血块，经行小腹疼痛，伴小腹坠胀，余未见异常。白带正常，外阴未见异常。现纳可，眠差，多梦，无明显口干口苦，二便调。

既往史：患者诉曾于2012年5月16日宫腹腔镜下行肠粘连松解术＋盆腔子宫内膜异位病灶电灼术＋美蓝通液术＋双侧卵巢穿刺＋双侧泡状附件切除术＋宫腔镜检查＋左侧输卵管介入治疗术，术中见左侧输卵管峡部狭窄，与肠管粘连，伞端可见5mm×5mm泡状附件；右输卵管外观形态正常，伞端可见一约5mm×5mm泡状附件；右卵巢与盆壁粘连；双骶韧带可见陈旧及新鲜异位病灶；宫腔镜：右管近端阻塞。2012年9月6日因右输卵管壶腹部妊娠腹腔镜下行右侧输卵管切除术。有乳腺增生史。

月经及婚育史：患者自初潮月经周期推后，13岁初潮，月经经期7天，周期30天~3月余，量偏少，色暗，有少量小血块，经行小腹疼痛，伴小腹坠胀，经前偶有乳房胀痛。未避孕，$G_3P_0^{+3}$，自然流产1次，稽留流产1次，右侧输卵管妊娠1次。1次ART助孕失败，2013年4月于中信湘雅生殖与遗传专科医院采用短方案，取卵10枚，受精4枚，移植2枚胚胎，剩余2枚胚胎冷冻，结局为生化妊娠。

辅助检查：女方于2012年4月7日行阴道彩超示子宫内膜3.7mm，双侧卵巢呈PCO放射状。2013年2月16日行阴道彩超示子宫大小50mm×30mm×52mm，内膜4.9mm，A型，左卵巢大小约17mm×19mm×15mm，可探及3个卵泡，右卵巢大小29mm×28mm×35mm，可探及4个卵泡。2013 年 8 月 8 日行阴道彩超示子宫内膜 8mm。2013 年 2 月 18 日甲状腺功能检查示 TSH 1.53μIU/ml，FT_3 5.54pg/ml，FT_4 15.79ng/dl。2013 年 2 月 18 日基础性激素示 FSH 5.45mIU/ml，LH 4.91mIU/ml，E_2 18.23pg/ml，T 0.428ng/ml，PRL 10.55ng/ml。男方于 2013 年 2 月 18 日精液常规：前向运动精子（a+b 级精子）=70.9%。

中医诊断：①不孕症；②异位妊娠史；③月经后期；④月经过少；⑤乳癖史。

中医证型：肾虚气滞血瘀证。

西医诊断：①继发不孕；②宫腹腔镜术后；③右侧输卵管妊娠切除术后；④多囊卵巢综合征；⑤子宫内膜异位症；⑥ PID；⑦乳腺增生史；⑧ ART 助孕前。

不孕及 ART 失败原因分析：①子宫内环境不良（子宫内膜炎）；②卵巢功能不全（多囊卵巢综合征、腹腔镜下双侧卵巢打孔术后、卵泡长速慢）；③卵巢低反应（POR）（子宫内膜异位症、子宫内膜异位病灶电灼术）；④输卵管条件不良（左侧输卵管峡部狭窄且与肠管粘连；右侧输卵管妊娠切除术后）；⑤盆腔环境差（子宫内膜异位症、盆腔粘连、曾行 2 次宫腹腔镜联合手术史）。

妊娠率初步诊疗评估：自孕率<5%，试管孕率 25%~30%。

诊疗核心：①改善输卵管条件；②改善着床环境。

诊疗思路：①调理期间如怀孕排除异位妊娠后保胎，如未孕建议 ART；②月经期改善着床环境、月经后调整卵巢功能。

医嘱：①嘱患者忌食发物、每日 BBT 监测；②先予自拟助卵汤加减 14 剂以益肾健脾，助泡养膜；③辅以内膜炎方加减 6 剂于经期服用引血归经，和血调气；④配合乌鸡白凤片 5 盒补肾调经。

二诊：2013 年 9 月 24 日。LMP：2013 年 9 月 18 日。6 天净。今为月经周期第 7 天。本次月经量少，色鲜红转褐色，无血块，经行小腹疼痛，伴经前乳房胀痛。白带量色质可。纳可，近期眠欠佳，小便黄，大便正常。

医嘱：①守自拟助卵汤加减14剂，自今日起，连服14天；②并辅以暖巢煲2个以暖巢填精，护卵养泡；③内炎方加减6剂祛湿化瘀、散结消肿、清灵胞脉；④配以外敷包2个，嘱患者非经期外敷于小腹部以温经行气、化瘀止痛，协同治疗输卵管炎性疾病。

三诊：2013年12月10日。LMP：2013年12月3日。6天净，今为月经周期第8天。PMP：2013年9月18日。平日白带量色质可，本月经行前1天白带绿色。近期纳眠可，二便调。上月测得BBT监测双相，诉同房后阴道少量出血，期间严格避孕。

辅助检查：2013年10月16日行阴道彩超示子宫内膜3mm。2013年10月31日行阴道彩超示子宫大小55mm×32mm，内膜5mm，左卵巢大小约44mm×15mm，右卵巢大小39mm×22mm，双侧卵巢呈PCO放射状。2013年12月4日基础性激素示FSH 5.23mIU/ml，LH 4.02mIU/ml，E_2 132.6pg/ml，T 1.78ng/ml，P 2.42ng/ml，PRL 295mIU/ml。

医嘱：①忌食发物、BBT监测；②嘱患者严格避孕；③予内炎方加减21剂，配合金凤丸饭前服用助调经。

四诊：2014年3月25日。LMP：2014年3月22日。今为月经周期第4天，量偏少，色红，夹小血块，经行小腹轻微疼痛，余(–)。纳眠较前改善，二便可。欲本月移植冻胚。

辅助检查：2014年3月23日基础性激素示：FSH 5.53mIU/ml，LH 12.90mIU/ml，E_2 56.93pg/ml，T 0.54ng/ml，P 0.977ng/ml，PRL 13.7ng/ml。2014年3月23日甲状腺功能检查示TSH 2.14μIU/ml，FT3 4.97pg/ml，FT4 16.40ng/dl。

医嘱：①予自拟助卵汤加减10剂，自月经第7天起连续调服；②辅以养膜糊1个促进内膜长养。

五诊：2014年4月10日。今月经未来潮，无明显不适。欲明日移植冻胚。

医嘱：①着床方加减12剂；②辅以着床煲2个，嘱患者移植后第2、7

天各服1煲护卵养膜，以增强子宫内膜容受性，促进胚胎着床和生长。

六诊：2014年4月20日。今为移植后第9天，自诉小腹偶有坠胀，无阴道出血，无腰酸，纳一般，晨起恶心，无呕吐，夜寐差，偶有乳房胀痛，二便可。

医嘱：①安胎方加减7剂；②辅用食疗安胎煲2个以健脾补肾，养血安胎。

七诊：2014年4月29日。移植后第18天，今早见阴道少量咖啡色分泌物，无小腹疼痛，无腰酸腰痛，纳眠一般，小便可，大便干结。

辅助检查：2014年4月23日（移植后第12天）查早孕检查：hCG 965mIU/ml。2014年4月27日（移植后第16天）查早孕检查：hCG 6 036mIU/ml。

医嘱：①予自拟安胎方加减10剂；②配以安胎煲2个补肾健脾，宁心安胎。

八诊：2014年5月11日。胚胎移植后第31天。诉胃口差，余无明显不适。

辅助检查：2014年5月7日（胚胎移植后第26天）早孕检查：血hCG 97 100mIU/ml，P 80.44ng/ml，E_2 5 856pg/ml。2014年5月9日（移植后第28天）行阴道彩超示子宫大小61mm×57mm×61mm，宫内探及约40mm×20mm孕囊回声，可见卵黄囊，有胎心胎芽，内见胎心搏动。

医嘱：自拟安胎方加减14剂，安胎煲3个。

九诊：2018年7月9日。LMP：2018年6月19日。6天净，今为月经周期第21天。经量一般，色暗红，轻微痛经，伴下腹坠胀，伴腰酸，经前乳房胀痛。白带(-)。近期自觉眼睛干涩，偶有胀痛，纳一般，眠差，多梦，小便可，大便溏烂。经净后否认性生活，拟中药调理欲二胎。既往轻微肾结石史，现正服汤石胶囊。

辅助检查：2018年6月28日行阴道彩超示子宫大小55mm×36mm×46mm，内膜4.7mm，左卵巢大小约37mm×12mm×27mm，可探及8

个卵泡，右卵巢大小 33mm×24mm×28mm，呈 PCO 放射状。2018 年 6 月 22 日甲状腺功能检查示：TSH：2μIU/ml，FT_3 2.75pg/ml，FT_4 17.76ng/dl。2018 年 6 月 29 日血清性激素示：FSH 5.82mIU/ml，LH 4.03mIU/ml，E_2 29.66pg/ml，T 0.21ng/ml，PRL 13.11ng/ml。2018 年 6 月 21 日 AMH 3.847ng/ml。2018 年 6 月 21 日甲状腺彩超示：甲状腺左侧叶混合性结节 3 类。男方：2018 年 7 月 2 日精液常规前向运动精子（a+b 级精子）：80.2%。

医嘱：①自拟助卵汤加减 14 剂；②辅以养膜膏 1 个益肾健脾，暖巢增液，助养泡膜，促卵泡顺时排出；③内炎方加减 6 剂祛湿化瘀、清灵胞脉，改善盆腔环境。

按：该患者曾有 3 次不良妊娠史，后因右侧输卵管妊娠于腹腔镜下行切除术后未避孕未孕 1 年。患者曾行宫腹腔镜联合术提示左侧输卵管峡部狭窄并粘连，曾行 ART 助孕失败 1 次，究其不孕之故，多因“伤其任冲也”。根据患者初潮后月经周期推后伴月经量少、经行小腹坠胀疼痛，考虑为肾虚气滞血瘀所致。先天肾精亏虚，冲任虚衰，血海不能按时满溢，故经行月经推后、量少；加之多次不良妊娠史及 ART 失败，患者易肝失条达，冲任气血郁滞，经血不利，不通则痛，经行小腹疼痛，而精血下行，冲任、子宫失养致小腹坠胀。此外患者曾多次手术史，一定程度上损伤冲任胞脉，亦致不孕。

尤昭玲教授针对此患者重视肝、脾、肾三脏，治疗大法为益肾健脾，疏肝理气活血；诊疗核心为于月经期改善着床环境、月经后改善卵巢功能，从而提高着床率。移植前顺应月经周期阴阳气血的变化规律，经期血室正开，以调理痼疾为主，选用内炎方加减和血调气；经后期为卵泡生长期，此期血海空虚，故予自拟助卵汤加减补肾暖巢，宣通胞络，益气养血，促进卵泡发育成熟；移植后多选养胎方加减，健脾益肾，益气摄胎，主要提高子宫内膜容受性，促进子宫内膜长养，从而提高移植后胚胎着床率；“肾主固胎，脾主载胎”，故移植后的中医辅治，重在补养气血，固肾安胎，选用自拟安胎方加减。此外，在每次中医调治中根据患者不同时期予配不同的食疗煲，药食同补，以达改善患者在 ART 中不良状况，帮助胚胎着床，提高 ART 成功率的目的。

助孕医案 22

医案概要：33 岁李女士，因 1 次辅助生殖技术（ART）失败，拟第 2 次行二代试管婴儿技术及种植前基因诊断（ICSI+PGD），欲中药辅治。患者既往 3 次完全自然流产，2 次异位妊娠，3 次盆腔手术。男方精液常规正常。诊断为：①复发性流产；②宫腹腔镜联合术后；③双侧输卵管切除术后；④盆腔炎；⑤ ART 助孕前。经中医辅助生殖技术路径及方案辨病辨证论治，药食共调，结合 ART 助孕，胚胎移植后成功着床。

李某，女，33 岁，$G_5P_0^{+5}$。初诊：2018 年 2 月 9 日。

主诉：5 次不良妊娠史，右侧输卵管切除术后 10 年余，1 次试管失败后 3 月余，拟于本月再行 ART。

现病史：患者同一性伴侣，有正常性生活，3 个多月前患者于中信湘雅生殖与遗传专科医院行 ART 助孕，拮抗方案，取卵 7 枚，受精 4 枚，2 枚停育，移植 2 枚囊胚，未着床，拟于本月再次 ART 助孕。LMP：2018 年 1 月 19 日。月经周期第 22 天，量色质正常。白带正常，外阴未见异常，纳眠可，二便调。

既往史：2008 年因右侧输卵管妊娠破裂后于广州中医药大学第一附属医院切除右侧输卵管；2010 年 7 月因左侧输卵管粘连于广中医附属医院行腹腔镜下左侧输卵管粘连 + 左输卵管高压灌注术 + 盆腔粘连松解术，手术所见右管缺肠系膜与右宫角 + 左阔韧带后叶轻粘连，左管壶腹部迂曲，通液畅；2016 年左侧输卵管妊娠于广中医附属医院保守治疗；2017 年 10 月再次行宫腔镜检查 + 宫腔粘连分离术，术中见宫腔形态正常，内膜息肉 + 左侧壁纤维膜性粘连，面积为 3%，双角 + 双口可见。

月经及婚育史：患者平素月经规律，13 岁月经初潮，月经经期 5~6 天，周期28~30天。未避孕，$G_5P_0^{+5}$。3次完全自然流产（具体不详），2次异位妊娠，2008年因右侧输卵管妊娠破裂后于广中医附属医院切除右侧输卵管，2016年左侧输卵管妊娠于广中医附属医院保守治疗。

辅助检查：2017年11月24日血清性激素示：FSH 5.53mIU/ml，LH 2.75mIU/ml，E_2 48.51pg/ml，T 0.19ng/ml，PRL 12.23ng/ml，P 0.41nmol/l，AMH 1.899ng/ml。2017年12月TSH 1.23μIU/ml；2017年10月6日彩超示子宫43mm×33mm×38mm，内膜7.6mm，左卵巢25mm×15mm×23mm，可见3个小卵泡，最大19mm×17mm，右卵巢32mm×22mm×32mm，内可见4个小卵泡，最大20mm×19mm，盆腔积水25mm×19mm。

中医诊断：滑胎。

中医证型：脾肾两虚证。

西医诊断：①复发性流产；②宫腹腔镜联合术后；③双侧输卵管切除术后；④盆腔炎；⑤ART助孕前。

不孕及ART失败原因分析：①宫腔环境欠佳（多次手术，盆腔、宫腔均有粘连，子宫内膜息肉）；②卵巢储备功能减退；③输卵管功能障碍；④薄型子宫内膜；⑤内膜容受性不良；⑥PID（盆腔炎+积水）。

妊娠率初步评估：自孕率<5%，试管孕率30%~35%。

诊疗核心：①改善着床环境，松解粘连，减轻炎症，消除积液，增厚子宫内膜，改善内膜容受性；②改善卵巢功能（提高卵子数量与质量）。

医嘱：①患者就诊时为黄体期，嘱患者忌发物，BBT监测；②先予自拟助卵汤加减14剂以益肾健脾，助泡养膜；③辅以血肉有情之品紫河车补肾填精，并以内炎方6剂以消除积液、松解粘连、减轻炎症；④养泡煲3个暖巢填精，护卵养泡。

二诊：2018年3月16日。LMP：2018年2月15日，上月BBT监测双相。已于中信湘雅生殖与遗传专科医院选择超长方案IVF助孕，3月9日开始降调。

辅助检查：2018年2月28日彩超示子宫44mm×33mm×47mm，内

膜 6.6mm,1 级,宫腔左侧内膜有缺损,左卵巢 22mm×20mm×21mm,可见 4 个小卵泡,最大 25mm×9mm,右卵巢 24mm×17mm×22mm,内可见 5 个小卵泡。

医嘱: ①忌发物,测体温;②自拟助卵汤加减 14 剂自月经第 7 天起,连服 14 剂继续调服,并辅以养膜膏长养内膜。

三诊:2018 年 4 月 4 日。 LMP:2018 年 3 月 16 日。月经量可,色暗红,血块(–),无痛经,经期小腹坠胀,纳可,寐可,二便调。BBT 监测未测。已避孕。

医嘱: ①忌发物,测体温;②降调期予以降调方加减 9 剂(今日始服),降调煲 2 个以募集更多优质卵泡;③促排卵期予以促排方加减 8 剂(促排的第 1 天始服);④辅以促排煲 2 个,募集更多优质卵泡以防卵泡过多而致卵巢过度刺激综合征。

四诊:2018 年 5 月 3 日。 LMP:2018 年 3 月 16 日。昨日已取卵 6 枚。预计 5 月 5 日移植胚胎,要求开着床药。纳眠可,小便频。

医嘱: ①予着床煲 2 个健脾补肾,促卵着床;②予着床方加减 12 剂,健脾补肾,养血安胎。

五诊:2018 年 5 月 17 日。 移植后 14 天。纳寐可,二便调。

辅助检查: 2018 年 5 月 14 日,胚胎移植术后第 10 日,早孕检查示:E_2 81.79pg/ml,P 176.2nmol/L,hCG 1 769IU/L。

医嘱: ①禁止四个动作:勿攀爬、勿举重、勿弯腰、勿急刹车;②予以养胎方加减 10 剂;③辅以安胎煲 2 个健脾补肾,养血安胎。

按: 肾者主蛰,封藏之本,能系胎载胎,脾主统摄,气血生化之源,能固胎养胎。患者脾气不固,肾气亏虚,故屡孕屡坠。患者多次宫腔手术,金刃留于胞宫,胞宫气血不畅,以致胞宫组织粘连,加之脾虚湿滞胞宫,湿邪阻滞而成积液,湿瘀互结而成癥瘕(子宫内膜息肉)。IVF 移植后,胚胎赖精微物质以长养,赖脾气之固摄、肾气之封藏而不堕。患者脾虚不能固摄,肾虚失于封藏,故 IVF 移植后着床失败。

尤昭玲教授认为该患者治疗重在脾、肾。IVF 降调期，用药静而不动，予降调方防止卵泡大小不一，IVF 促排卵期，用药宣扬，予促排方补肾填精，助卵长养，提高卵泡质量及数量，移植后健脾补肾，长养内膜，养血安胎。

助孕医案 23

医案概要：30 岁肖女士，因 2 次辅助生殖技术（ART）失败，拟第 3 次辅助生殖技术，欲中药辅治。患者既往行腹腔镜下“右巧克力囊肿切除术 + 阑尾切除术 + 右输卵管整形术 + 盆腔粘连松解术”。诊断为：①原发性不孕；②子宫内膜异位症；③腹腔镜术后（右侧巧克力囊肿剥除术 + 阑尾切除术 + 右侧输卵管整形术 + 盆腔粘连松解术）；④ ART 助孕前。经中医辅助生殖技术路径及方案辨病辨证论治，药食共调，结合 ART 助孕，胚胎移植后成功着床。

肖某，女，30 岁，G_0P_0。初诊：2017 年 11 月 23 日。

主诉：未避孕未孕 2 年多，2 次 ART 助孕失败，末次试管失败后 3 月余。

现病史：患者同一性伴侣，有正常性生活，未避孕未孕 2 年多，3 个月多前患者末次试管失败（未着床），拟再次行 ART 助孕，LMP：2017 年 11 月 9 日。量正常，色暗红，夹小血块，轻度痛经，伴乳房胀痛、下腹坠胀、肛门坠胀、腰骶酸痛，余未见异常。白带正常，外阴未见异常，纳眠可，二便调。

既往史：2015 年 11 月 13 日三明市第一医院腹腔镜下行右巧克力囊肿切除术 + 阑尾切除术 + 右输卵管整形术 + 盆腔粘连松解术。

月经及婚育史：患者平素月经规律，13 岁月经初潮，月经经期 6 天，周期 23~26 天。未避孕，G_0P_0，2 次 ART 助孕失败，2016 年 12 月于中信湘雅生殖与遗传专科医院采用超长方案，取卵 8 枚，1 枚受精，余受精失败，移植 1 枚新鲜胚胎，结局示未着床。2017 年 5 月于中信湘雅生殖与遗传专科医院采用微刺激方案，取卵7枚，1枚受精，余受精失败，移植1枚新鲜胚胎，结局示未着床。

辅助检查：女方于2017年11月13日甲状腺功能检查示FT_3 2.73pmol/L，FT_4 1.15ng/dL，TRAb 1.87IU/ml，TGAb 21.24IU/ml。2017年11月14日AMH 1.187ng/ml。CA 125 55.1U/ml。2017年11月16日阴道彩超示子宫大小51mm×48mm×55mm，内膜厚8.9mm（双），Ⅲ-欠清，左卵巢大小约32mm×21mm×29mm，可探及8个卵泡，最大卵泡约15mm×12mm，右卵巢大小29mm×18mm×26mm，可探及4个卵泡，最大卵泡约13mm×9mm。男方于2016年10月12日精液常规前向运动精子（a+b级精子）=55.5%，非前向运动精子2.7%，精子活力58.2%。

中医诊断：不孕症。

中医证型：肝郁肾虚血瘀证。

西医诊断：①原发性不孕；②子宫内膜异位症；③腹腔镜术后（右侧巧克力囊肿剥除术+阑尾切除术+右侧输卵管整形术+盆腔粘连松解术）；④ART助孕前。

不孕及ART失败原因分析：①盆腔内环境不良（子宫内膜异位症、盆腔粘连）；②输卵管条件不良（右侧输卵管整形）；③卵子质量欠佳（上两次促排卵每次仅取得7至8个卵泡，受精率低）。

妊娠率初步评估：自孕率<10%，试管孕率25%~35%。

诊疗核心：①改善着床环境；②改善卵巢功能（提高卵子数量与质量）；③改善输卵管条件。

诊疗思路：①调理期间如怀孕排除异位妊娠后保胎，如未孕建议ART；②月经期改善着床环境、月经后调整卵巢功能；③适时IVF-ET。

医嘱：①嘱患者忌发物，BBT监测；②先予养巢糕助卵养巢；③后予自拟助卵汤加减14剂以益肾健脾，助泡养膜；④辅以养泡煲3个填精增液，助卵养泡。

二诊：2018 年 4 月 26 日。LMP：2018 年 4 月 14 日。经量偏少，色可，有血块，痛经。易上火，疲倦乏力，少气懒言，纳眠可，二便调。预计下月移植。2018 年 4 月 25 日宫腔镜行子宫黏膜下肌瘤剥除术，手术中见：双输卵管开口可见。

医嘱：①测体温、忌发物；②养膜糕 1 个；③内膜炎方加减 4 剂，酌加益母草、大血藤、鸡血藤以活血化瘀，增加经量（经期服）；④自拟助卵汤加减 18 剂自月经第 7 天起，连服 14 剂继续调服，并辅以养泡煲 3 剂促进卵泡生长。

三诊：2018 年 5 月 28 日。LMP：2018 年 5 月 14 日。经量偏少，色可，夹小血块，伴乳房胀痛、下腹坠胀，平素腰酸，服药后入睡困难，易上火，大便不成形，眼睛微灼烧感。月经干净后无性生活，拟明日移植。

医嘱：①移植后期予以着床方加减 12 剂；②辅以着床煲 2 个促进胚胎着床和生长。

四诊：2018 年 6 月 8 日。LMP：2018 年 5 月 14 日。今日为移植冻胚后 10 天，早孕检查：hCG 113IU/L，电话问诊诉自测尿 hCG 阳性 3 天，现无不适，纳可，入睡困难，二便调。

医嘱：①禁止四个动作：双手上举、弯腰搬运等；②予以安胎方加减 10 剂，自制安胎煲 2 个健脾补肾，养血安胎。

按：子宫内膜异位症系血瘕为患，因异位内膜的周期性出血，系离经之血停聚而成瘀血，瘀血阻滞冲任，冲任不畅，胞宫、胞脉停瘀，瘀积日久，渐成癥瘕（右侧巧克力囊肿、盆腔粘连）；腹腔手术操作损伤肾精肾气，肾气渐虚，则冲任虚衰；加之饱受周期性腹痛、坠胀折磨，且求子心切，生育压力大，肝气郁结，肝郁乘脾，脾虚而气血生化乏源，加重病情；心为神明之主，而五志过极损伤心神，均影响摄精成孕，导致胎孕不受（IVF-ET 未着床）。

尤昭玲教授针对此患者进周前二期分治：即进周前，控制病灶；进周后三期三法，循序助孕：降调期卵泡发育处于相对静止的状态，调治重在“心、肝、脾”三脏，施以疏肝理脾，宁心安神，协调阴阳；促排卵期以补益肾精肾气为重，兼顾调理心、脾；移植期重视摄胎固胎，补益心、脾、肾三脏，施以益气摄胎，益肾补脾，养精助膜。注重充分发挥辨证论治之所长，灵活运用 IVF-ET 的治疗方案—“三期三治法”。

助孕医案 24

医案概要：32 岁张女士，因未避孕未孕 1 年，输卵管通液术后近 1 月，欲尽快怀孕来就诊。既往于 2016 年 5 月 28 日行“输卵管通液术”，术中提示双侧输卵管通畅。诊断为：①原发性不孕；②输卵管通液术后；③盆腔炎性疾病后遗症；④ ART 助孕前。经中医辅助生殖技术路径及方案辨病辨证论治，药食共调，结合 ART 助孕，胚胎移植后成功着床。

张某，女，28 岁，G_0P_0。初诊：2016 年 6 月 21 日。

主诉：未避孕未孕 1 年，输卵管通液术后近 1 月，欲尽快怀孕。

现病史：患者同一性伴侣，有正常性生活，未避孕未孕 1 年，输卵管通液术后近 1 月，欲尽快怀孕，LMP：2016 年 6 月 16 日。今为月经周期第六天，量少，色鲜红，夹小血块，轻度痛经，伴乳房胀痛、下腹疼痛、腰骶酸痛，余未见异常。白带正常，外阴未见异常，纳可，眠可，二便调。

既往史：2016 年 5 月 28 日行输卵管通液术，术中提示双侧输卵管通而极不畅。

月经及婚育史：患者平素月经规律，13 岁月经初潮，月经经期 6~7 天，周期 25~27 天。未避孕，G_0P_0。

辅助检查：女方于 2016 年 3 月阴道 B 超监测排卵，有扁卵泡并排卵。2016 年 5 月 28 日行输卵管通液术（双侧输卵管通而极不畅）。

中医诊断：不孕症。

中医证型：肾虚血瘀证。

西医诊断：①原发性不孕；②输卵管通液术后；③盆腔炎性疾病后遗

症；④ ART 助孕前。

不孕及ART失败原因分析：①子宫环境不良（内膜薄）；②卵巢功能不全（扁卵泡）；③输卵管因素。

妊娠率初步评估：自孕率<10%，试管孕率30%~35%。

诊疗核心：①改善着床环境；②改善卵巢功能。

诊疗思路：①试孕3~6个月；②调理期间如怀孕排除异位妊娠后保胎，如未孕建议ART；③月经期改善着床环境、月经后调整卵巢功能。

医嘱：①患者就诊时为卵泡期，嘱患者忌发物，BBT监测；②先予自拟助卵汤加减12剂以益肾健脾，助泡养膜；③辅以暖巢煲2个暖巢填精，护卵养泡；④着床煲1个以护卵养膜，助胚着床。

二诊：2016年7月19日。LMP：2016年7月13日。上月BBT监测双相。上月试孕失败，失败原因示扁卵泡。

医嘱：①忌发物，测体温；②先予养膜膏1盒以抚巢疗膜，自拟助卵汤加减14剂；③辅以着床煲1个以护卵养膜，助胚着床。

三诊：2016年8月16日。LMP：2016年8月9日。上月BBT监测双相。上月试孕失败，失败原因示扁卵泡。

医嘱：①忌发物，测体温；②守自拟助卵汤加减12剂，暖巢煲1个，着床煲1个。

四诊：2016年9月13日。LMP：2016年9月5日。上月BBT监测双相。上月试孕失败，失败原因示扁卵泡。

医嘱：①忌发物，测体温；②守自拟助卵汤加减8剂，暖巢煲1个，着床煲1个。

五诊：2018年1月23日。2018年1月19日于中信湘雅生殖与遗传专科医院降调。

医嘱：①降调方加减6剂；②辅以降调煲1个以调肝健脾，宁心养血安神；③促排方加减8剂、促排煲1个以暖巢填精，助卵养泡。

六诊：2018年2月13日。患者于中信湘雅生殖与遗传专科医院取卵17枚，受精7枚，拟本周移植胚胎，其夫代诉，电联患者。

医嘱：①予着床煲2个以护卵养膜，助胚着床；②着床方加减12剂以补肾健脾固胎。

七诊：2018年3月13日。患者已于中信湘雅生殖与遗传专科医院移植2枚早囊胚，余4囊胚，已着床。胚胎移植后20天。

医嘱：安胎方加减10剂、安胎煲2个以健脾补肾，养血安胎。

按：本病案特点为患者既往有优势卵泡排出，但由于患者卵泡扁，子宫内膜薄等痼疾特点而致无孕史，因此在患者自孕时，尤昭玲教授调治以助卵长膜为治疗总则。IVF助孕时，尤昭玲教授又以“三期三法”紧扣治疗最后助孕成功。该患者不孕，肾为先天之本，主生殖，胞胎系于肾，先天肾气不足、肾精不足，加之后天脾气不健，气血精微生化不足（内膜薄、扁卵泡）。患者育龄期女性，且其排卵功能正常，故先建议患者试孕3~6个月，但患者有扁卵泡及内膜薄，故治疗重点在于捕捉生长卵泡，为其提供必备的精微物质，促进其具备生长、发育、逐渐成熟的潜力，为优势卵泡的迅速增大提供必备的精髓液质，促进成熟卵泡排出。卵泡期以益肾健脾，助泡养膜，提高卵子质量，改善着床环境。但患者试孕3月失败，此后未按时复诊。在进入施术IVF周期前的调治中，经期以治疗痼疾为主，平时治疗以关乎卵泡发育的脾肾两脏为主。降调期以调肝健脾，宁心养血安神为主，助卵巢宁静“修养”后募集到更多卵泡，改善卵子质量。促排期以补肾助卵，温养通络为主，促进优质卵泡生长同步化、快速成熟，帮助顺利取卵。移植期以健脾滋肾、益气摄胎，增强子宫黏附能力，帮助内膜长养，以望胎、膜同步生长，改善内膜容受性，稳固胚胎着床。胞脉系于肾，肾虚冲任不固，无力载胎，胚胎着床失败，可致不孕；脾为后天气血生化之源，气虚胎失所载、血虚胎失所养，胎元不固而屡孕屡堕；胞脉属心而络于胞中，心为五脏六腑之大主，心主神明，主血脉，养心则血生，心宁则胎抚。因此，移植期宜健脾滋肾、宁心益气、养血摄胎，以望促进内膜长养、增强子宫黏附能力，胎、膜同步生长，改善内膜容受性摄纳胞胎。IVF-ET 治疗后妊娠比自然妊娠更易发生先兆流产，建议患者及时保胎，配合食疗，充分体现了 IVF-ET 中医药辅助方案“四期三法”终获妊娠。

参考文献

[1] 冯恩敏, 杨正望, 尤昭玲, 等. 尤昭玲治疗妇科血证临床运用药对经验. 中华中医药杂志, 2021, 36 (12): 7134-7137.

[2] 唐诗, 游卉, 邢艺璇, 等. 尤昭玲临证子宫内膜容受性评估体系的构建探讨. 中华中医药杂志, 2021, 36 (11): 6471-6473.

[3] 胡金芳, 刘慧萍, 张楚洁, 等. 尤昭玲运用助卵方治疗卵巢早衰经验. 中华中医药杂志, 2021, 36 (06): 3369-3372.

[4] 唐诗, 邢艺璇, 吴阳, 等. 尤昭玲宫腔粘连- 求子临证认知与诊疗策略. 中华中医药杂志, 2021, 36 (01): 256-259.

[5] 张楚洁, 刘慧萍, 张韫玉, 等. 尤昭玲运用中医药辅助体外受精- 胚胎移植术经验. 中华中医药杂志, 2020, 35 (09): 4442-4444.

[6] 曾倩, 夏宛廷, 陈嘉彧, 等. 尤昭玲论胞宫假腔再妊娠之安全性与临证对策. 中华中医药杂志, 2020, 35 (06): 2907-2909.

[7] 刘未艾, 展立芬, 邢艺璇, 等. 尤氏妇科特色诊法望眼识巢之理论初探. 中华中医药杂志, 2020, 35 (01): 164-166.

[8] 胡艳红, 刘文娥, 杨宇航, 等. 尤昭玲追本溯源治疗子宫内膜异位症经验介绍. 新中医, 2018, 50 (04): 226-228.

[9] 杨永琴, 魏本君, 杨硕, 等. 尤昭玲巧用药膳治疗不孕症经验介绍. 新中医, 2018, 50 (04): 229-232.

[10] 杨永琴, 尤昭玲, 游卉, 等. 尤昭玲辨治泡膜发育异常不孕症经验. 中华中医药杂志, 2017, 32 (04): 1583-1586.

[11] 王肖, 尤昭玲, 刘文娥. 尤昭玲教授对卵巢低反应的认识及中医辅助治疗特色. 中国中西医结合杂志, 2016, 36 (08): 1008-1009.

[12] 曾倩, 尤昭玲, 章刚, 等. 衷中参西论尤氏种子安胎法. 中华中医药杂志, 2016, 31 (01): 147-149.

[13] 王肖, 尤昭玲. 多囊卵巢综合征患者行体外受精- 胚胎移植的中医辅治方案. 中华中医药杂志, 2015, 30 (08): 2817-2819.

[14] 曾倩, 尤昭玲, 钟燕梅, 等. 由“天人相应”浅析尤昭玲教授的安胎精髓. 中华中医药杂志, 2014, 29 (12): 3724-3726.

[15] 王肖, 尤昭玲. 浅析尤昭玲教授对子宫内膜异位症的认识及中医治疗特色. 中华中医药杂志, 2014, 29 (08): 2457-2460.

[16] 刘文娥, 林洁, 陈艳霞, 等. 尤昭玲教授花类药物的应用经验总结. 中华中医药杂志, 2014, 29 (06): 1866-1868.

[17] 肖彭莹, 尤昭玲. 尤昭玲教授临床诊疗排卵障碍性不孕的经验总结. 中华中医药学刊, 2012, 30 (02): 294-296.

[18] 刘文娥, 王丽云, 林洁, 等. 尤昭玲教授用“消法”治疗子宫肌瘤的经验总结. 中华中医药杂志, 2011, 26 (11): 2616-2618.

[19] 周夏芸, 尤昭玲, 游卉. 浅谈体外受精-胚胎移植之尤氏养胎二步法. 中华中医药杂志, 2016, 31 (09): 3572-3574.

[20] 马黔红. 子宫内膜容受性评价进展. 实用妇产科杂志, 2019, 35 (02): 87-90.

[21] 吴阳, 邢艺璇, 游卉, 等. 尤昭玲辨治子宫内膜功能障碍不孕经验浅析. 中华中医药杂志, 2019, 34 (05): 230.

[22] 刘文娥, 谈珍瑜, 陈燕霞, 等. 尤昭玲“养卵泡先暖巢”治疗思路及应用. 中医杂志, 2014, 55 (20): 1726-1728.